中药心病临床致用汇纂

主编 孙刚

贵州科技出版社
· 贵阳 ·

图书在版编目(CIP)数据

中药心病临床效用汇纂 / 孙刚主编. -- 贵阳 : 贵州科技出版社, 2023.8
ISBN 978-7-5532-1148-0

Ⅰ. ①中… Ⅱ. ①孙… Ⅲ. ①心病(中医)-中医临床-经验-中国-现代 Ⅳ. ①R256.2

中中国版本图书馆 CIP 数据核字(2022)第 227751 号

中药心病临床效用汇纂

ZHONGYAO XINBING LINCHUANG XIAOYONG HUIZUAN

出版发行	贵州科技出版社
地　　址	贵阳市观山湖区会展东路 SOHO 区 A 座(邮政编码:550081)
出 版 人	王立红
经　　销	全国各地新华书店
印　　刷	贵州新华印务有限责任公司
版　　次	2023 年 8 月第 1 版
印　　次	2023 年 8 月第 1 次
字　　数	400 千字
印　　张	16.25
开　　本	787 mm×1092 mm　1/16
书　　号	ISBN 978-7-5532-1148-0
定　　价	118.00 元

《中药心病临床效用汇纂》编委会

主　审： 刘兴德

主　编： 孙　刚

编　委： 孙　刚　徐伟伟　吴　娟　郝轩轩　周　琦
王　丹　张远波　游　敏　李　斌　杨　涵
孙杨媛雅

前　言

中药定义为“在中医药理论指导下认识和使用的药物”。中医药理论根据药物在人体生理和病理状态下的反应，将药物归属于不同的性味、归入相应的脏腑，并在长期使用过程中融汇来自世界各地的植物、矿物、动物等，明确其功效，最终形成了蔚为壮观的中药宝库，其中临床常用中药就有 500 余种。

追溯中药的运用，《周礼·天官冢宰》说：“医师：掌医之政令，聚毒药以共医事。”可见先民已认识到中药药毒相通，且临床上是利用其偏性来治病的。纠偏的目的是促进阴阳和谐以治疗疾病。中药是自然的馈赠，资源稀缺而宝贵。纵使现代已有人工种植的药用植物、人工养殖的药用动物，可保护野生动植物资源，但如何合理有效使用中药，以减少资源浪费、减轻病人负担，仍对中医药理论提出了现实挑战。合理有效运用中药，核心是遵循中医传统理论，具体可用遵理、守法、据方、遣药来阐述。

遵理：中医理论是中医的根，其内在的基因是中国哲学。中医学追溯其源是有源之水，是有根之木；溯其流，寻其根，方能树大根深，枝繁叶茂，这是中药临床疗效的前提。就中医心病内科而言，由于中医心病理论中也有脏腑解剖，且与西医学相混同，加之西医学的进展、诊疗能力的不断提高，使中医心病理论逐渐淡出。提高中医疗效，首先必须建立中医心病理论，强调心主血脉、心主神明在中医学科中的理论核心。

守法：中医治则治法是临床治疗的原则，其具体在病势上而言，有急则治标、缓则治本之应用；按治疗大法而言，有虚则补之、实则泻之；按病性而言，有汗、吐、下、和、温、清、补、消诸种方法的应用。守法，才能行之有效。

据方：临床中医心病内科多以方剂的形式作为主要治疗方式。方剂是医家经验的结晶，从理论上说，方可载道；从实践中看，方从法出；从学术上探寻，方可传承。临床如需要提高疗效，必于方中求之。今之从医者，亦不能离开中医方剂，而据其方可以借舟楫以适远，凭青云以登高。

遣药：中药临床理法方药是一体化的思维过程，即遵理、守法、据方、遣药，并凭证加减，明确君臣佐使药物搭配，按体重、病情裁剪剂量。就心病而言，在明确主病的病因病机，确立处方的基础上，总体上还要考虑心气宜通、心阳宜温、气血常通，兼顾心阴、心血、瘀血、痰浊、水饮；重视心与神明，以及心与血脉之间的关系。

在心病诊治实践中，构建理法方药一体的思辨系统尤为重要，如能参考前贤临床实践心得、现代研究成果，必能提升心病治疗的临床效果。

本书探讨了中药对心病的临床效用、中医心病理论，介绍了中医心病的形成，围绕中医心病以“心主血脉”“心主神明”为核心的认识，分析了中医心病理论对中药应用的指导。在对药物的分析中，我们发现对心血管有效应的中药，一般都归心经；从功效上看，凡与血、神明相关的功效，均可归心经；凡与心部于表、固涩敛汗相关的药物亦可归心经。于是，我们将临床上常用或有记载用于中医心病的药物进行搜集整理，列出其基源、性味、归经、功效、主治、用法用量，着重记录其心病应用、心病相关药理，并附上其药论选录，以便读者参考。

由于时间仓促，本书谬误之处在所难免，希望热爱中医心病事业的同道不吝指正，以便再版时修正。

孙刚

2022 年 7 月

目录

上篇

下篇

上篇

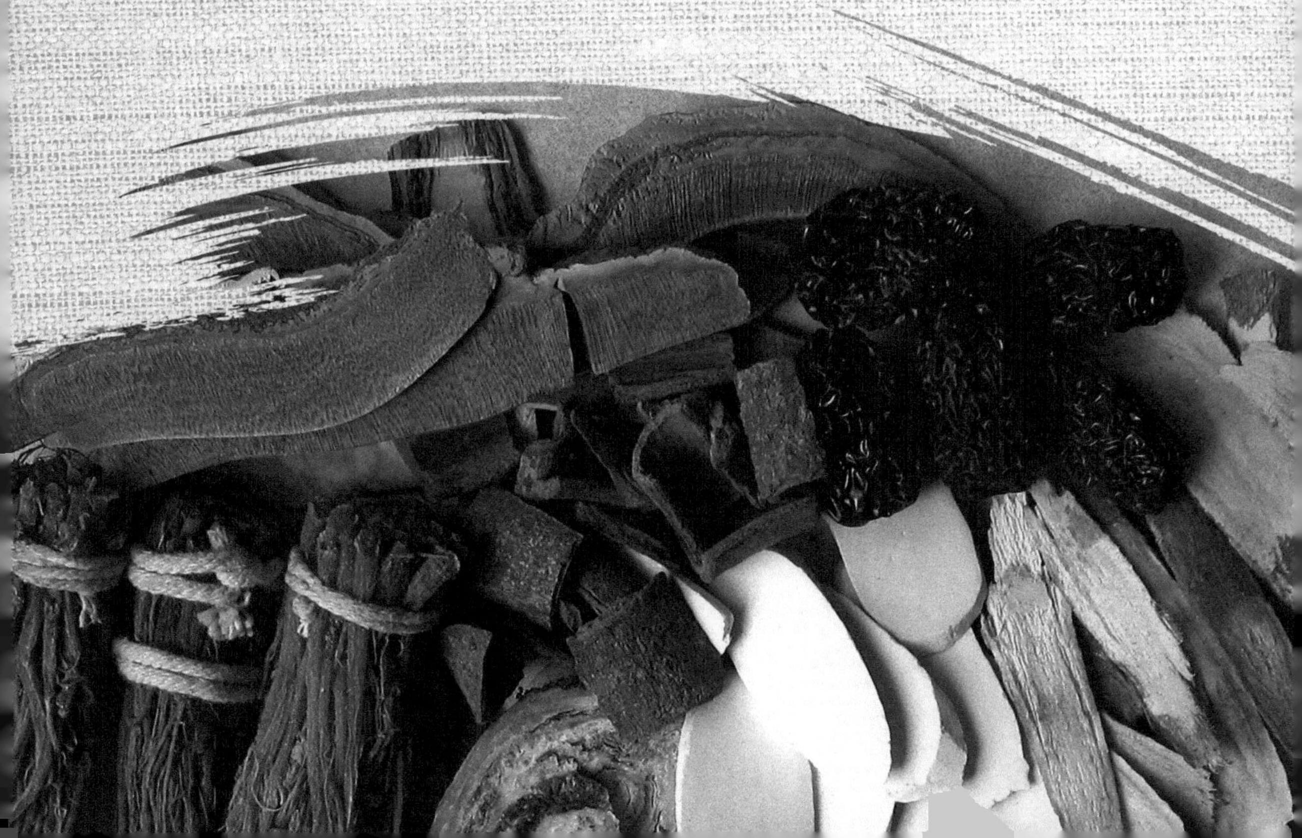

第一章　中医心病理论对中药运用的指导

第一节　中医心病基础

一、“心”的概念的形成

1. 解剖直观与“心”的原始概念

对人体脏腑的解剖是“心”的概念形成的基础。对“心”的认识首要来源于古代祭祀，如《礼记·郊特牲》记载，“血祭，盛气也；祭肺、肝、心，贵气主也”；《史记·殷本纪》记载，“剖比干，观其心”；《汉书·王莽传》记录处决叛乱军士“量度五脏，以竹筳导其脉，知所终始”。而《灵枢·经水》中说，“若夫八尺之士，皮肉在此，外可度量切循而得之，其死可解剖而视之”，可见《黄帝内经》从解剖直观的角度奠定了对心及血脉的认识。

2. 仿象臆测使“心”概念发生演变

在当时的技术条件下，古人的方法就是臆测实体脏器的功能。中国古代有重“中”的思想，如《史记·天官书》说，“斗为帝车，运于中央，临制四乡”，并赋予“中”哲学意义，如《礼记·中庸》云，“中也者，天下之大本也；和也者，天下之达道也。致中和，天地位焉，万物育焉”。心又居于人体正中，理所当然成为生命体的中心、生命活动的主宰。故《管子·心术》将心喻为社会之君主，“心之在体，君之位也”。董仲舒以君主喻人心，“一国之君，其犹一体之心也，……是故君臣之礼，若心之与体”，突出了心为身之主宰的含义。故《素问·灵兰秘典论》说：“心者，君主之官，神明出焉。”由此通过对天地自然、文化及社会体制的取象类比，在重“中”思想的影响下，采用仿象臆测的思辨方法逐渐使“心”的概念脱离其实体，向功能化演变。

3. 系统整体方法对“心”的概念的完善

仿象臆测使“心”的概念脱离了解剖实体而导向功能化，并借此仿象之意，利用阴阳五行等古代系统整体研究事物的思路，以五行论五脏，“心”则有了“火脏”的概念。

古人研究自然界如天文气象地理，以五行理论作为说理工具。《黄帝内经》将五行之理引入医学，以五脏配五行，以五行生克制化之理分析、理解生命活动规律，从而有气化的五脏、四时的五脏、神志的五脏，心在其中属火，故为火脏。如《素问·刺禁论》云，“肝生于左，肺藏于右，心部于表，肾治于里，脾为之使”，此为气化之心，表明在气化活动中，心气主外、主上；《素问·六节脏象论》曰，“心者，……为阳中之太阳，通于夏气”，此为四时之心，说明心适应夏季而主人体精力旺盛，功能亢奋；《素问·阴阳应象大论》认为心“在志为喜”而主人的喜乐情绪，《灵枢·本神》认为“心藏脉，脉舍神”，此为神志之心。

五脏五行方法论的特点是以系统整体方法论生命活动，换言之，就是生命活动即五脏相互作用（生克制化）的结果，因而五脏是功能的概念，心的概念当然也是其中不可分割的部分。

从以上的论述可知，解剖直观法形成心主血脉之说，仿象臆测法使心成为生命的主宰，而阴阳五行、系统整体法将心归属为火脏，形成了系统的心系理论。

二、“心主血脉”的基本含义

1. 心与血

（1）心在血生成过程中的地位与作用。在血的生成方面，《黄帝内经》说“食气入胃，浊气归心，淫精于脉”（《素问·经脉别论》），“中焦受气，取汁变化而赤，是谓血”（《灵枢·决气》）。血的生化靠脾运化精微，经心化赤而成。当然也要在脏腑的共同协调下完成，如肾精化血，肺气调血之清浊等。诚如张介宾所云：“血者，水谷之精也，源源而来，而实生化于脾，总统于心，藏受于肝，宣布于肺，施泄于肾，而灌溉一身。”可见心在血的化生过程中占主导地位，故称“奉心化赤”。

（2）心与血的运行。血的正常运行，有赖于脉管的完整和脉气的旺健，其运行动力主要是宗气，如《灵枢·邪客》曰，“宗气积于胸中，出于喉咙，以贯心脉，而行呼吸焉”。张锡纯认为：“大气肇始于先天，而培养于后天，为身体之桢干，故《内经》尊之曰‘宗气’。”宗气“贯心脉”以行气血：一是直接推动血行，使气血如潮汐般布散至全身；二是作用于心，如张锡纯所说“心机之跳动，亦为大气所司也”。心的跳动又鼓动脉道，助血运行于周身脉络，无所不至。

2. 心与脉

（1）心与脉的解剖联系。《难经》记载：“心重十二两，中有七孔三毛，盛精汁三合。"“三毛”即是对出心大血管的描述。《灵枢·经水》提到“脏之坚脆”“脉之长短”“血之清浊”，其中关于脉和血之清浊的记述，实际上是指动脉与静脉。动脉血色红，为血之清者；静脉血色暗，为血之浊者。《黄帝内经》也观察到动脉（搏动的血管）及血液的变化。如《素问·三部九候论》指出，“上部天，两额之动脉；上部地，两颊之动脉；上部人，耳前之动脉”，《灵枢·血络论》曰，“血出而射者”（动脉血），“血少黑而浊者”（静脉血），“血出清而半为汁者”（血清），故《素问·宣明五气论》曰，“心主脉”，肯定了心与脉的关系。

（2）心与脉的功能关系。脉的正常生理功能的发挥必须依靠心脏来完成。心对脉的生成发挥主要作用。低等动物的心脏只是脉管的膨大部分，但人之心脏和脉一起组成心系系统。心是脉的总司，脉的功能活动都有赖于心的健全。正如黄元御所说：“脉络者，心火之所生也，心气盛则脉络疏通而条达。”在《黄帝内经》中“心系”包括心、心包络、血脉和经络，如《灵枢·邪客》曰，“包络者，心主之脉也”。可见，心外包膜上的脉络即心包络。血脉即血液运行的通道，如《灵枢·决气》云，“壅遏营气，令无所避，是谓脉”，《素问·脉要精微论》云，“夫脉者，血之府也”。《黄帝内经》把“络”亦称为“脉”，如《素问·气穴论》云，“其小痹淫溢，循脉往来，微针所及，与法相同”，张志聪注曰，“脉，谓孙络脉也”（《黄帝内经素问集注》）。血络是血脉的细小分支（如网络布散），具有沟通表里、渗灌营卫气血及津血互化、濡养脏腑筋骨肌肉的作用。如《灵枢·小针解》曰，“节之交三百六十五会者，络脉之渗灌诸节者也”。经脉（经络）的概念由“脉”发展而来，指经络系统中的十二正经和奇经八脉，如《灵枢·本脏》言，“经脉者，所以行血气而营阴阳、濡筋骨，利关节者也”。心为五脏六腑之大主，通过心包络并借经络和血脉与其他脏腑相联系，即如张介宾所说，“心当五椎之下，其系有五，上系连肺，肺下系心，心下三系连脾肝肾，故心通五脏之气而为之主也”。故《医原》说：“夫人周身经络，皆根于心。”

3. 心与血脉

心连脉，心中运行血液，心与血脉组成解剖与功能整体，且心为之主。如《素问·六节脏象论》云，“心者，生之本，神之变也，其华在面，其充在血脉”，确立了心在生命活动中对血脉的主导作用。所言充者，有充满、供备、担任之义，如《孟子》云“而君之仓廪实，府库充”，《礼记》载“三为充君之庖”。故《素问·痿论》总结为“心主身之血脉”。

心主血脉，贵在于通。血脉贵在流通，忌涩滞。如《灵枢·痈疽》曰，“夫血脉营卫，周流不休”；《灵枢·卫气失常》也说，“血气之输，输于诸络”，指出血液经脉注输于周身血络。而《灵枢·痈疽》又云，“津液和调，变化而赤为血。血和则孙脉先满溢，乃注于络脉，皆盈，乃注于经脉”，可见血由血络入经脉注于脏腑，通过血络的连接，才得以使血液在脉中环周不休，流行不止。《素问·平人气象论》曰：“脏真通于心，心藏血脉之气也。”可见心主血脉，对血脉的运行通达起着重要作用，是其中心环节。

三、“心主神明”的基本含义

1. 神明的概念

“心主神明”作为中医学理论，最早出自《黄帝内经》，在《素问·灵兰秘典论》有载：“心者，君主之官也，神明出焉。”对于“神明”的解释，历代医家多有不同见解。在《说文解字》中，“神”从示申，解释为引出万物者，“明”“从朙”（“朙”即明，为明的异体字），寓意为日月照耀。“神明”从文字意义来看指的是万物的主宰指引世间万物的活动。早期的“神明”具有意志性、人格性、主宰性，其侧重点在“神”这一具体的主宰者。如《周易·系辞下》言：“阴阳合德，而刚柔有体。以体天地之撰，以通神明之德。”《礼记·祭法》曰：“山林、川谷、丘陵，能出云为风雨，见怪物，皆曰神。”进入战国时期，“神明”则多指宇宙的心、天地的精神，其具体性和人格性逐渐淡化，强调其意志性、主宰性，即重视“明”。如《荀子·解蔽》云：“心者，形之君也，而神明之主也。”在《黄帝内经》中“神明”一词也多次出现，《素问·脉要精微论》载，“言语善恶，不避亲疏者，此神明之乱也”；《素问·五运行大论》曰，“论言天地之动静，神明为之纪”；《素问·移精变气论》言，“此上帝之所贵，以合于神明也”；《素问·阴阳应象大论》云，“阴阳者，天地之道也，……神明之府也”。其中，“神明”的含义也不尽相同，包含了自然界的规律，人的思想、精神，神祇之本身等。结合整个中医理论体系来看，“心主神明”中的“神明”是指心具有主宰五脏六腑、形体官窍等生命活动和意识、思维等精神活动的功能。

2. 神明的分类

《素问·天元纪大论》曰：“夫五运阴阳者，天地之道也，万物之纲纪，变化之父母，生杀之本始，神明之府也，可不通乎。故物生谓之化，物极谓之变，阴阳不测谓之神，神用无方谓之圣。”古人认为世界万物皆由阴阳化生，而阴阳之中复有阴阳，变化莫测，奥妙神奇，故称之为神。神可分为广义之神与狭义之神。广义之神，即指包括人体在内的整个自然界的运动规律及外在表现；狭义之神，指人的精神、意识、思维活动，且广义之神包含了狭义之神。

3. 心主神明的物质基础

心主神明以心主血脉为物质基础。《灵枢·本神》云，“心藏脉，脉舍神”；《灵枢·营卫生会》又云，“血者，神气也”。水谷精微化生之血液运行于血脉之中，濡养滋润全身脏腑组织，充养心神，传达五脏精气以司精神、意识、思维活动。《素问·痿论》言：“心主身之血脉。”《素问·五脏生成》言：“诸血者，皆属于心。”心主血脉主要表现在两方面：一为推动和调控血液的运行，输送营养物质于全身各脏腑官窍；二为化生气血，摄精微而为血，即所谓的“奉心化赤”。这两个生理功能都为“心主神明”这一理论的确立提供了可靠的生理学基础。

4. 心主神明与五脏神之间的关系

精神活动为心所主导。《素问·宣明五气》有载，“心藏神，肺藏魄，肝藏魂，脾藏意，肾藏志”，指出五脏各有所藏，心所藏之精神活动具有主宰的能力。究其原因，是中医将“心”与自然界的神祇、社会的君主相对应，将其主宰化、君主化，故其产生的思维、神识等精神活动具有了“明”的性质，被称为“神明”。明代张介宾在《类经·脏象类》中说，“心为一身之君主，禀虚灵而含造化，具一理而应万机，脏腑百骸，唯所是命，聪明智能，莫不由之，故曰神明出焉”，进一步阐述了“心主神明”的内涵。心既主宰五脏六腑、形体官窍等一切生理活动，又主导人的思维心理活动。《类经》亦有云：“心为五脏六腑之大主，而总统魂魄，兼该志意，故忧动于心则肺应，思动于心则脾应，怒动于心则肝应，恐动于心则肾应，此所以五志唯心所使也。”又说：“情志之伤，虽五脏各有所属，然求其所由，则无不从心而发。”可见，人的精神、思维、情绪，虽分属于五脏，仍总归于“心主神明”的功能。心主神明，统帅五脏思维意识调控功能，其实质就是心接受外界事物并做出反应，而五脏在“心神”的主导下协作完成一系列复杂的精神活动。

《灵枢·本神》曰：“所以任物者谓之心，心有所忆谓之意，意之所存谓之志，因志而存变谓之思，因思而远慕谓之虑，因虑而处物谓之智。”其中心所主的“任物”功能主要指心对信息的感知能力。在心“任物于外”的过程中，外界事物直接作用于包括五官九窍在内的感觉器官，使人对外界事物有了一个整体认识，对事件做出判断，并决策行为。

“心有所忆谓之意”体现的是心神在脾意的参与下，对外界事物所含信息进行处理加工的过程。在心“任物于外”的基础之上，人对诸多外界事物产生了“象”。“象”具有整体性，其所含内容丰富，但在此阶段中，“象”留于脑中稍纵即逝，只有对其中部分内容以图像、声音等方式进行记忆连接，心才能有所忆。

“意之所存谓之志”是指心神在肾志的参与下完成储存记忆的过程。存，有封存之意。由于人的记忆容量有限，所以必须对重要记忆进行深度储存以留为长时间的记忆。在中医中，肾志包含了记忆力，并在储存记忆的过程之外，还包括人对所存之记忆进行思考以生志向的过程。

“因志而存变谓之思”是指人在储存记忆后，进行深度思考不断调整志向的过程。“思”古文上为囟、下为心，囟者脑也，故思是在肾志的基础上，由心脑共同完成的。“志而存变”是指人将储存后的记忆与过往经验、现实环境等相结合，进而具体分析，从而改变当下策略、调整志向的深度思考过程。

“因思而远慕谓之虑”是指深思远虑的过程。在深度思考当下境况后，对未来处境也要有所预见，即深思远虑才能为实现志向进行长期规划。

“因虑而处物谓之智”是指认知生智的过程。在“处物”以前的认知过程中，人已经完成了对外界事物的感知、理解、记忆，并且对当下和未来的情况进行了具体问题具体分析，在认知过程中形成了个体特有的观念及理论。“处物”是为了将上述理论指导实践，实际运用。

四、“心藏神”与“心主血脉”

心藏神，此神即自觉意识。自觉意识是人类所独有的，居五神之首，总统魂魄，兼统治七情五志。张介宾在《类经·脏象类》阐释道：“人身之神，唯心所主，故《本经》曰：心藏神。又曰：心者君主之官，神明出焉。此即吾身之元神也。外如魂魄志意五神五志之类，孰匪元神所化而统乎一心？”《灵枢·本神》所说“心藏脉，脉舍神”，正是通过经脉以及血络的联系而联络脏腑百骸，传达神气以主持意识、思维、情感活动，而血脉亦充养心神，以维持神气的健运，通过经脉和血络的联系共同完成心主神明和心主血脉的功能。

形神合一是人体生命存在的基础，而形神之间，神有支配和主宰形体的作用。经脉遍布全身，内联脏腑，外络肢节，是联系全身内外的通道，行气血营阴阳，为全身信息的通道，构成全身脏腑形体之间联系的网络，但经脉由心所主，成为心主神明的物质基础。由此可见，心主血脉是心藏神的重要基础。同时，《素问·举痛论》指出“喜则气和志达，荣卫通利”，反映了心藏神对心主血脉的主宰作用。

第二节　心主血脉理论对中药运用的指导

心为火脏，居于南方，通于夏气，为阳中之太阳。其志为喜，在液为汗，在体合脉，其华在面，开窍于舌。五脏之中，心为身之大主，主神明，并主身之血脉。

临床心病之治法，遵循虚则补之、实者泻之。其虚者，辨其气血阴阳而补之；其实者，当辨其性质而泻之。其虚者分别予补益心气、滋养心血、气血双补、滋养心阴、温补心阳、阴阳双补、益气养阴、益气固脱、回阳救逆加以阐述；其实者，辨其性质，分别予活血化瘀、健脾化痰、温里散寒、清心泻火（解毒散结）。

一、补益心气

《灵枢·经脉》云：“手少阴气绝，则脉不通；脉不通，则血不流。”心气鼓动气血运行于脉中，心气虚则血脉不运，心气足则血行畅达，是心主血脉功能的基础。补心气当予人参、炙甘草、五味子、党参之类。究其心气，实为宗气注气于脉，而宗气源于先天，充养于后天，赖肺气吸入之清气相混注于胸中，故治疗上要考虑补先天、益后天，并补肺气为之助。

二、滋养心血

心主血，即言一身之精微，注之于脉，奉心化赤，受心阳温煦后变化为血；血既成，则充盈脉中，载气和营，以营五脏四肢百骸，故目得血能视，耳得血能听，手得血能握，足得血能行，上充于脑髓则智慧出，下达于肾则精髓充，肾气充实，则生生不息，故心血生成于脏腑功能方面居功至伟，故言“血为神之府”。滋养心血当以温助化血、甘温养血，温助化血常予肉桂、龙眼肉，甘温养血予当归、熟地黄。

三、气血双补

气为血帅、血为气母，气虚则血失畅行，血虚则气失所附。气血不足者当予气血双补，常用黄芪、当归、龙眼肉、人参、白术、阿胶。临床应注意补气而不壅滞，可配伍行气药，如陈皮、木香；补血不致滋腻，当予砂仁之类。

四、滋养心阴

心为阳脏，体阴而用阳，欲火鸱张、热邪化火、阳热过盛均可损伤心阴，心阴虚则心体失于濡润。心脉失养，当以滋养心脉，药如生地黄、熟地黄、麦门冬、天门冬、白芍、酸枣仁、柏子仁之属。善补阳者必于阴中求阳，善补阴者必于阳中求阴，此阴阳互根互用之理，故临床补阴应酌情配伍阳药使阴药不寒，并兼顾心为阳脏之性。

五、温补心阳

心为火脏，烛照万物，失其所，则折寿而不彰，心阳不振则胸中阳气易被阴寒所伤，发为胸痹。“阳微阴弦”为其病机，当以温助心阳，药如桂枝、附子、生姜、清酒之属。胸阳痹阻，当配伍宣痹法，药如薤白、枳实、瓜蒌。

六、阴阳双补

《素问·阴阳应象大论》言：“阴阳者，血气之男女也。”心之阴为心血心阴，心之阳为心气心阳，以阴为体、心阳为用，临床或由阴及阳，或由阳及阴，亦可由失治误治而阴阳亏虚，当予阴阳双补，温补心阳予桂枝、甘草，养营阴予地黄、阿胶、麦门冬之属。

七、益气养阴

气阴亏虚往往为阴阳亏虚之轻症，为病之渐，虚损尚不严重，但病势缠绵，可兼见痰浊、瘀血，其病已成，但未生变。此为中医治未病之关键时期，当以益气养阴配合活血化痰之法。

八、益气固脱

五脏虚损，精、津、气、血为之衰败，而失血、失津、精竭均可伴随气脱危象。病重者，其势凶险当以急固，而固脱之法在于固摄无形之气，当予人参、山茱萸，配合麦门冬、五味子收敛固脱。

九、回阳救逆

阳虚不能鼓舞血脉，阳气不达四末则四肢厥冷。振奋心阳则血脉得以温运，药如附子、干姜、肉桂之属。附子温先天，干姜以助后天，相须为用，相得益彰。

十、活血化瘀

心主血，以畅行为贵。或因于气虚推动无力，或因于寒凝血滞，或因于热邪煎熬，或因于气滞不畅，或因于营血不足、血脉干涸等，均可血停成瘀。瘀血既成，阻滞经络，变生百病，瘀血不去则新血不生，故均予活血化瘀，临床应究其成因，再分别治之。清热凉血，当予牡丹皮、丹参、赤芍；理气活血，当予川芎，配合柴胡、枳壳、香附等行气之品；利水活血，当予益母草、泽兰；祛风活血，当予鸡血藤；活血软坚，当予三棱、莪术、鳖甲、水蛭；养阴活血，当予生地黄、白芍、龟板、鳖甲；补血活血，当予当归、白芍、鸡血藤、丹参；破血逐瘀，当予水蛭、三棱、莪术、血竭、桃仁、土鳖虫；虑其伤正，又当予养血活血，可配伍益气之品。

十一、健脾化痰

痰为津液不归正化的产物。临床有一分脾虚就有一分痰湿之说，而痰饮为病，发病众多，为病广泛。痰浊既生，则可停于脏腑，流注关节，日久则痰湿瘀血互结体内，当予健脾化痰。治痰当以温化，药如茯苓、桂枝、白术之属；燥湿化痰可予瓜蒌、法半夏、胆南星，若夹瘀血，则可配伍活血化瘀之品，如桃仁、红花等。

痰浊内停，每随寒热而化：随热而化变生痰热，治以清化，药如瓜蒌、黄连、法半夏；随寒而化，则变生水饮，治以温化，药如干姜、白术、茯苓。

十二、温里散寒

心为阳脏，最惧阴寒。寒邪直中心脉，当予温里散寒，药如乌头、附子、桂枝、细辛、干姜。寒邪凝滞经脉，痹阻脉道，发为脉痹，药用当归、川芎、桂枝以温通经脉。

十三、清心泻火（解毒散结）

火热之邪上炎心，或五志过激，均可表现为心经热证。清心泻火当以苦寒直折，药如黄连、栀子、连翘、竹叶。热入营血，当予清营凉血，药如生地黄、玄参、麦门冬、丹参，配合银花、连翘、竹叶透营转气。

热毒内盛，郁遏营气，败血败肉，发于外则疮、痈、疔、疖，郁于内则化毒，治予清热解毒、消肿散结。清热可予黄芩、黄连、栀子，解毒可予银花、连翘、蒲公英、紫花地丁。热毒炽盛，闭阻经络，当予银花、连翘、玄参；热毒邪气伤及心阴，心阴虚损，当予养阴清热解毒，药如沙参、麦门冬、玄参、连翘、丹参、苦参。

第三节　心主神明理论对中药运用的指导

心主神明之病变，无论虚实均可致病。因虚所致心神失养，当以安神；因实所致心神扰动，当以重镇安神。

一、安神法

安神法包括养血安神法、温阳安神法、重镇安神法、清心安神法。心主神明，而血为神之府，养血即是安神，可予熟地黄、当归、白芍、龙眼肉安神，尤其多重用酸枣仁、五味子，可酌情配伍远志、石菖蒲以开窍；心阳不足可致心神失于温煦，当予振奋心阳，可予桂附之类；邪气扰心，心神失守，当以重镇安神，予朱砂、龙骨、牡蛎、代赭石、珍珠母；火热邪气扰动心神，当予清心泻火，药如水牛角、羚羊角、山栀、黄芩、黄连。

二、开窍法

心主神明，其窍通达空灵，则神明清醒，思维敏捷。若神明内闭，则神志昏蒙，甚则不省人事。可因于阳气闭阻，可因于瘀血、痰湿内阻，亦可因于热扰心神，致气血津液之盈滞而神志失用，窍闭神昏。

热入心包可扰动心神，可见神昏谵语，当予清热解毒，药如黄芩、黄连、栀子，配伍芳香辟秽的牛黄、石菖蒲、天竺黄，芳香开窍的冰片，重镇安神之代赭石、琥珀。

寒邪可致气机痹阻心窍，当以辛香走窜之品。治以祛寒开窍，当予芳香之麝香、冰片，行气之木香、沉香、苏合香、香附以温开。

痰浊阻窍，可见神昏，当予涤痰开窍，予天竺黄、竹沥、法半夏，合理气之品，如枳壳、陈皮、木香、郁金、沉香之属；瘀血阻窍亦可致神昏，并多以热邪、痰浊并见，需清热、涤痰、行瘀并用。

第二章　五脏相关理论对中药运用的指导

一、五脏六腑皆可致心病，非独心也

普遍联系是中医学对人体脏腑及其功能的基本看法。在物质代谢上，《灵枢·营卫生会》云："人受气于谷，谷入于胃，以传与肺，五脏六腑，皆以受气，其清者为营，浊者为卫，营在脉中，卫在脉外，……阴阳相贯，如环无端。"在水液代谢上，《素问·经脉别论》云："饮入于胃，游溢精气，上输于脾，脾气散精，上归于肺，通调水道，下输膀胱，水精四布，五经并行。"在意识上，《素问·灵兰秘典论》云："心者，君主之官也，神明出焉；肺者，相傅之官，治节出焉；肝者，将军之官，谋虑出焉；胆者，中正之官，决断出焉；膻中者，臣使之官，喜乐出焉；……肾者，作强之官，伎巧出焉。"所以在生理上，五脏相互协调，亦相互制约；在病理上，五脏亦相互影响；在治疗上，五脏相互为用。故可言：五脏六腑皆可致心病，非独心也。

二、五脏相关用药

1. 心肝同治

肝藏血，主疏泄，亦主身之筋脉，以助心行血，肝气畅和则气血平和，肝气郁滞则气血为之郁滞不行。调和肝气则经脉和柔，血脉健运，故常常配伍疏肝理气之品，如柴胡、香附、陈皮，以助血行。

若寒邪直中，经脉挛急，则心血不利，阳气不布四末，当予温经散寒，寒去脉舒，药可选吴茱萸、当归之类。

肝气疏泄太过，亦可累及心脉，当以镇肝、柔肝、凉血为法，镇肝可予重镇药如珍珠母、磁石等，柔肝予白芍，凉血可予牡丹皮、栀子、生地黄之类。

2. 心脾同调

心脾二脏在气血运化上关系密切。脾主运化，以资化源，而一身之气血，莫不由后天脾胃充养，水谷入胃，化生精微，上奉于心，奉心化赤，故脾为心奉血以资化源；脾主气并主统摄，气血方能行于脉中而达全身，故凡血证应考虑健脾益气以固摄。临床心主血，脾主化，在血的生化方面，常常配伍温补心阳之品以助心主血，如肉桂，配伍安神之品以安其血府。同时，脾为生痰之源，痰饮可凌心射肺，而蒙蔽清窍，阻痹脉阳，故可健脾化痰以宁心。

3. 心肺并举

肺主气，心主血，气血相互依存。心气为手少阴经气，有赖于肺吸清呼浊，吸入之清气与大气相混，注入于心脉，化为心气，故言“贯心脉以司呼吸”；肺主呼吸，吐故纳新，以使清气与宗气相混于胸中，贯注心脉，则心血健运。故心肺之间，首要在于充养肺气，大气得充则心脉得养，心气亦为之动，当予补益肺气以充心气，药如黄芪、人参、党参之类；因汗为心之液，肺气不固，可引起心气、心液外泄，导致心阴、心阳不足，当予收敛，药如五味子、浮小麦、山茱萸（枣皮）之类。

4. 水火互济

肾为先天，主水，藏精，心为火脏，心火下潜以温肾水，肾水上济以润心阳，由此则水火相成，心神可宁。补肾水、清心火，可予黄连、肉桂；补肾水，还可予黄精、山茱萸、生地黄、阿胶，亦可配伍安神之品，如柏子仁、炒枣仁；清降之品，还有赤芍、牡丹皮、知母、黄柏等。

第三章　现代药理理论对中药运用的指导

中药现代研究促进了中药药理、毒理的认识，为临床应用中药提供了理论依据，有利于提升中药临床疗效。

一、对中药作用机制的认识

中药据中医理论及临床实践运用，几千年来，行之有效，为生命健康做出了贡献，而进入现代以来，借助现代科技，使人更深层次地了解其药理。如附子强心成分为消旋去甲乌药碱，人参补元气成分为人参皂苷，黄连解毒成分为小檗碱。

二、对中药配伍的认识

临床中药配伍使用，在实践中有一定的禁忌：如十八反中法半夏及乌头，临床推广到法半夏、乌头、附子不能同用，但经药理研究，相关配伍并未使毒性上升。中药配伍亦为临床提供减毒方面的知识，如有研究证实在麝香保心丸中通过配伍可减少蟾酥对心肌的毒害作用。

三、对毒性和不良反应的认识

现代药理认为凡可引起心脏结构、功能异常，导致心血管事件的均定义为心血管毒性作用。有报道称心血管毒性药物主要含生物碱类、苷类成分。现代药理研究明确草乌含毒主要成分为乌头碱、次乌头碱，临床主要导致致命性心律失常；雷公藤主要毒性成分为雷公藤甲素，其对心肌毒害作用主要表现为心动过速、血压异常以及心电图异常；马钱子有效成分士的宁，可导致血压升高、心肌酶异常、心律失常；麻黄中麻黄碱大剂量可导致窦性心律失常。

强心药物中人参有类似强心苷样作用，老年人服用人参可导致心律失常，蟾酥强心成分蟾酥毒素，服用过量可导致房室传导阻滞、房颤、室颤，甚至致死。甘草可以引起水钠潴留、高血压、低血钾。三七总皂苷动物实验显示，其能降低大鼠心肌细胞存活率。故现代药理研究在一定程度上提高了对中药毒性和不良反应的认识。

四、对剂量的认识

中药剂量一向被认为是中医的不传之秘，而中医临床治疗有效性方面，尚须做到对剂量的把握。

对剂量的把握：一方面来源于经验，另一方面则来自临床药理研究。如苦参 3~8 g 利尿消肿，10~15 g 可治疗痢疾；茯苓 30 g 利尿作用明显，100 g 利尿作用最强；黄芪 15 g 以下升血压，30 g 以上降血压；决明子 30 g 以上对高血压有效。

五、对中药新功效的拓展

现代药理研究为中药心病运用的拓展提供了依据，如葛根本为解肌药，药理研究显示其可扩张冠状动脉，并有益智作用；黄连本为清热药，药理研究证实其能治心律失常；山楂擅长消食，药理研究证实其可降血脂；枳实本为降气药，药理研究证明其能升血压、抗休克。

第四章　中药心病运用要点

中药临床应用在于药效，根本在于药性。所谓药性是指药物与治疗有关的性质和效能。药性包括药物发挥疗效的物质基础和治疗过程中所体现出来的作用。中药用“四气”“五味”“归经”对药物加以分类和认识，是对药物性质与功能的高度概括。

第一节　中药性味

四气是指药物有寒、热、温、凉 4 种不同的药性，又称四性。它反映了药物的属性在阴阳盛衰、寒热变化方面的作用倾向，为药性理论的重要组成部分。寒、热、温、凉不同药性的药物，能使机体产生不同的效应以及扶阴抑阳或扶阳制阴的作用，从而达到祛除病邪，调理脏腑，平衡阴阳，治愈疾病的目的。《吴医汇讲》云：“寒、热、温、凉，有一定之药，无一定之治……故有正用，亦有反用，有独用，又有兼用，亦有活用、借用之不同。”

五味是指药物有酸、苦、甘、辛、咸 5 种不同的药味。《黄帝内经》运用阴阳五行、脏腑经络、天人合一等理论，对五味学说进行了全面探讨。如《素问·阴阳应象大论》指出：“阳为气，阴为味”“木生酸……火生苦……土生甘……金生辛……水生咸”“酸生肝……苦生心……甘生脾……辛生肺……咸生肾”，对五味的生成、五味与五脏、五味的阴阳属性进行了论述。如《素问·脏气法时论》指出，“辛散，酸收，甘缓，苦坚，咸软”；汪昂《本草备要》谓，“凡药酸者能涩能收，苦者能泻能燥能坚，甘者能补能和能缓，辛者能散能润能横行，咸者能下能软坚，淡者能利窍能渗泄，此五味之用也”。辛味“能散能行”，即具有发散、行气、行血的作用；甘味“能补能和能缓”，即具有补益、和中、调和药性和缓急止痛的作用；酸味“能收能涩”，即具有收敛、固涩的作用，能固表止汗；苦味“能泄能燥能坚”，即具有清泻火热、泄降气逆、通泄大便、破泄结聚、燥湿、坚阴的作用；咸味“能下能软坚”，即具有泻下通便、软坚散结的作用。

第二节　中药归经

中药归经理论是中药临床应用的核心理论，反映了药物对脏腑的特定功效。《素问·至真要大论》所言“五味入胃，各归所喜，故酸先入肝，苦先入心”，开创了中药归经理论，而临床对中药药性的观察，结合脏腑生理功能形成了中药归经理论的内涵。

一、与“心主血脉”相关的心经药物

中医学认为心主身之血脉，而在临床实践中主要强调心血运行及“奉心化赤”的生血作用，并涉及与血相关的血不归经、血溢脉外的血证，血不循经留滞机体的瘀血状态，主要反映在行血、生血、止血、活血 4 个方面。

1. 行血

《灵枢·营卫生会》云，“营在脉中，卫在脉外，营周不休，五十度而复大会，阴阳相贯，如环无端”，《医学入门》曰，“人身动则血行于诸经，……是心主血也”，可见在血之运行上，推动血脉运行的动力来源于宗气，而宗气贯心脉以司呼吸，可概言为心气。故补气之药如人参、西洋参、甘草均归于心经，而黄芪、党参归于肺经，可助宗气。

2. 生血

《素问·五脏生成》云，“诸血者，皆属于心”，《灵枢·营卫生会》云，“血者，神气也”，故血对于生命而言，至关重要。在血之生成上，《血证论》认为“火者心之所主，化生血液，以濡周身”，故补血生血之药多为甘温，药如龙眼肉、五味子、当归、熟地黄、枣仁、阿胶之类。此类药物长于补血，亦归于心经。

3. 活血

王肯堂《证治准绳》指出，“夫人饮食起居失其宜，皆能使血瘀滞不行，故百病由污血者多”，《医学入门》谓，“人知百病生于气，而不知血为病之胎也”，故瘀血为病广泛而复杂。中药中凡能畅通血行、消除瘀血的药物均为活血化瘀药物，多辛、苦、温，主要归于心、肝二经，在心病中广泛应用。其中，凉血活血的有丹参、牡丹皮、大黄、益母草、郁金、赤芍；辛温活血的有乳香、没药、桃仁、红花、川芎、当归、鸡血藤。

4. 止血

血溢脉外，当急予止血。凡能促进血液凝固的中药，可使用于内外诸血证，其主要归于心、肝二经，如大蓟、小蓟、仙鹤草归于心、肝经。

二、与“心主神明”相关的心经药物

心主神明是中医心病重要的学术内涵和特色。中医理论认为神明为心所主，故言“所以任物者谓之心”，并认为心为君主之官，包络代心受邪。在温病中热陷心包可致神昏窍闭，故在中药应用中主要涉及安神药及开窍药。

1. 安神药

《素问·灵兰秘典论》云，“心者，君主之官也，神明出焉”“主明则下安”“主不明则十二官危”，《素问·举痛论》云，“喜则气和志达，荣卫通利”，故安神药广泛运用于心系疾病。心神失养或心神扰动均可导致神志异常，心神失养应予养心安神，可予酸枣仁、柏子仁；心神扰动当以重镇安神之类，如朱砂、磁石、龙骨、琥珀；痰扰心神，当以化痰安神，药如远志。

2. 开窍药

心主神明，心之孔窍应通透清灵，如心窍阻闭，或邪热蒙窍，或痰迷心窍，则神明内闭，神志昏蒙。当予味辛、芳香之剂以开窍，药如麝香、冰片、苏合香、石菖蒲。辛温能行，芳香能散，开启闭塞之心窍，启闭回苏，而入于心经。

三、与心之阴阳属性相关的心经药物

阴阳学说是中医学重要的理论依据，《素问·金匮真言论》曰，“言人身之脏腑中阴阳，则脏者为阴，腑者为阳”，故心为阴脏；就其功能而言，《素问·六节脏象论》曰，“心者……为阳中之太阳，通于夏气”，故心体阴而用阳。

故养阴之类多甘寒质润，药如麦门冬、百合、龟板，皆入心经；温心阳之类多为甘温之剂，药如附子、肉桂、细辛、干姜、桂枝皆入心温阳。

四、与“心为火脏”相关的心经药物

五行学说认为，心在五行属火，火曰炎上。清代唐容川《血证论》认为，“心为火脏，烛照事物”，心的生理状态有温煦作用，其用太过则如《素问·至真要大论》所言，“诸痛痒疮，皆属于心”，临床上则见聚热成毒，热蒸肉腐，变生疮疡。故金银花、连翘、紫花地丁、大青叶、板蓝根、穿心莲、牛黄、四季青、绿豆皆能清心火解热毒而归于心经。

五、与“心部于表”相关的心经药物

《灵枢·刺禁论》认为“心部于表”，其理有二：心主血脉，为神明之主，气血健运，心神充沛，必显于体表；肺朝百脉，充盈于肌表而有卫外之用，其在表之肌肤、鼻窍亦将外界各种邪气反映于心神，心神任物而用，并反映于表。药如桂枝能解表和营、温通心阳而入心经。

六、与汗为心之液相关的心经药物

《证治准绳》云，“心之所藏，在内者为血，发于外者为汗。汗者，乃心之液”，故收涩汗液之药，如五味子、浮小麦、糯稻根、麻黄根、莲子皆归于心经。

第三节　中药配伍

配伍是按照病情的虚实和药物的效用，有选择地将两种以上的药物联合应用的过程。本草学专著《神农本草经》总结了秦汉以来配伍用药经验，其认为：“药有阴阳配合，子母兄弟，根茎花实，草石骨肉。有单行者，有相须者，有相使者，有相畏者，有相恶者，有相反者，有相杀者，凡此七情，合和视之。当用相须、相使者良，勿用相恶、相反者。若有毒宜制，可用相畏、相杀，不尔，勿合用也。”《神农本草经》较完整地揭示了中药配伍应用的规律，奠定了中药配伍应用的理论基础。

1. 单行

《本草纲目》称之为“独行”，谓“单方不用辅也”，即单味药发挥治疗作用，不用其他药物辅助。如古方独参汤，即单用一味人参，治疗大失血引起元气虚脱的危重病证。

2. 相须

药物配伍后可以增强药效，谓之相须。一般指以同类药物配伍，两种性能、功效、应用相同或类似的药物配合应用，以增强原有药物的功效的配伍方法。心病运用中，如附子配干姜，能增强温阳守中、回阳救逆的功效；三棱配莪术，能增强破血行气、消积止痛的功效；龙骨配牡蛎，能增强平肝潜阳、镇静安神的功效。

3. 相使

以一种药物为主，另一种药物为辅，两药合用，辅药可以提高主药功效的配伍用药方法，谓之相使。黄芪配茯苓治脾虚水肿，黄芪健脾益气、利尿消肿为主药，茯苓淡渗利湿，可增强黄芪益气利尿的作用为辅药。

4. **相畏**

一种药物的毒副作用，能被另一种药物抑制，使其减轻或消除，谓之相畏。甘遂畏大枣，大枣可抑制甘遂峻下逐水、戕伤正气的毒副作用；熟地黄畏砂仁，砂仁可以减轻熟地黄滋腻碍胃、影响消化的副作用。

5. **相杀**

一种药物能够消除另一种药物的毒副作用的配伍用药方法，谓之相杀。如生姜杀半夏、天南星毒，蜂蜜杀乌头毒。

6. **相恶**

一种药物的功效受到另一种药物的牵制，使其功效降低甚至消失，或认为是一种药物能破坏另一种药物的功效，谓之相恶。如人参恶莱菔子，莱菔子能削弱人参的补气作用。

7. **相反**

两种药物同用能产生剧烈的毒副作用的配伍方法。如甘草反甘遂，贝母反乌头等。

8. **相生**

两药合用能产生与原有药物均不相同的功效，谓之相生。心病治疗中，常用麻黄配附子，温通经脉，助阳解表以治疗心动过缓；桂枝配甘草，以益气通阳、复脉止悸的配伍，用于治疗心阳虚衰的心悸（心律失常）；乌头配赤石脂，温经止痛，用于治疗寒凝胸阳的胸痛；黄连配肉桂，交通心肾，用于治疗心肾不交的心悸失眠；人参配附子，可大补元气，回阳救逆；半夏配夏枯草，可调和阴阳，用于治疗失眠。

第四节　中药剂量

中药的疗效与剂量关系密切，甚至将中药剂量认为是中医不传之秘。王清任认为："药味要紧，分量更要紧。"临床往往在中医理论基础上不断实践以实现对剂量的把握。临床医师依据病种、病势、症状、体征等结合患者体质、年龄、性别来调配剂量。在心病治疗中主要从以下几个方面来考虑。

一、按方调剂

方剂中药物和剂量是相对固定的组合，包括药物之间剂量的比例，是经前人的探索和大量的临床实践，证明其有效安全，亦是今天临床用药的捷径。其剂量的合理性，经现代药理学对绝大多数组方和剂量配伍进行的实验研究也被证实。如治疗心动悸、脉结代的炙甘草汤中麦门冬用一斤，经考证并结合临床现予 48 g；治疗悬饮的十枣汤，芫花仅为三分之一钱匕（约 0.5 g），而大枣用量为 10 枚，临床处方可供参考。

二、按病调剂

药物不同的剂量可以发挥不同的药效，如半夏用于化痰除湿，一般用 10 g 左右，安神应用 20～30 g；川芎用于头痛，取量小治上焦如羽，一般 6 g 左右，而用于高血压阳亢头痛，应考虑用 15 g 左右，如治疗瘀血，需 20～30 g；红花量少养血，一般 3～6 g，10～15 g 用于活血温经；人参 5～10 g 用于益气，15～30 g 用于益气固脱。

三、探寻剂量

临床病情复杂，往往需要对处方剂量逐步摸索，如高血压阴虚阳亢患者往往合并有气虚，过用黄芪往往拔动肾根，甚煽动浮火，导致变证，所以往往在剂量上应先从小剂量逐步加量。探寻剂量在使用有毒药物中尤其突出，如治疗病态窦房结综合征多予附片，量小无效，陡然量大则患者反应较大，应据其舌脉，缓图功成；纵使急救，量大也应缓图，当不拘时，多次少服。细辛用法亦同附片。

四、中病即止

中病即止在中医治疗中主要是防止药物损伤人体正气，如下法应用大黄之类。心病中应用中病即止主要反映在药物应用要顺应和顾忌心的生理属性，过于寒凉的药物不应长期服用，以免损伤心阳；针对气机上逆者要考虑到重镇之品恐伤肝气生发，反致冲逆。

第五节　中药毒性

《医学问答》载：“夫药本毒物，故神农辨百草谓之尝毒。药之治病，无非以毒拔毒，以毒解毒。”随着实践的深入，已认识到药物的毒性，如《诸病源候论》中说，“凡药物云有毒及有大毒者，皆能变乱，于人为害，亦能杀人”。《备急千金要方》指出：“若有毒宜制，可用相畏、相杀者。”西医学认为，所谓毒药是指对机体发生毒副作用，损害机体，引起功能障碍、疾病甚至死亡的物质。

有毒中药所含毒性成分有生物碱类、毒苷类、氰苷类、皂苷类、毒性蛋白类、萜与内酯类等的不同，作用于人体不同的系统或器官组织，如神经系统、心血管系统、呼吸系统、消化系统等，而引起不同的症状。常见心血管毒性中药，如含生物碱类的中药有乌头、附子，可以导致血压下降、休克；强心苷类毒性及中毒症状与洋地黄中毒相似，中药主要有夹竹桃、万年青、罗布麻、五加皮，可导致血压下降、室颤、心源性脑供血不足、晕厥、嗜睡、昏迷、休克，严重时可致心搏骤停而死。动物性药物如蟾酥、全蝎、斑蝥、红娘子等可导致严重的心血管毒性作用，临床以心血管症状最为明显，如心动过缓、窦房传导阻滞、异位节律及窦性心动过速和室颤。

针对中药毒性的预防，在临床上首先要对症下药，还要进行适当的配伍、使用安全的剂量，同时密切观察病情，并交代煎服法以及应急方法。

下篇

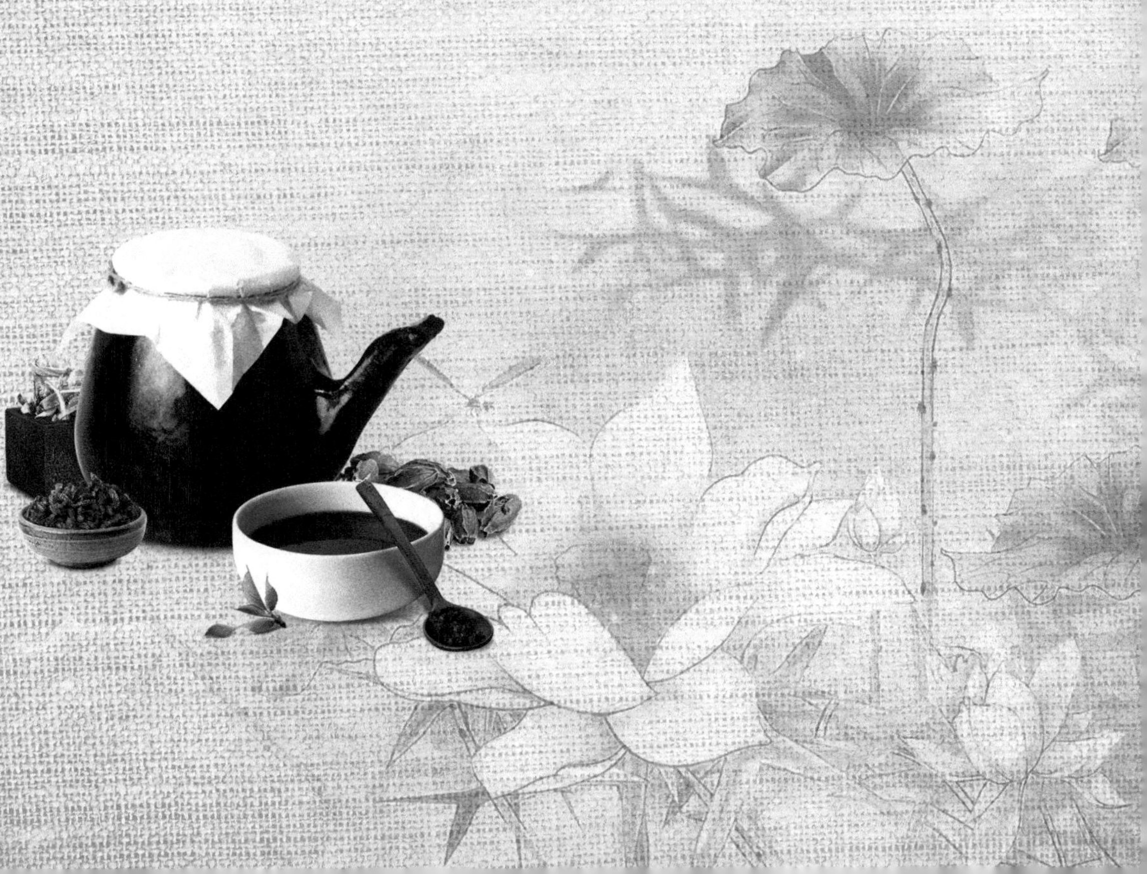

第五章　解表药

第一节　辛温解表药

麻黄
《神农本草经》

【基源】本品为麻黄科植物草麻黄、中麻黄或木贼麻黄的干燥草质茎。

【性味】辛、微苦，温。

【归经】归肺、膀胱经。

【功效】发汗解表，宣肺平喘，利水消肿。

【主治】风寒感冒，胸闷喘咳，风水浮肿。蜜制麻黄润肺止咳，多用于表证已解，气喘咳嗽。

【用法用量】水煎服，2~10 g。

【使用注意】表虚自汗、阴虚盗汗及肾不纳气者忌用。

【心病应用】

麻黄为太阳经证要药，应用于心病，主要体现在温通布散、敷布阳气。

麻黄，味辛、微苦，性温，功于发汗解表、宣肺平喘。《金匮要略·惊悸吐衄下血胸满瘀血病脉证治》指出“心下悸者，半夏麻黄丸主之”，阐述了通阳宣肺法治疗饮盛阳郁所致心悸，其中麻黄通阳宣肺泄水气，半夏降逆和胃蠲痰饮，《伤寒指正》释义为“用麻黄者，通太阳之气以泄水也”。

麻黄可治风寒表实和肺逆喘咳之证，而且广泛应用于脏腑阳气郁滞所致的各类病证，发挥其通阳功能。脏腑阳气郁滞的病因可有外邪、情志、痰浊、瘀血、饮食、劳倦等多种。麻黄能辛温通阳，苦温燥湿，通阳兼能温阳，与桂枝类同；导滞且能燥湿，与枳实相似，特别适宜于寒湿痰浊之邪内阻之证。其作用可达表里上下、五脏六腑，是一类既有异于附子温阳，又不同于鹿茸补阳，更有别于柴胡疏肝达阳的通达阳气之品。[1]

周超凡在治疗缓慢性心律失常中，予麻黄温经散寒，并配伍党参、黄芪补益心气，配合附子、细辛温补心肾阳气，或与淫羊藿组成对药心肾同治。麻黄一般从小剂量 6 g 开始，逐步加量至 10 g，并先煎去沫，以除伤阴耗阳之弊。[2]

【心病相关药理】

麻黄主要含生物碱类、黄酮类、挥发油、有机酚酸类以及多糖类，具有正性肌力、利尿消肿、发汗平喘、促进血液循环等作用。[3]

正性肌力作用：麻黄有拟肾上腺素能神经作用，可兴奋心肌 β_1 受体和血管平滑肌 α_1 受体而呈现正性肌力作用，并能使血管收缩，血压升高，且升血压反应可产生快速耐受性。[4]

【药论选录】

《医门法律》："麻黄，虽能通其阳气，然在湿胜方中，即无汗不可多用，减其大半可也。"

《本草通玄》："麻黄轻可去实，为发表第一药，唯当冬令在表真有寒邪者，始为相宜。虽发热恶寒，苟不头疼、身痛、拘急、脉不浮紧者，不可用也。虽可汗之症，亦当察病之重轻，人之虚实，不得多服。盖汗乃心之液，若不可汗而误汗，虽可汗而过汗，则心血为之动摇，或亡阳，或血溢而成坏症，可不兢兢致谨哉。"

参考文献：

[1] 王建康，陈丹，鲍平波，等.《伤寒杂病论》运用麻黄通阳功能研讨［J］. 浙江中医杂志，2015，50（1）：10-11.
[2] 周超凡，孙彩珍. 周超凡临证用药经验集锦［M］. 北京：人民卫生出版社，2017.
[3] 李佳宁. 麻黄的化学成分与药理活性的研究进展［J］. 大家健康，2015，9（4）：326.
[4] 黄玲，王艳宁，吴曙粤. 中药麻黄药理作用研究进展［J］. 中外医疗，2018，37（7）：195-198.

桂枝

《名医别录》

【基源】本品为樟科植物肉桂的干燥嫩枝。

【性味】辛、甘，温。

【归经】归心、肺、膀胱经。

【功效】发汗解肌，温通经脉，助阳化气，平冲降气。

【主治】风寒感冒，脘腹冷痛，血寒经闭，关节痹痛，痰饮，水肿，心悸，奔豚。

【用法用量】水煎服，3~10 g。

【使用注意】本品辛温助热，温病及阴虚阳亢证忌用。《伤寒论》中的桂枝基本等同于现代用的肉桂，而不是现代用的桂枝，临床应予重视。[1]

【心病应用】

桂枝本为解肌药，而其治疗心病主要应用在温通血脉方面，以合心为阳脏之用。

本品味辛、甘，性温，可助阳通脉，用于治疗阳气不振、经脉不通的多种病证。如气血不足，心脉不振，心动悸，脉结代者，治疗用《伤寒论》炙甘草汤，其以本品助阳通脉，并与更加益气养血的人参、生地黄、阿胶等同用；若胸阳不振，痰浊壅阻，心脉闭阻，胸痹疼痛，掣及肩背者，常用本品与枳实、薤白、厚朴等同用，如《金匮要略》瓜蒌薤白桂枝汤；若伤寒过汗，心阳将亡，惊悸狂乱，坐卧不安者，常用本品配合炙甘草辛甘化阳，方如桂枝甘草汤；若中阳不足，痰饮内停，胸胁支满，眩晕心悸者，常用本品与茯苓、白术、甘草等同用，旨在治痰饮当以温药和之。

叶天士《临证指南医案》中对桂枝的运用较为广泛，如用桂枝解肌和营，用川桂枝解表通经，用桂枝疏肝，用桂酒拌白芍去性取用，用桂枝平冲降逆等。[2]

焦树德应用桂枝，常配茯苓、猪苓、白术、泽泻、苏子、桑皮、炙甘草，用于治疗水饮凌心的心悸、怔忡、浮肿等；配瓜蒌、薤白、红花、五灵脂，用于治疗心阳不振而致的胸痹心痛，并常用于治疗心功能不全、心绞痛、心肌梗死等。但要注意辨证论治，不可用于有热证的病例。[3]

周超凡治疗冠心病心绞痛时认为冠心病心阳不足程度较轻时，应用附片往往燥烈，故选用桂枝为温阳主药，且较附子更为稳妥。对于缓慢性心律失常，亦主要以桂枝温通，若心率较慢，桂枝用量可以在15~20 g。[4]

【心病相关药理】

桂枝主要含桂皮醛、桂皮醇、甲氧基桂皮醛、苯甲醛、羟基苯甲醛、莰烯、对伞花烃、白菖蒲烯。[5]

桂皮醛对麻醉大鼠具有显著的降血压作用，此作用可能与桂皮醛对心肌的负性变时、变力效应和舒张血管作用有关。[6] 桂皮醛体外能够明显抑制胶原蛋白和凝血酶诱导的大鼠血浆中血小板的聚集；体内能够显著延长小鼠断尾后的出血、凝血时间，减轻大鼠动-静脉旁路丝线上血栓的质量，提示桂皮醛具有明显抗血小板聚集和抗血栓作用。[7] 桂枝可能通过调控凋亡基因而抑制心肌细胞凋亡，从而延缓或部分逆转小鼠心肌损害的发生、发展。[8]

【药论选录】

《药性切用》："桂心专温脏腑营血，不行经络气分；牡桂性兼上行，统治表里虚寒；官桂善走胁肋，不能直达下焦；桂枝调和营卫，解散风寒为异。"

《血证论》："其有血寒血痹者，则用桂枝、细辛、艾叶、干姜等，禀受火气之药，以温达之，则知治火即是治血，血与火原一家。"

《名医别录》："牡桂，主治心痛，胁风胁痛，温筋通脉，止烦，出汗。"

参考文献：

［1］李进业.《伤寒论》中桂枝应为肉桂［J］. 河南中医，2020，40（2）：171-173.

［2］廖月香.《临证指南医案》桂枝运用的研究［D］. 广州：广州中医药大学，2012.

［3］焦树德. 用药心得十讲［M］. 北京：人民卫生出版社，2004.

［4］周超凡，孙彩珍. 周超凡临证用药经验集锦［M］. 北京：人民卫生出版社，2017.

［5］朱华，秦丽，杜沛霖，等. 桂枝药理活性及其临床应用研究进展［J］. 中国民族民间医药，2017，26（22）：61-65.

［6］徐明，余璐，丁媛媛，等. 桂皮醛对麻醉大鼠降血压作用的实验研究［J］. 心脏杂志，2006，18（3）：272-276.

［7］黄敬群，罗晓星，王四旺，等. 桂皮醛对抗血小板聚集和血栓形成的特点［J］. 中国临床康复，2006，10（31）：34-36.

［8］阎英杰，刘贵京. 桂枝对 MRL 小鼠心肌细胞凋亡及 Caspase 3 基因表达的影响［J］. 时珍国医国药，2009，20（12）：3086-3087.

紫苏叶

《名医别录》

【基源】本品为唇形科植物紫苏的干燥叶（或带嫩枝）。

【性味】辛，温。

【归经】归肺、脾经。

【功效】解表散寒，行气和胃，安胎。

【主治】风寒感冒，咳嗽呕恶，妊娠呕吐。

【用法用量】水煎服，5~10 g。

【心病应用】

本品味辛，性温，可理气散结，用于气滞气逆之证。心病中若心气郁滞，痰气凝结，上攻心脉，则惊悸不安，治疗用本品配茯神、法半夏、远志以行气散滞。另有紫苏叶治疗失眠的报道，取紫苏叶至夜则伏的生长现象，如《侣山堂类辩医学真传》云“百合花昼开夜合，紫苏叶朝挺暮垂，因悟草木之性，感天地阴阳之气而为开阖者也”，即紫苏叶有引阳入阴之妙，而阳气交于阴分则能入睡。

【心病相关药理】

紫苏叶含有多种化学成分，如香叶醇、黄酮、萜类、香茅醇等，能够抗氧化、降血脂、抗血栓、抗菌等。[1]

改善血脂：任亚浩研究紫苏油可降低大鼠血清胆固醇水平。[2] 紫苏油提取物 α-亚麻酸是含有 3 个双键的多不饱和脂肪酸，属 ω-3 类必需脂肪酸，具有降血压、降血脂、抑制血小板聚集、减少血栓形成、抗癌等作用，对心血管疾病具有很好的预防和调节作用。[3]

舒张血管：周勤梅等探究紫苏叶挥发油及其代表性成分对氯化钾预收缩胸主动脉血管环的影响。经分析表明发挥作用的物质主要为单萜类，且发现其代表性成分紫苏醛具有一定的舒张血管作用。本研究不仅首次发现紫苏叶挥发油具有舒张血管活性，同时证实紫苏醛是紫苏叶挥发油发挥舒张血管的药效物质基础之一。[4]

【药论选录】

《日华子本草》："补中益气。治心腹胀满，止霍乱转筋，开胃下食，并（治）一切冷气，止脚气，通大小肠。"

《证类本草》："通心经，益脾胃"。

参考文献：

[1] 贾佼佼，李艳，苗明三. 紫苏的化学、药理及应用［J］. 中医学报，2016，31（9）：1354-1356.

[2] 任亚浩. 不同剂量的紫苏油对大鼠血清胆固醇水平的影响及其机制探讨［D］. 沈阳：中国医科大学，2008.

[3] 顾海波. α-亚麻酸、印楝素的提取与纯化方法［D］. 海口：海南大学，2009.

[4] 周勤梅，谯明鸣，彭成等. 紫苏叶挥发油舒张血管作用及其活性物质探究［J］. 天然产物研究与开发，2019，31（11）：1949-1953，2000.

生姜

《名医别录》

【基源】本品为姜科植物姜的新鲜根茎。

【性味】辛，微温。

【归经】归肺、脾、胃经。

【功效】解表散寒，温中止呕，化痰止咳。

【主治】风寒感冒，胃寒呕吐，寒痰咳嗽。

【用法用量】水煎服，3～10 g。

【心病应用】

生姜味辛，性温，可振奋机体，鼓动气血，少佐本品即可起到鼓舞气血的作用，从而用于治疗气血不足。若心气不足，心悸乏力，面色白者，常与远志、大枣、饴糖、阿胶、茯苓等同用，如《备急千金要方》大补心汤；气阴两亏，虚烦头疼，心悸气短者，常与麦门冬、小麦、大枣、甘草、竹茹同用，如《备急千金要方》淡竹茹汤。生姜宣肺温脾，化痰除饮，主治水肿胀满、中风痰壅等痰湿壅盛之证。生姜可助温阳利水，方如真武汤以生姜之温散，助附子温阳散寒，且与茯苓、白术合用可宣散水湿。

【心病相关药理】

生姜中主要活性成分及特征性呈味物质为姜辣素。姜辣素可分为姜酚、姜烯酚、副姜油酮等不同类型。[1]

降血脂、抗动脉粥样硬化：生姜可显著降低大鼠血清低密度脂蛋白、总胆固醇、甘油三酯及载脂蛋白 B 水平，但对高密度脂蛋白和载脂蛋白 A 无影响。[2] 生姜及其有效成分可以降低甘油三酯和胆固醇，抑制脂肪生成；也可以抑制血小板聚集，抗凝血，抗血栓形成，预防动脉粥样硬化的产生和发展。[3]

【药论选录】

《明医指掌》："生姜性温，能通神明，痰嗽呕吐，开胃极灵。"

《医学心悟》："生姜，通神明去秽恶，散寒止呕，所以撑扶正气而安胃气。"

参考文献：

[1] 张杰，常义生，曾铖，等．生姜提取物中化学成分研究［J］．安徽农业科学，2015，43（25）：287-288，290.

[2] 倪淑华，李秀花，刘雪枫，等．生姜对大鼠血脂代谢影响的研究［J］．中国老年学杂志，2006，26（1）：98-99.

[3] 张传文，李运伦．生姜活血化瘀作用探析［J］．长春中医药大学学报，2020，36（1）：58-61.

羌活

《神农本草经》

【基源】本品为伞形科植物羌活或宽叶羌活的干燥根茎和根。

【性味】辛、苦，温。

【归经】归膀胱、肾经。

【功效】解表散寒，祛风除湿，止痛。

【主治】风寒感冒，头痛项强，风湿痹痛，肩背酸痛。

【用法用量】水煎服，3~10 g。

【心病应用】

羌活味辛性温，善于发表，散肌表之邪，利周身之痛，为足太阳膀胱经之引经药。羌活治疗心脑血管疾病的作用可以概况为辛温通脉，畅行气血；疏达升清，调理气机；辛温宣散，祛风解表；引药归经，直达病所。[1] 在治疗心血管疾病方面主要用于心律失常、冠心病等。[2]

【心病相关药理】

羌活主要含香豆素、挥发油、氨基酸、糖类、甾醇、有机酸等。[3]

抗心律失常：羌活的水溶液可抗心律失常。羌活中含有较多的挥发油，而其挥发油具有控制心率、改善心肌营养性血流量及扩张冠状动脉等作用。有研究表明，用浓度为10~20 g/kg 的羌活水溶液对心律失常大鼠进行治疗，用药 30 min 后大鼠心律失常的症状明显改善，且心律基本恢复正常。

改善冠状动脉血流量：羌活中的挥发油和香豆素具有促进冠状动脉扩张及增加冠状动脉血流量的作用。有研究指出，用浓度为2.5%的羌活挥发油为心肌缺血小鼠灌胃，可明显增加其心肌的血流量，改善其心肌缺血的症状。[4]

【药论选录】

《本草汇言》："羌活功能条达肢体，通畅血脉，攻彻邪气，发散风寒风湿。……盖其体轻而不重，气清而不浊，味辛而能散，性行而不止，故上行于头，下行于足，遍达肢体，以清气分之邪也。"

参考文献：

[1] 贾登鹏．羌活的温通作用［J］．四川中医，1993（11）：54-56.
[2] 唐迎雪．谈羌活对心脑血管疾病的治疗作用［J］．中国中药杂志，2001，26（5）：346-348.
[3] 林立五，时嘉敏，王建忠，等．羌活的化学成分研究［J］．华西药学杂志，2020，35（1）：28-31.
[4] 李鸿昌．对中药羌活化学成分及药理作用的研究［J］．当代医药论丛，2019，17（15）：195-197.

白芷

《神农本草经》

【基源】 本品为伞形科植物白芷或杭白芷的干燥根。

【性味】 辛，温。

【归经】 归肺、胃、大肠经。

【功效】 解表散寒，祛风止痛，宣通鼻窍，燥湿止带，消肿排脓。

【主治】 感冒头痛，眉棱骨痛，鼻塞流涕，鼻鼽，鼻渊，牙痛，带下，疮疡肿痛。

【用法用量】 水煎服，3~10 g。

【使用注意】 白芷香燥，故血虚有热、阴虚阳亢者慎用。

【心病应用】

白芷可用于治疗心绞痛、高血压等心血管疾病。《本草经百种录》认为白芷"能和利血脉"，《本草经疏》认为其"辛香散结，而入血止痛"，但相关功效在心病中的应用报道较少见。

【心病相关药理】

白芷主要含挥发油类、香豆素类、生物碱类、多糖类、黄酮类等。目前针对白芷化学成分的研究多集中在挥发油类和香豆素类。[1]

舒张血管：研究发现白芷提取物欧前胡素有舒张血管作用，其机制是诱导组胺升高。[2] 白芷根提取物有明显的血管抑制作用，其机制可能通过抑制电压依赖性钙通道及受体介导的钙离子流入和钙离子释放的机制来诱导血管舒张。[3]

抑制心肌肥大：白芷提取物欧前胡素能够抑制心肌肥大。研究发现欧前胡素在体内、体外都具有抑制心肌肥大的作用，并能以浓度依赖的方式降低血管紧张素预刺激的肌细胞的蛋白含量和细胞大小；欧前胡素衍生物具有抗高血压及抑制血管、心血管重构的作用，可能有降低高血压诱导的心血管疾病的风险的作用，具有潜在的临床意义。[3]

钙阻滞剂样作用：白芷中有效成分欧前胡素和异欧前胡素在大鼠动脉细胞膜制成的细胞膜色谱系统中，能够产生与维拉帕米类似的药理作用。这 2 种成分能够显著抑制由重酒石酸去甲肾上腺素和氯化钙诱导的血管收缩作用。[4]

【药论选录】

《本草纲目》："寒热，风头侵目泪出。"

《名医别录》："主治风邪……风痛，头眩，目痒。"

参考文献：

[1] 王蕊，刘军，杨大宇，等. 白芷化学成分与药理作用研究进展［J］. 中医药信息，2020，37（2）：123-128.

[2] 练有扬，杨娜，赵雨晴，等. 白芷的化学成分及药理活性研究进展［J］. 科学技术创新，2019（3）：36-37.

[3] 李晓强，谭余庆，李慧杰，等. 欧前胡素药理作用及机制研究进展［J］. 中国实验方剂学杂志，2020，26（18）：196-201.

[4] 张宇，李婷，杨建，等. 白芷中有效成分的筛选、分析及对大鼠血管活性的影响［J］. 西北药学杂志，2015，30（1）：37-42.

第二节　辛凉解表药

桑叶

《神农本草经》

【基源】本品为桑科植物桑的干燥叶。

【性味】甘、苦，寒。

【归经】归肺、肝经。

【功效】疏散风热，清肺润燥，清肝明目，凉血止血。

【主治】风热感冒，肺热燥咳，头晕头痛，目赤昏花。

【用法用量】水煎服，5~10 g。

【心病应用】

桑叶在心病中的应用，主要体现在其平肝作用，常用于治疗高血压。桑叶甘寒质润，能清肝、泻火、解郁，故可治疗肝阳上亢、头痛眩晕、耳鸣心悸，常配伍菊花、石决明、钩藤、白芍等；若肝经热盛动风，可配羚羊角、钩藤、茯神、白芍、生地黄等凉肝息风之品，如《重订通俗伤寒论》羚角钩藤汤。

桑叶甘寒益阴，用于肝阴不足引起的目失所养、眼目昏花等症，常配滋补精血之黑芝麻，如桑麻丸；若肝肾不足，经常头目眩晕者，可用本品配菊花、枸杞、决明子，水煎代茶饮。

桑叶用于自汗、盗汗，常配黄芪、麦门冬、五味子，从而达到益气养阴、敛汗固表的作用。国医大师徐经世先生尤善使用炒桑叶治疗汗证。他认为桑叶药性寒凉，炒制以后可减其寒凉、缓其发散之性，且能增其收敛止汗之功，并具有补益之功，对气阴不足者更为适宜。[1]

【心病相关药理】

桑叶主要含黄酮类、生物碱类、氨基酸、多糖类、甾类等多种化学成分。[2]

桑叶提取物产生的舒张作用可能是通过抑制电压依从性钙通道和受体依从性钙通道，减少钙离子内流入血管平滑肌细胞而引起的；其收缩作用可能是通过激活内质网雷诺丁受体，释放内质网内钙离子引起的。桑叶在降血脂、扩血管方面疗效显著，常用于动脉血管硬化症及冠心病。[3] 桑叶总黄酮对力竭性运动诱发的心肌损伤有保护作用。[4]

【药论选录】

《日华子本草》："利五脏，通关节，下气。"

《重庆堂随笔》：桑叶“虽治盗汗，而风温、暑热服之，肺气清肃，即能汗解……能息内风而除头痛，止风行肠胃之泄泻，已肝热妄行之崩漏。胎前诸病由于肝热者，尤为要药”。

参考文献：

[1] 孔雪，张莉，李永攀，等. 桑叶炮制历史沿革及国医大师徐经世炒桑叶应用医案举隅[J]. 中医药临床杂志，2019，31（10）：1820-1822.
[2] 李杰，王福文，胡志力，等. 桑叶总黄酮对力竭性运动诱发心肌损伤的保护作用[J]. 山东中医药大学学报，2007，31（5）：432-433.
[3] 夏满莉. 桑叶提取物的血管药理学效应及其机制［D］. 杭州：浙江大学，2006.
[4] 王婷婷，马天宇，李琪，等. 桑叶化学成分及生物活性研究进展［J］. 食品与药品，2018，20（5）：390-393.

菊花

《神农本草经》

【基源】本品为菊科植物菊的干燥头状花序。

【性味】甘、苦，微寒。

【归经】归肺、肝经。

【功效】疏散风热，平抑肝阳，清肝明目，清热解毒。

【主治】风热感冒，头痛眩晕，目赤肿痛，眼目昏花，疮痈肿毒。

【用法用量】水煎服，5~10 g。

【心病应用】

菊花入肝经，可平肝潜阳，息风止痉，与石决明、珍珠母、牛膝等同用，可用于肝阳上亢、头痛眩晕；配羚羊角、钩藤、白芍等，可用于治疗痉厥抽搐、肝风实证；配天麻、钩藤、茯神、川芎、半夏、陈皮等，可治疗风痰上扰、头昏目眩、见物飞动、猝然晕倒；配僵蚕、荆芥穗、羌活、川芎、木香、石菖蒲等，可祛风痰、清头目、开耳窍，用于治疗风痰上扰、阻遏清阳而出现的头昏目眩、耳鸣重听。

周超凡在治疗神经衰弱时，认为菊花不仅可辛凉解表，还可养阴，从而协调阴阳，可作为主药。[1]

菊花尚有活血通脉之功，如《神农本草经》谓，“久服利血气”。[2] 其活血通脉作用，可用于冠心病、心绞痛、高血压等心血管疾病。

【心病相关药理】

菊花主要含黄酮类、挥发油类、苯丙素类、萜类、氨基酸等。[3]

杭菊水提取物及杭菊制剂在拥有较高浓度的情况下可减缓大鼠的心率，同时为大鼠提供部分正性肌力；杭菊总提取物或萃取物可以改善大鼠的冠状动脉血流量。此外，杭菊还具有改善和缓解心律失常的作用。[4]

【药论选录】

《本草正义》："凡花皆主宣扬疏泄，独菊花则摄纳下降，能平肝火，熄内风，抑木气之横逆。"

《神农本草经读》："主诸风头眩肿痛，目欲脱，泪出。"

《本草纲目》：菊花"昔人谓其能除风热，益肝补阴。盖不知其得金水之精英尤多，能益金水二脏也。补水所以制火，益金所以平木，木平则风息，火降则热除，用治诸风头目，其旨深微"。

参考文献：

[1] 周超凡，孙彩珍. 周超凡临证用药经验集锦 [M]. 北京：人民卫生出版社，2017.

[2] 王均宁，张颜彤. 试论菊花活血化瘀之功用 [J]. 中国中药杂志，2003，28（8）：790-792.

[3] 周衡朴，任敏霞，管家齐，等. 菊花化学成分、药理作用的研究进展及质量标志物预测分析 [J]. 中草药，2019，50（19）：4785-4795.

[4] 蔡琳，付田田. 菊花的药理临床应用探讨 [J]. 黑龙江科学，2020，11（8）：26-27.

蔓荆子

《神农本草经》

【基源】 本品为马鞭草科植物单叶蔓荆的干燥成熟果实。

【性味】 辛、苦，微寒。

【归经】 归膀胱、肝、胃经。

【功效】 疏散风热，清利头目

【主治】 风热感冒头痛，齿龈肿痛，目赤多泪，目暗不明，头晕目眩。

【用法用量】 水煎服，5~10 g。

【心病应用】

蔓荆子可清利头目，用于治疗眩晕，如《医学心悟》半夏白术天麻汤加减中明示头痛者加蔓荆子；用于治疗高血压，可以有效改善症状。

【心病相关药理】

蔓荆子主要含挥发油类、黄酮类、脂肪油、生物碱类和维生素 A 等。

降血压：蔓荆子具有明显的降血压作用。有学者给猫注射蔓荆子醇浸液能引起其血压明显下降。经十二指肠给药 2 h 后，猫血压下降幅度超过 50%，但其水提取物对血压无影响。

舒张血管：研究表明蔓荆子中的木犀草素等黄酮类化合物具有显著的舒张血管作用。

【药论选录】

《医学启源》："头痛须用川芎，如不愈，各加引经药，太阳蔓荆。"

《名医别录》："治风头痛，脑鸣，目泪出，益气，久服令人光泽。"

葛根

《神农本草经》

【基源】本品为豆科植物野葛的干燥根。

【性味】甘、辛，凉。

【归经】归脾、胃、肺经。

【功效】解肌退热，生津止渴，透疹，升阳止泻，通经活络，解酒毒。

【主治】外感发热头痛，项背强痛，口渴，消渴，麻疹不透，热痢，泄泻，眩晕头痛，中风偏瘫，胸痹心痛，酒毒伤中。

【用法用量】水煎服，10~15 g。

【使用注意】葛根素注射液在临床使用时表现出多种心血管不良反应，主要为窦房结抑制、心源性休克、胸闷、气憋、头晕、颜面苍白，心电图显示房室结性心律、P 波消失等。这提示葛根素注射液在具有很好的治疗效果的同时，存在着致心血管毒性隐患。[1]

【心病应用】

葛根主要用于心绞痛、高血压、高脂血症等心血管疾病。国医大师张志远认为，葛根能降血压、降血脂、改善循环、减少心肌耗氧，当其与黄芪、川芎同用时，号称"三大太保"，再配伍丹参、三七，则号称"五位门神"。[2]

【心病相关药理】

葛根主要含葛根素、葛根素木糖苷、大豆黄酮、大豆黄酮苷等。现代药理研究证明葛根苷类具有抗心律失常、抑制血小板聚集、抗氧化自由基、抗肿瘤及降血糖、降血脂、降血压等多种药理作用。[3]

抗心肌纤维化：张瑞婷等通过皮下注射异丙肾上腺素建立大鼠心肌纤维化模型，发现葛根素的干预可以降低模型组大鼠左心室质量指数、左心室心肌组织胶原溶剂积分、羟脯氨酸浓度及结缔组织生长因子、转化生长因子 β_1 的过度表达。说明葛根素能降低心肌纤维化大鼠的左心室心肌间质胶原沉积、延迟大鼠心肌纤维化过程，可能是其能抑制结缔组织生长因子、转化生长因子 β_1 过度表达的缘故。[4]

对心肌缺血再灌注损伤的保护：王子宽等探讨葛根素对大鼠心肌缺血再灌注损伤的保护作用及机制，发现葛根素通过上调沉默信息调节因子 1 表达，降低底物叉头转录因子 1 乙酰化水平，减少细胞凋亡，改善心脏功能，从而减轻心肌缺血再灌注损伤。[5]

【药论选录】

《神农本草经读》："葛根，气味甘、辛、平，无毒。主消渴，身大热，呕吐，诸痹，起阴气，解诸毒。”

《名医别录》：“葛根，无毒，主治伤寒中风头痛，解肌发表出汗，开腠理，疗金疮，止痛，胁风痛；生根汁，大寒，治消渴，伤寒壮热。”

参考文献：

[1] 覃净，覃建明，姚群惠. 52 例中药注射液致心血管不良反应分析［J］. 广西中医药学报，2010，13（1）：49-51.

[2] 张志远. 国医大师张志远用药手记［M］. 北京：中国医药科技出版社，2017.

[3] 徐铁尔，李秋红，杨菲菲. 中药葛根的药理药效研究［J］. 吉林中医药，2010，30（11）：993-994.

[4] 张瑞婷，周涛，宋潇潇，等. 葛根的活性成分及其药理作用研究进展［J］. 安徽农学通报，2018，24（1）：15-17.

[5] 王子宽，李菁华，李炜，等. 葛根素在大鼠心肌缺血再灌注损伤中保护作用及机制研究［J］. 临床军医杂志，2020，48（5）：528-531，535.

浮萍

《神农本草经》

【基源】本品为浮萍科植物紫萍的干燥全草。

【性味】辛，寒。

【归经】归肺经。

【功效】发汗解表，透疹止痒，利尿消肿。

【主治】麻疹不透，风疹瘙痒，水肿尿少。

【用法用量】水煎服，3~9 g。

【心病应用】

浮萍能解表利水，可用于心力衰竭、心血管疾病合并水肿者。

【心病相关药理】

浮萍含红草素、牡荆素等黄酮类化合物，还含胡萝卜素、叶黄素、醋酸钾、氯化钾、碘、溴、脂肪酸等物质。浮萍有利尿作用，其有效成分主要为醋酸钾及氯化钾。浮萍水浸膏有强心作用，并能收缩血管使血压上升，尚有解热及抑菌作用。

有报道用1%浮萍煎剂对奎宁引起的衰弱的蛙心有显著的强心作用，但剂量过大，可使舒张期心脏骤停，钾离子升高。[1]

【药论选录】

《本草求真》：“古人谓其发汗胜于麻黄，下水捷于通草，一语括尽浮萍治功。……用此疏肌通窍，俾风从外散，湿从下行。”

参考文献：

[1] 罗铁成，侯恩太，路锋，等. 浮萍药用研究概况［J］. 安徽农业科学，2010，38（16）：8423-8424.

木贼

《嘉祐本草》

【基源】 本品为木贼科植物木贼的干燥地上部分。

【性味】 甘、苦，平。

【归经】 归肺、肝经。

【功效】 疏散风热，明目退翳。

【主治】 风热目赤，迎风流泪，目生云翳。

【用法用量】 水煎服，3~9 g。

【心病应用】

心病中单用木贼较少，合并风热者可以合用。

【心病相关药理】

木贼含挥发油类、黄酮类及犬问荆碱、果糖等成分，可用于高血压、动脉硬化、冠心病等心血管疾病。

抗动脉粥样硬化：木贼水煎剂可以调节脂代谢，抑制内皮细胞凋亡，抗动脉粥样硬化早期事件的发生。甄艳军等观察木贼对大鼠动脉粥样硬化早期血脂及血清炎症因子的影响发现：木贼预防性用药可调控血清中炎症细胞因子如白细胞介素-1、白细胞介素-8 的含量，有延缓动脉粥样硬化形成的作用。[1]

利尿、降血压：现代研究表明木贼有良好的利尿和降血压作用。张世芳等在木贼的药理作用研究实验中，对麻醉猫进行腹腔注射木贼醇提物，发现有血压下降现象，且降血压的机制和 M-胆碱反应有关。[2]

【药论选录】

《本草征要》："去节者善发汗，中空而轻，有升散之力也。"

参考文献：

[1] 甄艳军，安杰，周晓红，等. 木贼对动脉粥样硬化早期大鼠血清 IL-1、IL-8 及 TNF-α 的影响［J］. 中国老年学杂志，2003，28（8）：538-539.

[2] 张世芳，何功倍，李乐真，等. 木贼降压机制的探讨［J］. 湖北中医杂志，1982（2）：43-44.

第六章 清热药

第一节 清热泻火药

竹叶
《名医别录》

【**基源**】本品为禾本科植物淡竹的叶，幼叶卷而未放称竹叶卷心。

【**性味**】甘、辛、淡，寒。

【**归经**】归心、胃、小肠经。

【**功效**】清热除烦，生津利尿。

【**主治**】热病烦渴，口渴尿赤。

【**用法用量**】水煎服，6~15 g；鲜品 15~30 g。

【**使用注意**】阴虚火旺者慎用。

【**心病应用**】

竹叶甘寒入心经，清心火，利小便，并能清胃生津以止渴。可用于治疗心火上炎之口舌生疮、心移热于小肠之小便短赤涩痛，常与木通、生地黄同用，方如导赤散。竹叶卷心更长于清心火，用于温病热陷心包、神昏谵语，如《温病条辨》清宫汤中配玄参、莲子心、连翘心等。

【**心病相关药理**】

竹叶含丰富的黄酮类及其苷类化合物、特种氨基酸及其肽类、多糖类、芳香性成分以及人体所必需的常量元素和微量元素。黄酮类化合物为竹叶的重要活性成分，具有抗氧化、抗心肌缺血、调节血脂、抗辐射、抑菌等药理作用。[1]

有研究证实竹叶提取物对心肌缺血再灌注损伤的保护作用，并且明确了竹叶提取物通过电压依赖性钙通道及受体依赖性钙通道降低了钙的含量，从而对心肌缺血再灌注损伤产生保护作用。[2]

【药论选录】

《药品化义》："竹叶，清香透心，微苦凉热，气味俱清。经曰治温以清，专清心气。……味淡利窍，使心经热邪分解。"

参考文献：

[1] 韩卫丽，张永. 竹叶中黄酮类化合物的研究进展［J］. 牡丹江医学院学报，2019，40（1）：102-103，165.

[2] 王丽丽，李琳，李志强，等. 清热类中药对心肌缺血/再灌注损伤的防治作用研究进展［J］. 中国药理学通报，2013，29（7）：1026-1029.

淡竹叶

《本草纲目》

【基源】本品为禾本科植物淡竹叶的干燥茎叶。

【性味】甘、辛、淡，寒。

【归经】归心、胃、小肠经。

【功效】清热除烦，生津利尿。

【主治】热病烦渴，小便短赤涩痛，口舌生疮。

【用法用量】水煎服，6~10 g。

【心病应用】

淡竹叶，主归心经，能清心火以除烦，寒能清泻心胃实火，甘淡能渗湿利尿。淡竹叶与竹叶的功效相近，淡竹叶长于利小便，竹叶长于清心火。

【心病相关药理】

淡竹叶含黄酮类、三萜类、挥发性成分、酚酸类以及多糖类、氨基酸和微量元素等。淡竹叶具有抑菌、抗氧化、保肝、收缩血管、抗病毒、降血脂、保护心肌作用。[1]

淡竹叶有利尿作用，但较猪苓、木通为弱。

保护心肌：邵莹等研究淡竹叶总黄酮对大鼠心肌缺血再灌注损伤的作用及其机制，发现淡竹叶总黄酮对心肌缺血再灌注损伤有一定的保护作用，其作用机制可能与抗自由基、抑制炎症反应和减少细胞凋亡有关。[2]

降血脂：付彦君等对淡竹叶的降血脂作用及其相应的有效成分进行研究，发现淡竹叶总提取物30%醇浸膏可显著降低高脂血症大鼠的血清总胆固醇，其他各成分组对血脂无显著影响。[3]

【药论选录】

《本草新编》："淡竹叶，……逐上气咳喘，散阳明之邪热，亦退虚热，烦躁不眠。"

参考文献：

[1] 邵莹. 淡竹叶品质评价及心血管药理作用研究 [D]. 南京：南京中医药大学，2016.

[2] 邵莹，吴启南，周婧，等. 淡竹叶黄酮对大鼠心肌缺血/再灌注损伤的保护作用 [J]. 中国药理学通报，2013，29（2）：241-247.

[3] 付彦君，陈靖. 淡竹叶提取物对实验性高脂血症大鼠血脂的影响 [J]. 长春中医药大学学报，2013，29（6）：965-966.

栀子

《神农本草经》

【基源】本品为茜草科植物栀子的干燥成熟果实。

【性味】苦，寒。

【归经】归心、肺、三焦经。

【功效】泻火除烦，清热利湿，凉血解毒。

【主治】热病心烦，湿热黄疸，淋证涩痛，血热吐衄，目赤肿痛，火毒疮疡。

【用法用量】水煎服，6~10 g。

【使用注意】本品苦寒，脾虚便溏者不宜。

【心病应用】

栀子苦寒，能清泻三焦火邪、泻心火而除烦，常用于温热病邪热客心、心烦郁闷、躁扰不宁等。如《伤寒论》栀子豉汤，栀子与淡豆豉合用，治疗伤寒误汗后，在表邪气未解，入里化热而郁于心胸的虚烦证。火毒炽盛，高热烦躁，神昏谵语，三焦俱热者，可用栀子配黄连、黄芩、黄柏，以直折火势。气滞化火内郁，胸膈痞闷，吞酸呕吐者，可用栀子配伍川芎、香附等，以行郁滞、解火郁。

【心病相关药理】

栀子主要含环烯醚萜类、二萜类、三萜类、黄酮类、有机酸酯类、甾醇类、三萜皂苷类及色素等。

栀子在心脑血管系统方面有多种药理功效，可以抗氧化、抑制血小板聚集、调节血脂等。[1]

防治动脉粥样硬化：栀子可通过抑制炎症和氧化应激损伤，降低胆固醇、低密度脂蛋白、氧化型低密度脂蛋白水平，抑制胆固醇积聚，防止泡沫细胞出现和基因异常甲基化，共同起到调节动脉粥样硬化作用。[2] 栀子黄色素可以降低胆固醇。[3]

对心肌收缩力的影响：栀子提取物对大鼠心脏有显著的负性肌力作用、负性变时作用及减少冠状动脉灌注率作用。[4]

对血压的影响：栀子煎剂和醇提取物对麻醉或不麻醉猫、鼠、大鼠，不论口服、腹腔给药或静脉给药均有降血压作用。静脉给药降血压迅速，但维持时间较短。栀子的降血压作用对肾上腺素升压作用及阻断颈动脉血流的加压作用无影响。[4]

【药论选录】

《本草崇原》：栀子“主治五内邪气，胃中热气，面赤，酒疱渣鼻，白癞，赤癞，疮疡”。

《石室秘录》：“不若栀子泻其肝木之邪，母衰则子亦衰，不泻心火，正所以泻心火也。且栀子能泻六经之郁火，原不专入肝经，亦能入心经也。”

参考文献：

[1] 张海燕，邬伟魁，杨军宣，等．栀子对心脑血管系统的作用研究［J］．中国实验方剂学杂志，2011，17（14）：294-298.

[2] 郑玲，张文生．栀子现代药理作用研究进展［J］．环球中医药．2020，13（10）：1813-1817.

[3] 倪慧艳，张朝晖，傅海珍．中药栀子的研究与开发概述［J］．中国中药杂志，2006，31（7）：538-541.

[4] 于维萍，傅春升，钟映莉，等．栀子中环烯醚萜类化合物的研究概况［J］．山东中医杂志，2007，26（8）：579-581.

第二节　清热燥湿药

黄连

《神农本草经》

【基源】 本品为毛茛科植物黄连、三角叶黄连或云连的干燥根茎。

【性味】 苦，寒。

【归经】 归心、脾、胃、肝、胆、大肠经。

【功效】 清热燥湿，泻火解毒。

【主治】 湿热痞满，呕吐吞酸，泻痢，黄疸，高热神昏，心火亢盛，心烦不寐，心悸不宁，血热吐衄，目赤，牙痛，消渴，痈肿疔疮。

【用法用量】 水煎服，2~5 g。外用适量。

【使用注意】 本品苦寒，脾胃虚寒者忌用。

【心病应用】

黄连苦寒能清热，入心经清心火，可用于心火亢盛，热扰心神，热病伤阴，症见心烦不寐。痰热内扰，用黄连与法半夏配伍。心中烦闷，不得卧，用黄连配伍阿胶，以清心火、安心神。

颜德馨临床应用黄连，以泻心火而直折上炎之肝火，清心平肝降血压；对于高血压兼有火热征象者，经常用黄连，或伍郁金泻心火，或配栀子泻肝火，或合苍术泻脾火，或兼黄芩、黄柏以清泻三焦。只要患者兼有火热征象，即可大胆用之；心律失常，总责之阳微阴弦，用药宜温中有通、温中有清，以桂枝伍黄连，可有清心化痰、复脉律之效。在治疗失眠的诸多药物中，黄连堪当大任，概括其作用有六：一可清心火，为心火炽盛不寐之君药；二可交通心肾；三可泻肝火；四可配伍半夏、茯苓，治疗痰热内扰证；五可引诸药入心；柴胡加龙骨牡蛎汤中的大黄，脾弱之人代之以黄连亦佳，此其六。[1]

心火上扰，心神不宁，可以导致脉气失于运行，心火一清，则神自安，脉气亦恢复正常。周超凡认为黄连清心火、坚心阴，是间接宁心安神法。[2]

宋佳等分析李东垣在《用药珍珠囊》中用黄连的规律：李东垣针对“心火亢盛，乘于脾胃之位”之证，制方“黄连（君），黄柏（臣），生地黄（臣），芍药（佐），石膏（佐），知母（佐），黄芩（佐），甘草（佐）”，重用黄连为君，证明黄连为泻心火之要药。如《兰室秘藏·消渴门》“和血益气汤”，方中用“酒黄连八分”，后注云“治舌上赤脉也”。舌为心之苗，舌上赤脉主心经有热，故加酒黄连以去心火。[3]

【心病相关药理】

黄连的主要有效成分是小檗碱（又称黄连素）。[4]

抗心律失常：黄连素可在对窦房传导时间、窦房结恢复时间及校正窦房结恢复时间无明显影响情况下，显著减少室性期前收缩发生，可对抗自发性心律不齐及乌头碱诱发的室性心律失常，且具有减慢心率及正性肌力作用。[5]

抗心力衰竭：黄连素具有抗慢性心力衰竭的作用，其机制可能与降低心力衰竭大鼠的血清脑钠肽、肿瘤坏死因子-α 水平和抑制诱导型一氧化氮合酶基因的表达相关。[6]

扩张血管：黄连素能阻断血管平滑肌受体，使血管扩张，对高血压有一定的治疗效果。黄连碱能使亚硝酸左旋精氨酸甲酯诱导的高血压大鼠血管平滑肌对细胞内钙释放引起的收缩反应显著增强，并使外钙内流引起的血管收缩能力降低。[7]

【药论选录】

《本草分经》：“黄连，大苦大寒，入心泻火，镇肝凉血，燥湿开郁，能消心窍恶血，亦泻脾火。酒炒治上焦火，姜汁炒治中焦火，盐水炒治下焦火。”

参考文献：

[1] 郭祖文，赵奇焕，颜新，等. 颜德馨运用黄连经验［J］. 辽宁中医杂志，2013，40（4）：642-644.

[2] 周超凡，孙彩珍. 周超凡临证用药经验集锦［M］. 北京：人民卫生出版社，2017.

[3] 宋佳，傅延龄. 李杲运用黄连之规律浅探［J］. 中医研究，2010，23（2）：73-75.

[4] 尹丽丽. 黄连的药理作用及现代研究进展［J］. 中医临床研究，2016，8（28）：144-145.

[5] 魏华民，吴红金. 中药抗心律失常的临床与基础研究进展［J］. 中西医结合心脑血

管病杂志，2015，13（2）：152-158.
[6] 张恩浩，钟国强，黎庆捷，等. 黄连素抗慢性心力衰竭机制的动物实验研究［J］. 局解手术学杂志，2012，21（3）：258-260.
[7] 陈伯年，于晓彦，孙加琳，等. 黄连碱对 L-NAME 诱导高血压大鼠胸主动脉功能的影响［J］. 中国药理学通报，2011，27（5）：610-613.

苦参

《神农本草经》

【基源】本品为豆科植物苦参的干燥根。

【性味】苦，寒。

【归经】归心、肝、胃、大肠、膀胱经。

【功效】清热燥湿，杀虫，利尿。

【主治】内治热痢，便血，黄疸尿闭，赤白带下，阴肿阴痒，湿疹，皮肤瘙痒，疥癣麻风；外治滴虫性阴道炎。

【用法用量】水煎服，4.5~9 g。外用适量，煎汤洗患处。

【使用注意】本品苦寒，脾胃虚寒者忌用。

【心病应用】

苦参苦寒入心，能清心中热邪，辨证属邪热侵心或余热未尽气阴两亏者，可在辨证论治的基础上加用苦参，以酸苦泻热、直折火势，方如“五参汤”。

苦参亦有活血化瘀散结之功用，加之苦参味苦走血、入心经、性降通利，常用于治疗痰热型冠心病、心绞痛，尤其伴房颤、期前收缩者。[1]

周超凡用苦参治疗病毒性心肌炎，认为苦参清热解毒，用于治疗“邪毒犯心”之病证可谓合拍。在治疗中，应用苦参宜早，一般只要有心悸、胸闷症状，即可以治疗；不宜过早使用滋腻补心药物，认为既能抗病毒，又能宁心安神的苦参，为治疗病毒性心肌炎首选药物。以苦参治疗心律失常，对房性或室性心律失常均可以应用。苦参剂量以 15~24 g 为宜，可以配合大枣矫正苦参口感，并增强苦参宁心稳律的作用。[2]

仝小林教授应用苦参的常用剂量为 9~30 g，治疗心火亢盛型心律失常应用此法，若合并心神不宁甚者，可加生龙齿 15~30 g，或生龙骨与生牡蛎各 30~60 g 先煎。[3]

丁象宸遵从《黄帝内经》理论将苦参应用于不寐，以苦参苦寒沉降、泻阳坚阴、清相火、燥湿热，能平胃气、安五脏、利九窍，使湿热除、营卫和、胃气降、阴阳和、相火平，则安然入寐。[4]

【心病相关药理】

苦参活性成分主要分为两大类，分别是以苦参碱、槐果碱及其各自氧化物为代表的生物碱类和以三叶豆紫檀苷、苦参酮等为代表的黄酮类。苦参碱和氧化苦参碱有心血管保护作用。苦参碱还有抗慢性心功能不全、保护心肌缺血、舒张血管平滑肌和抑制心肌细胞肥大等作用。[5]

抗心律失常：苦参碱对各种实验性心律失常模型，包括乌头碱、氯化钡、冠状动脉结扎等均有明显的抗心律失常作用，对实验动物心肌梗死后室性心律失常的发生有抑制作用，可减少心肌梗死后猝死，其减少心肌梗死后心血管死亡风险优于胺碘酮。[6] 动物实验中苦参碱延缓了低钙灌流液所导致的左心室流出道心肌细胞50%复极化时间、90%复极化时间；使动作电位0相幅值、4相自动去极速度缩短，自动放电频率逐渐变慢，自发放电频率基本恢复正常。[7]

改善心肌细胞炎症：氧化苦参碱50 mg/kg能明显改善急性心肌梗死所致的心肌组织间水肿、炎症细胞浸润等病理组织学的改变，还能提高心肌梗死大鼠血清中超氧化物歧化酶、过氧化氢酶、谷胱甘肽过氧化物酶的活性，降低血清中丙二醛的含量，降低血清中白细胞介素-1β、白细胞介素-6和肿瘤坏死因子-α的水平。[8]

【药论选录】

《神农本草经》："苦参，味苦寒，主心腹结气，症瘕积聚，黄疸，溺有余沥，逐水。"

《神农本草经百种录》："此以味为治也，苦入心，寒除火，故苦参专治心经之火。"

参考文献：

[1] 邱建荣，范立红. 苦参在心血管疾病中的应用［J］. 浙江中医杂志，1995（10）：473.

[2] 周超凡，孙彩珍. 周超凡临证用药经验集锦［M］. 北京：人民卫生出版社，2017.

[3] 武梦依，顾成娟. 黄连、苦参、紫石英治疗心动过速经验——仝小林三味小方撷萃［J］. 吉林中医药，2020，40（3）：286-288.

[4] 马永剑. 丁象宸从《内经》理论应用苦参治疗不寐经验初探［J］. 中国中医药现代远程教育，2018，16（11）：64-65.

[5] 董珉翔，白音夫. 苦参心血管药理作用的研究进展［J］. 西北药学杂志，2013，28（2）：215-217.

[6] 魏华民，吴红金. 中药抗心律失常的临床与基础研究进展［J］. 中西医结合心脑血管病杂志，2015，13（2）：152-158.

[7] 王雪芳，刘艳明. 苦参碱对低钙诱发豚鼠心律失常的电生理影响［J］. 中国中医基础医学杂志，2011，17（6）：633-634，639.

[8] 王恒，吉杨丹，徐旖旎，等. 氧化苦参碱对大鼠冠脉结扎诱发急性心肌梗死的保护作用及机制［J］. 中国实验方剂学杂志，2012，18（4）：154-157.

第三节　清热凉血药

生地黄
《神农本草经》

【基源】 本品为玄参科植物地黄的新鲜或干燥块根。

【性味】 苦、甘，寒。

【归经】 归心、肝、肾经。

【功效】 清热凉血，养阴生津。

【主治】 热入营血，温毒发斑，吐血衄血，热病伤阴，舌绛烦渴，津伤便秘，阴虚发热，骨蒸劳热，内热消渴。

【用法用量】 水煎服，10~15 g。

【使用注意】 本品性寒而滑利，脾虚便溏者忌用。

【心病应用】

生地黄甘寒，能逐血痹，功于凉血活血，在心病中主要用于血热。如治温热病热入营血、壮热烦渴、神昏舌绛者，依据邪气性质，常用生地黄配丹参加强活血凉血，配玄参以滋养化源，配连翘以清透邪热。

生地黄在炙甘草汤中重用达一斤，《医宗金鉴》认为“此以心虚脉结代，用生地黄为君，麦门冬为臣，峻补真阴，开后学滋阴之路也”，意在同炙甘草配伍，以益气养血复脉。临床有重用生地黄治疗心肌炎后室性心律失常，生地黄配钩藤治疗高血压性心脏病的报道。[1]

【心病相关药理】

生地黄中的主要化学成分为糖类、环烯醚萜苷和氨基酸等。

改善心肌代谢：地黄煎剂消退 L-甲状腺素诱发的大鼠缺血性心肌肥厚并抑制升高的心脑线粒体钙镁 ATP 酶活力，保护心脑组织避免 ATP 耗竭和缺血损伤。[2]

降血压、镇静、抗炎：怀地黄水提取物的酸性部分有显著降血压、镇静、抗炎作用，而乙醚、乙醇提取物无这种作用。其水提取物的酸性部分主要含苷类、生物碱类及磷酸等成分。[3]

【药论选录】

《丹溪手镜》：“生地黄甘苦大寒，手太阴益阴之剂，撤肾经虚热，导心膈虚烦，故炙甘草汤润经而复脉。”

《医经小学》："生地黄寒甘苦味，瘀血衄血皆捣餐，凉血泻脾之湿热，清心乃治五心烦。"

参考文献：

[1] 李捷. 生地黄在心血管疾病中的应用举隅 [J]. 云南中医中药杂志，2009，30（1）：30-31.

[2] 陈丁丁，戴德哉，章涛. 地黄煎剂消退 L-甲状腺素诱发的大鼠心肌肥厚并抑制其升高的心、脑线粒体 Ca^{2+}，Mg^{2+}-ATP 酶活力 [J]. 中药药理与临床，1997，13（4）：27-28.

[3] 刘鹤香，曹中亮，常东明，等. 怀地黄的降压镇静抗炎作用及有效部分分析 [J]. 新乡医学院学报，1998，15（3）：219-221.

牡丹皮

《神农本草经》

【基源】 本品为毛茛科植物牡丹的干燥根皮。

【性味】 苦、辛，微寒。

【归经】 归心、肝、肾经。

【功效】 清热凉血，活血化瘀。

【主治】 热入营血，温毒发斑，吐血衄血；夜热早凉，无汗骨蒸；经闭痛经；跌打伤痛；痈肿疮毒。

【用法用量】 水煎服，6~12 g。

【使用注意】 血虚寒证者不宜，孕妇不宜。

【心病应用】

牡丹皮性寒凉，入心、肝血分，能清营分、血分之实热，而有凉血止血的功效；辛行而散，入血分，而具活血行瘀的功效，若用于温病热入营血，迫血妄行，可配伍生地黄、赤芍。

印会河用牡丹皮治疗高血压，按眩晕病肾阴不足、虚火上升辨证，予杞菊地黄汤合二仙汤加味，枸杞、菊花、熟地黄、川续断各 15 g，山药、山茱萸、牡丹皮、白茯苓、生杜仲各 10 g，淫羊藿、仙茅、夏枯草、怀牛膝各 12 g，泽泻 30 g。[1] 方中牡丹皮清热，可堪为用。

【心病相关药理】

牡丹皮主要含有酚及苷类成分，以丹皮酚、芍药苷、氧化芍药苷、儿茶素、牡丹皮苷 C、苯甲酰基氧化芍药苷等为主要活性成分。[2]

抗动脉粥样硬化：丹皮酚能明显升高高脂血症大鼠血清一氧化氮水平，显著降低血浆内皮肽含量，可使血浆前列腺环素水平明显上升。[3] 丹皮酚可明显抑制高脂血症大鼠血清、主动脉及肝脏脂质过氧化反应，可显著减少高脂血症大鼠血浆低密度脂蛋白的氧化修饰，对健康人血清低密度脂蛋白的体外氧化反应有显著抑制效应。[4] 丹皮酚能明显抑制平滑肌细胞增殖，这也是其抗粥样硬化作用的可能机制。[5]

抗心肌缺血：丹皮酚具有明显的抗心肌缺血作用。其通过稳定细胞膜，抑制缺血心肌细胞膜损伤，增加自由基清除，降低脂质过氧化等发挥作用，可促进缺血心肌细胞代谢率降低，防止心肌细胞膜受损，从而预防心肌坏死。[6]

【药论选录】

《本草经疏》：“牡丹皮，其味苦而微辛，其气寒而无毒，辛以散结聚，苦寒除血热，入血分，凉血热之要药也。”

《重庆堂随笔》：牡丹皮“虽非热药，而气香味辛，为血中气药，专于行血破瘀，故能堕胎消癖。所谓能止血者，瘀去则新血自安，非丹皮真能止血也。”

参考文献：

[1] 韩仲成，韩文彪. 印会河治疗高血压病经验举隅［J］. 浙江中医杂志，1994（11）：484.

[2] 伍淳操，郭小红，刘霞，等. 近5年牡丹皮现代药学作用研究进展［J］. 中国新药杂志，2020，29（3）：281-284.

[3] 戴敏，刘青云，訾晓梅. 丹皮酚对高脂血症大鼠动脉内皮细胞的保护作用［J］. 中国中医基础医学杂志，2001，7（2）：38-40.

[4] 戴敏，刘青云，顾承刚，等. 丹皮酚对脂质过氧化反应及低密度脂蛋白氧化修饰的抑制作用［J］. 中国中药杂志，2000，25（10）：625-627.

[5] 周晓霞，周晓慧，许倩，等. 丹皮酚对高脂血清所致大鼠主动脉平滑肌细胞增殖的抑制作用［J］. 河北中医，2000，22（6）：477-478.

[6] 冯巧巧，周勇，张岫美. 丹皮酚对麻醉犬冠脉结扎致心肌梗死的保护作用［J］. 中国生化药物杂志，2008，29（5）：320-323.

紫草

《神农本草经》

【基源】 本品为紫草科植物新疆紫草或内蒙紫草的干燥根。

【性味】 甘、咸，寒。

【归经】 归心、肝经。

【功效】 凉血活血，解毒透疹。

【主治】 内治血热毒盛，斑疹紫黑，麻疹不透，疮疡，湿疹。外治水火烫伤。

【用法用量】水煎服，5~10 g。外用适量。

【使用注意】本品性寒滑利，脾虚便溏者忌用。

【心病应用】

本品咸寒，入肝经血分，可凉血活血；擅长解毒透疹，可用于血热毒盛之温病发斑。

【心病相关药理】

紫草主要由单萜苯酚及苯醌类、酚酸及其盐类、生物碱类等多种成分构成。

紫草的心血管效用的研究，主要是对实验动物心律的作用。紫草对家兔和蟾蜍心脏具有兴奋作用。[1] 紫草提取物使房颤模型大鼠的颤动持续时间和房颤的诱发概率下降，提示紫草对房颤具有一定的对抗作用。[2]

【药论选录】

《名医别录》："紫草无毒，主治腹肿胀满痛，以合膏，治小儿疮及面渣。"

《神农本草经》："紫草，味苦寒，主心腹邪气五疸，补中益气，利九窍，通水道。"

参考文献：

[1] 黎玉红，周晓荣. 新疆紫草的研究进展［J］. 新疆中医药，2002，20（4）：75-77.

[2] 季佳文. 紫草煎剂对大鼠心房颤动拮抗作用的实验研究［D］. 南京：南京中医药大学，2018.

第四节　清热解毒药

金银花

《新修本草》

【基源】本品为忍冬科植物忍冬的干燥花蕾或带初开的花。

【性味】甘，寒。

【归经】归肺、心、胃经。

【功效】清热解毒，疏散风热。

【主治】痈肿疔疮，喉痹，丹毒，热毒血痢，风热感冒，温病发热。

【用法用量】水煎服，6~15 g。

【使用注意】本品苦寒，脾胃虚寒者忌用。

【心病应用】

金银花清热解毒，可用于热毒所致的坏疽（血栓闭塞性脉管炎），如"四妙勇安汤"

重用金银花（原方三两）以清热解毒、活血养血、通络止痛。金银花能清气分邪热、解血分热毒，为治疗热毒型血栓性静脉炎、丹毒及痈疽的要药。

【心病相关药理】

金银花主要含有机酸类、黄酮类、环烯醚萜苷类、三萜皂苷类、挥发油类等。[1]

抗凝血作用：金银花水提取物可使体外血浆复钙时间缩短，说明金银花水提取物有较好的体外抗凝血作用。[2]

抗心肌缺血：芦丁是金银花所含的一种重要的化合物，在体外具有明显的抗心肌缺血的作用。[3]

【药论选录】

《景岳全书》："金银花，一名忍冬，……善于化毒，故治痈疽肿毒疮癣，杨梅风湿诸毒，诚为要药。"

参考文献：

［1］吴娇，王聪，于海川．金银花中的化学成分及其药理作用研究进展［J］．中国实验方剂学杂志，2019，25（4）：225-234.

［2］朱小峰，朱晓娣，王金梅．封丘产金银花不同提取物的体外抗氧化、抗凝血及α-葡萄糖苷酶抑制活性研究［J］．中国药房，2016，27（34）：4804-4806.

［3］王丽丽，李琳，李志强，等．清热类中药对心肌缺血/再灌注损伤的防治作用研究进展［J］．中国药理学通报，2013，29（7）：1026-1029.

连翘

《神农本草经》

【基源】本品为木犀科植物连翘的干燥果实。

【性味】苦，微寒。

【归经】归肺、心、小肠经。

【功效】清热解毒，消肿散结，疏散风热。

【主治】痈疽，瘰疬，乳痈，丹毒，风热感冒，温病初起，温热入营，高热烦渴，神昏发斑，热淋涩痛。

【用法用量】水煎服，6~15 g。

【使用注意】本品苦寒，脾胃虚寒者不宜。

【心病应用】

连翘苦寒，能清心火、解疮毒，又能消散痈肿结聚，故有"疮家圣药"之称。《黄帝内经》曰"诸痛痒疮，皆属于心"，而连翘用于治疗痈肿疮毒，并因心布于表，故入心经。因连翘气微香，味苦，归心经，能泻心火，故常用于神经衰弱因热所致者。[1]

【心病相关药理】

连翘主要含连翘酯苷、齐墩果酸、连翘苷、苯乙醇苷类、木脂素类、萜类及挥发油类等。

舒张血管：连翘酯苷能明显抑制去甲肾上腺素引起的血管收缩，表明连翘酯苷具有舒张血管的活性。[2]

利尿强心：齐墩果酸对犬有利尿强心的功效，提示齐墩果酸是连翘利尿强心的有效成分；还可使麻醉犬/兔的血压显著下降。[3]

改善血脂代谢：连翘苷可使营养性高脂血症小鼠血浆中甘油三酯、总胆固醇、低密度脂蛋白和载脂蛋白 AI 均降低，高密度脂蛋白上升，表明其有降血脂的作用，提示连翘苷是连翘中具有降血脂作用的活性成分之一。[4]

【药论选录】

《神农本草经》："连翘，味苦，平。主寒热，鼠瘘，瘰疬，痈肿，恶疮，瘿瘤，结热，蛊毒。"

《证类本草》：连翘，"主通利五淋，小便不通，除心家客热。……通小肠，排脓，治疮疖止痛，通月经"。

《冷庐医话》："不知连翘之用有三：泻心经客热，一也；去上焦诸热，二也；为疮家圣药，三也。"

参考文献：

[1] 周超凡，孙彩珍．周超凡临证用药经验集锦［M］．北京：人民卫生出版社，2017.

[2] 吴国友．连翘药理作用研究进展［J］．中医学报，2013，28（10）：1508-1509.

[3] 张炜，张汉明，郭美丽，等．连翘的药理学研究［J］．中国现代应用药学，2000，17（1）：9-12.

[4] 袁岸，赵梦洁，李燕，等．连翘的药理作用综述［J］．中药与临床，2015，6（5）：56-59.

紫花地丁

《本草纲目》

【基源】本品为堇菜科植物紫花地丁的干燥全草。

【性味】苦、辛，寒。

【归经】归心、肝经。

【功效】清热解毒，凉血消肿。

【主治】疔疮肿毒，痈疽发背，丹毒，毒蛇咬伤。

【用法用量】水煎服，15~30 g。

【使用注意】本品性寒凉，体质虚寒者禁用。因心为火脏，最忌寒凉，临床应谨慎使用。

【心病应用】

紫花地丁除用于治疗疔疮肿毒、乳痈肠痈外，临床亦用于治疗瘀毒参与的胸痹心痛（冠心病心绞痛）。

老中医药专家郭尧树以紫花地丁与清热祛瘀、化痰通络药物配伍治疗冠心病。药物组成：丹参10 g，赤芍10 g，三七粉6 g，瓜蒌15 g，降香10 g，紫花地丁10 g，竹茹6 g，黄芪15 g，牡丹皮10 g，川石菖蒲10 g，檀香6 g，甘草3 g，胆南星3 g，川楝子10 g，地龙干10 g。方中紫花地丁为清解痰浊瘀毒而设，全方用于治疗冠心病合并心律失常、冠心病心绞痛、冠心病合并高血压、高胆固醇血症、冠心病合并脑梗死、高血压。[1]

【心病相关药理】

紫花地丁主要含黄酮类、香豆素、有机酸、酚类和鞣质、生物碱类、氨基酸等。

紫花地丁中的脂肪酶激活剂，能够显著增强机体的脂肪酶活力，经初步研究发现其对降低血管粥样硬化有效果。[2]

【药论选录】

《本草乘雅半偈》：紫花地丁“主治一切痈疽发背，疔肿瘰疬，无名肿毒，恶疮”。

《本草易读》：“紫花地丁，俗云苦丁茶是也。苦，辛，寒，无毒。治一切痈疽瘰疬恶疮。”

参考文献：

[1] 李宇青．福建省老中医药专家郭尧树治疗冠心病经验［J］．光明中医，2015，30（11）：2295-2298.

[2] 黄海，胡昕，郭海威，等．一种脂肪酶激活剂的性质的初步研究［J］．上海大学学报：自然科学版，1999，5（3）：249-251.

大青叶

《名医别录》

【基源】本品为十字花科植物菘蓝的干燥叶。

【性味】苦，寒。

【归经】归心、胃经。

【功效】清热解毒，凉血消斑。

【主治】温病高热，神昏，发斑发疹，痄腮，喉痹，丹毒，痈肿。

【用法用量】水煎服，9~15 g。

【化学成分】脾胃虚寒者忌用。

【心病应用】

大青叶用治温热病心胃毒盛，热入营血，气血两燔，高热神昏，发斑发疹，常与水牛角、玄参、栀子等同用。

病毒性心肌炎多辨证为气阴两虚，邪毒在阴分、血分，可酌加大青叶等清热解毒中药。[1] 王朝宏教授治疗病态窦房结综合征时，若有心肌炎可酌加大青叶。[2] 气阴损伤是贯穿心肌炎整个病程的病理变化，而心肌炎治疗可应用复脉汤、生脉散、沙参麦冬汤加减，可配伍大青叶。[3]

【心病相关药理】

大青叶含生物碱类、有机酸类、核苷嘌呤类、氨基酸类、黄酮类、糖类、卟啉类以及含硫类成分化合物。[4]

大青叶煎剂对离体蟾蜍心脏有抑制作用，且作用随剂量的增大而增加，甚至可以使心脏停搏。此外，对大鼠下肢血管具有扩张作用，当血管处于收缩状态时，扩张作用尤为明显。[5]

【药论选录】

《本草纲目》:“治热毒风，主热毒痢，黄疸，喉痹，丹毒。”

《本经逢原》:“盖大青泻肝胆之实火，正以祛心胃之邪热，所以小儿疳热、丹毒为要药。”

《药笼小品》:“非心胃热毒勿用。”

参考文献：

[1] 张莹，柴华，杜健鹏. 史大卓教授辨治病毒性心肌炎经验 [J]. 中西医结合心脑血管病杂志，2019，17（17）：2705-2706.

[2] 何建成. 王朝宏教授治疗病窦经验 [J]. 甘肃中医学院学报，1994，11（1）：7.

[3] 陈宝义. 病毒性心肌炎临床辨治心得 [J]. 天津中医，1996，13（4）：1-2.

[4] 闫峻，顾娟，冯硕，等. 大青叶化学成分及抗氧化活性研究 [J]. 质谱学报，2019，40（4）：381-390.

[5] 赵晓娟，李琳，刘雄，等. 大青叶的本草学研究、化学成分及药理作用研究概况 [J]. 甘肃中医学院学报，2011，28（5）：61-64.

板蓝根

《新修本草》

【基源】本品为十字花科植物菘蓝的干燥根。

【性味】苦，寒。

【归经】归心、胃经。

【功效】清热解毒，凉血利咽。

【主治】时疫，发热咽痛，温毒发斑，痄腮，烂喉丹痧，大头瘟疫，丹毒，痈肿。

【用法用量】水煎服，9~15 g。

【使用注意】本品苦寒，脾胃虚寒者忌用。

【心病应用】

板蓝根苦寒，入心、胃经，善于清解实热火毒，可用于治疗病毒性心肌炎。

【心病相关药理】

板蓝根含棕榈酸、β-谷甾醇、蔗糖、靛蓝、靛玉红及精氨酸等。[1]

朱理安以病毒性心肌炎细胞感染模型为基础，研究柯萨奇 B3 病毒细胞感染与心肌细胞凋亡的关系，并观察板蓝根对实验性病毒性心肌炎的治疗效果。结论：板蓝根可以直接抑制柯萨奇 B3 病毒，并且可进入细胞内发挥抗病毒及心肌细胞保护作用，对实验性病毒性心肌炎的疗效与黄芪无明显差异。[2]

【药论选录】

《本草便读》：板蓝根“辟瘟解毒能凉血，逐疫祛邪并杀虫”。

参考文献：

［1］孙巍．板蓝根的化学成分和药理作用综述［J］．中国医药指南，2014，12（9）：35-36.
［2］朱理安．实验性病毒性心肌炎药物治疗及凋亡的机制［J］．福建医科大学学报，1998，32（3）：318.

穿心莲

《岭南采药录》

【基源】本品为爵床科植物穿心莲的干燥地上部分。

【性味】苦，寒。

【归经】归心、肺、大肠、膀胱经。

【功效】清热解毒，凉血，消肿。

【主治】感冒发热，咽喉肿痛，口舌生疮，顿咳劳嗽，泄泻痢疾，热淋涩痛，痈肿疮疡，蛇虫咬伤。

【用法用量】水煎服，6~9 g。

【使用注意】本品苦寒，恐伤胃气，中病即止。

【心病应用】

穿心莲因能凉血，并能清热解毒、燥湿消肿，故可治湿热火毒诸证，用于热毒壅聚、痈肿疮疡。

【心病相关药理】

穿心莲含穿心莲内酯、脱氧穿心莲内酯、新穿心莲内酯、去氧穿心莲内酯、蔗糖等。[1]

减轻心肌缺血再灌注损伤：穿心莲提取液具有减轻心肌缺血再灌注损伤的作用。[2]

对动脉粥样硬化的影响：穿心莲提取物能显著抑制血源性单核细胞分泌生长因子，减轻高胆固醇饲养和髂动脉去内皮所诱发的动脉粥样硬化性狭窄，为防治冠心病提供了依据。[3]

对血小板聚集的影响：穿心莲提取物能明显抑制二磷酸腺苷和肾上腺素诱导的血小板聚集反应，而对花生四烯酸和瑞斯托霉素诱导的血小板聚集反应无明显影响。[4]

【药论选录】

《岭南采药录》："能解蛇毒，又能理内伤咳嗽。"

《泉州本草》："清热解毒，消炎退肿。治咽喉炎症，痢疾，高热。"

参考文献：

[1] 褚晨亮．穿心莲药材的化学成分和质量控制研究［D］．广州：广东药学院，2014.

[2] 李秀才．中草药治疗心肌缺血再灌注损伤的进展［J］．现代诊断与治疗，1996，7（4）：198-199.

[3] 汪道文，赵华月，程万里，等．穿心莲提取物和鱼油预防粥样硬化性血管狭窄及其对单核细胞分泌生长因子的抑制作用［J］．中国介入心脏病学杂志，1995，3（2）：69-71，94.

[4] 龚如东，陈改敏．穿心莲临床应用［J］．科技创新导报，2009（32）：246-247.

牛黄

《神农本草经》

【基源】本品为牛科动物牛的干燥胆结石。

【性味】甘，凉。

【归经】归心、肝经。

【功效】清心，豁痰，开窍，凉肝，息风，解毒。

【主治】热病神昏，中风昏迷，惊痫抽搐，癫痫发狂，咽喉肿痛，口舌生疮，痈肿疔疮。

【用法用量】多入丸、散，0.15~0.35 g。外用适量，研末敷患处。

【使用注意】孕妇慎用。

【心病应用】

牛黄甘凉，气味芳香，入心经，能清心、祛痰、开窍醒神，故用于治疗温热病热陷心包、痰热阻闭心窍所致的神昏谵语、壮热烦躁、口噤不开、面红气粗、痰涎壅塞等。牛黄可开窍，安宫牛黄丸、至宝丹均以本品配伍麝香、冰片、朱砂等开窍醒神。

【心病相关药理】

天然牛黄中主要含胆色素类、胆汁酸、脂肪酸、卵磷脂、氨基酸、钙、锌等。人工牛黄是根据天然牛黄已知的成分，以牛胆粉、胆酸、胆红素、猪去氧胆酸、牛磺酸、胆固醇、硫酸镁、磷酸三钙、无机盐类和微量元素等为原料，再与淀粉混合得到[1]。

强心作用：天然牛黄中的水溶性成分牛黄及胆汁酸具有显著的强心作用，能明显增强离体蛙心、豚鼠心脏及猫心乳头肌等的心肌收缩力，同时使其心率增加。[2]

对心肌缺血再灌注损伤和冠心病的作用：体外培育牛黄可明显缩小心肌缺血再灌注后梗死面积，并增强缺血损伤心肌的耐受性，其机制与抗氧自由基作用有关。[3] 对血栓性冠状动脉狭窄所致心肌梗死，牛黄可延长凝血酶原时间，抑制血小板聚集，保护缺血心肌，还可提高心肌张力来改善缺血区局部心肌功能。[4]

降血压作用：人工牛黄、天然牛黄能显著降低高血压兔、猫和大鼠的血压。[5]

【药论选录】

《神农本草经》："牛黄，味苦平。主惊痫，寒热，热盛，狂痓。"

《证类本草》："能辟邪魅，安魂定魄，小儿夜啼主卒中恶。"

参考文献：

[1] 柳温曦，程显隆，郭晓晗，等. 牛黄及代用品化学成分、质量控制方法的研究进展［J］. 中国药学杂志，2019，54（8）：597-602.

[2] 袁惠南. 培植牛黄药理作用的研究［J］. 中国中药杂志，1991（2）：105-108，128.

[3] 汪海燕，赵新涛，田军. 体外培育牛黄对大鼠心肌缺血-再灌注损伤的保护作用研究［J］. 中国药物与临床，2015，15（6）：777-778.

[4] 邵启惠. 麝香、牛黄、蟾酥抗心肌缺血的研究［J］. 上海中医药杂志，1986（3）：38.

[5] 袁惠南. 培植牛黄药理作用的研究［J］. 中国中药杂志，1991，16（2）：105-108.

鬼针草

《本草纲目拾遗》

【基源】 本品为菊科植物鬼针草的全草。

【性味】 微苦，微寒。

【归经】 归肝、肺、大肠经。

【功效】 清热解毒，散瘀消肿，祛风除湿。

【主治】 咽喉肿痛，泄泻，痢疾，黄疸，肠痈，疔疮肿毒，蛇虫咬伤，风湿痹痛，跌打损伤等。

【用法用量】 水煎服，15~30 g。

【心病应用】

鬼针草在抗血栓形成及调脂方面效果显著，治疗高血压方面具有双向调节作用。孙阳等认为高血压病作为一种慢性疾病，久病入络，血脉瘀滞，导致气血不能正常运行，产生肝阳上亢、气逆于上的表现。从五行关系上分析，高血压作为心血管系统疾病，病位归属于心，在五行关系上心与肝关系密切，肝火旺盛，母病及子，导致心血管系统疾病，故调整肝脏至关重要。鬼针草入肝经，有调畅气机正常运行的作用。[1]

于兆安采用随机对照的实验方法，对 162 例高血压左心室肥厚病例进行研究，治疗组给予鲜鬼针草药材，对照组给予硝苯地平控释片，从心脏超声相关指标左心室舒张末期内径、舒张末期室间隔厚度、舒张末期左心室后壁厚度、左心室重量指标、射血分数来比较两种治疗方法的疗效，结果表明鬼针草能降血压、逆转左心室肥厚、改善心功能。[2]

【心病相关药理】

鬼针草含黄酮苷类、多酚类、氨基酸及微量元素等。在治疗高血压方面，鬼针草通过提高血管的抗氧化能力、降低胆固醇含量、降低内皮素-1 生成、减少肾素和血管紧张素的生成等方面发挥作用，而且在防治肾脏靶器官的损害方面也具有重要意义。

对血压的影响：近年来的研究表明，鲜鬼针草降血压作用明显，对心肌有保护作用，能改善高血压大鼠心肌肥厚状况，且急性毒性实验初步证明其应用安全。鬼针草的降血压作用可能与增加一氧化氮的产生，减少内源性缩血管活性物质血管紧张素Ⅱ和内皮素-1 的释放有密切联系，其作用效果具有剂量依赖性。[3] 阮氏香江探讨了鬼针草水提取物对亚硝酸左旋精氨酸甲酯诱导的高血压大鼠降血压作用及有关机制。结论：鬼针草水提取物可降低正常大鼠和亚硝酸左旋精氨酸甲酯诱导的高血压大鼠的血压；鬼针草水提取物能显著改善高血压大鼠的左心室心肌肥厚与心肌细胞间质纤维化效应；鬼针草水提取物可显著改善心肌细胞排列紊乱、溶解、断裂等病理损伤情况。[4] 鬼针草及其有效成分可以通过上调上皮表型、减少细胞外基质成分的表达、防止细胞外基质成分在肾间质的过度沉积、维持细胞外基质合成/降解平衡、遏制高血压肾损害及肾上皮-间充质转化过程，从而达到逆转肾纤维化的目的。这可能为高血压肾损害靶向治疗提供思路。[5]

对血脂代谢的影响：范琦琦等对鬼针草不同提取部位对实验性高脂血症小鼠的影响，结合指纹图谱，优选出鬼针草降血脂最佳提取部位。结果：与模型对照组比较，乙酸乙酯萃取物组和正丁醇萃取物组总胆固醇和低密度脂蛋白显著降低，高密度脂蛋白明显提高。鬼针草乙酸乙酯萃取物和正丁醇萃取物，能有效改善血脂水平。[6] 黄川锋等研究了鬼针草乙酸乙酯萃取物、水提取物对实验性高脂血症大鼠血脂的影响。他们主要通过检测实验性高脂血症大鼠体质量增长指数、Lee’s 指数、低密度脂蛋白、丙二醛、一氧化氮、高密度脂蛋白和观察一氧化氮合酶活性、超氧化物歧化酶活性进行研究。实验结果显示鬼针草具有调节脂代谢、降低氧化应激损伤和保护血管内皮等作用，可有效防治动脉粥样硬化和冠心病的发生。[7]

参考文献：

[1] 孙阳，朱明军，李彬，等. 鬼针草治疗高血压病刍议［J］. 国医论坛，2019，34（3）：57-59.

[2] 于兆安. 鲜鬼针草对逆转高血压病左室肥厚及心功能影响的研究［J］. 基层中药杂志，2001，15（3）：59-60.

[3] 王碧晴，赵俊男，张颖，等. 鬼针草的药理作用研究进展［J］. 中医药导报，2019，25（18）：100-103，107.

[4] 阮氏香江. 鬼针草水提物对 L-NAME 诱导的高血压大鼠降压作用及有关机制的研究［D］. 南宁：广西医科大学，2018.

[5] 方媛，方祝元. 鬼针草及其有效成分治疗高血压肾损害机制研究概况［J］. 中医杂志，2018，59（9）：800-803.

[6] 范琦琦，张雪，高梦迪，等. 鬼针草降血脂有效部位的筛选及其指纹图谱的测定［J］. 当代化工，2020，49（4）：581-583，587.

[7] 黄川锋，马瑜红，周新，等. 鬼针草提取物对实验性高脂血症大鼠血脂和 NO 及 NOS 的影响［J］. 中国现代药物应用，2009，3（17）：14-16.

山豆根

《开宝本草》

【基源】 本品为豆科植物越南槐的干燥根和根茎。

【性味】 苦，寒；有毒。

【归经】 归肺、胃经。

【功效】 清热解毒，消肿利咽。

【主治】 火毒蕴结，乳蛾喉痹，咽喉肿痛，齿龈肿痛，口舌生疮。

【用法用量】 水煎服，3～10 g。

【心病应用】

山豆根在心病临床应用较少。

【心病相关药理】

山豆根中含有生物碱类、黄酮类、皂苷类、多糖等成分。现代药理研究表明，山豆根总提取物具有抗病毒、抗炎和抗心律失常等多种活性。[1]

山豆根具有一定心血管毒性，其所含 4 种生物碱对心肌细胞均有一定毒性作用，而其毒性作用可能与钙离子稳态异常和氧化应激有关。[2]

降血压：山豆根中的氧化苦参碱具有降血压作用，且随着给药剂量的增加，降血压作用逐渐增强呈剂量依赖性，与多沙唑嗪具有协同的降血压效应。

【药论选录】

《本草求真》："山豆根……功专泻心保肺，及降阴经火逆，解咽喉肿痛第一要药。"

《冯氏锦囊秘录》："山豆根，咽喉肿痛要药，兼解诸毒，消疮肿，解痘毒。"

参考文献：

[1] 何晓艳，周应军，田洪. 山豆根化学成分及药理作用研究进展 [J]. 中南药学，2011，9（7）：525-528.

[2] 李曦，高健美，龚其海. 山豆根药理作用及毒性研究进展 [J]. 世界中医药，2022，17（5）：743-752.

四季青

《本草拾遗》

【基源】本品为冬青科植物冬青的干燥叶。

【性味】苦、涩，凉。

【归经】归心、肺经。

【功效】清热解毒，凉血止血，敛疮。

【主治】内治肺热咳嗽，咽喉肿痛，痢疾，胁痛，热淋。外治烧烫伤，皮肤溃疡。

【用法用量】水煎服，15~60 g。外用适量，水煎外涂。

【心病应用】

四季青提取物原儿茶醛治疗冠心病心绞痛效果显著（有效率达 92.6%），对某些心律失常（如期前收缩）及心功能也有改善作用。[1]

【心病相关药理】

四季青含三萜类、酚酸类、黄酮类及甾体类等。[2]

抗心肌缺血：四季青中原儿茶醛能明显增加猫冠状窦流量和缓解垂体后叶素引起家兔的急性心肌缺血。[3]

调血脂：口服四季青浸膏片可降低高脂血症患者血清总胆固醇及甘油三酯的浓度，明显升高低水平的抗冠心病保护因子高密度脂蛋白和高密度脂蛋白/总胆固醇的百分比值。[4]

抑制血小板聚集：原儿茶醛体外及体内给药，对二磷酸腺苷诱导的小鼠、家兔血小板聚集均有明显的抑制作用，其通过降低血小板膜流动性及促进聚集的血小板解聚来实现抑制血小板的集聚。[5]

参考文献：

[1] 张克智，邹毓斌，陆伟杰. 冠心宁（原儿茶醛）治疗冠心病心绞痛——附 27 例疗效观察 [J]. 江苏医药，1978，5（1）：8-9.

[2] 夏文绮，崔保松，李帅．四季青化学成分的研究［J］．中草药，2016，47（8）：1272-1277.
[3] 江苏新医学院药理教研组中草药教研组．四季青、丹参、毛冬青等对猫冠状窦流量、心肌氧耗量作用的初步分析［J］．江苏医药，1977，4（4）：19-21.
[4] 李子行，王敬良，尤肇俊，等．血清高密度脂蛋白-胆固醇（HDL-C）水平作为评判降脂药疗效指标的研究［J］．江苏医药，1981，8（1）：5-7.
[5] 石琳，秦正红，高苏祥．用荧光探剂 DPH 研究原儿茶醛对血小板膜流动性的影响［J］．药学学报，1984，19（7）：535-537.

绿豆

《日华子本草》

【基源】 本品为豆科植物绿豆的种子。

【性味】 甘，寒。

【归经】 归心、胃经。

【功效】 消暑止渴，清热解毒。

【主治】 暑热口渴，痈肿热毒，中毒轻症。

【用法用量】 水煎服，25~50 g。

【化学成分】 脾虚便溏者忌用。

【心病应用】

绿豆因可清热解毒，用于治疗疮痈肿毒，故归心经。

【心病相关药理】

绿豆含维生素 E、不饱和脂肪酸、亚麻酸、二肽、多胺、核苷等。[1]

对血脂的改善作用：绿豆中含有的植物甾醇结构与胆固醇相似，可与胆固醇竞争酯化酶，使胆固醇不能酯化而减少肠道对胆固醇的吸收，并可通过促进胆固醇异化和（或）在肝脏内阻止胆固醇的生物合成等途径使血清胆固醇含量降低。[2] 绿豆水醇提取物对正常小鼠和正常大鼠血清胆固醇有明显降低作用。[3] 绿豆粉或发芽绿豆粉对实验性高脂血症兔血脂（总胆固醇 β-脂蛋白）的升高有预防及治疗作用，进而明显减轻冠状动脉病变。[4]

【药论选录】

《本草求真》："绿豆味甘性寒，据书备极称善，有言能浓肠胃、润皮肤、和五脏及资脾胃。按此虽用参、芪、归、术，不是过也。第书所言，能厚、能润、能和、能资者，缘因毒邪内炽，凡脏腑经络皮肤脾胃，无一不受毒扰，服此性善。故凡一切痈肿等症，无不用此奏效。"

参考文献：

[1] 李敏．绿豆化学成分及药理作用的研究概况［J］．上海中医药杂志，2001（5）：47-49.

[2] 林文泉．绿豆癀护肝解毒作用及其机制研究［D］．广州：广州中医药大学，2007.

[3] 李子行，朱敏天，宋正行，等．绿豆对家兔实验性高脂血症及动脉粥样硬化的防治作用［J］．中华心血管病杂志，1981（3）：228-231.

[4] 王沛，宋启印，周喆，等．绿豆对动物的降血脂作用［J］．沈阳药学院学报，1990，7（1）：42-44，62.

第七章　泻下药

大黄

《神农本草经》

【基源】本品为蓼科植物掌叶大黄、唐古特大黄或药用大黄的干燥根和根茎。

【性味】苦，寒。

【归经】归脾、胃、大肠、肝、心包经。

【功效】泻下攻积，清热泻火，凉血解毒，逐瘀通经，利湿退黄。

【主治】实热积滞便秘，血热吐衄，目赤咽肿，痈肿疔疮，肠痈腹痛，瘀血经闭，产后瘀阻，跌打损伤，湿热痢疾，黄疸尿赤，淋证，水肿。

【用法用量】水煎服，3~15 g；用于泻下不宜久煎。外用适量，研末敷于患处。

【使用注意】本品苦寒，脾胃虚寒忌用。

【心病应用】

心病中应用大黄，主要因其具有活血、止血功效。

血热妄行之吐血、咯血者，常用大黄与黄连、黄芩同用，如《金匮要略》之泻心汤。凡高血压、紫癜、温毒、肝火过旺、热邪上冲所致鼻衄不已，国医大师张志远常于辨证论治之前，本着“急则治标，缓则治本”的原则，先用大黄 3~9 g 水煎后服用，出血即能停止。[1]

大黄性通泄，入血分，调血脉，具有较好的活血祛瘀作用，其酒制者尤佳，为治疗瘀血证的常用药物。心血管疾病腑气不通者，如高血压、冠心病、心肌梗死，均可使用大黄通利肠腑、通畅气机，促进气血健运。

【心病相关药理】

大黄主要含蒽醌类、大黄素、没食子酸、番泻苷 A 等。

降血脂、抗动脉粥样硬化作用：大黄抗动脉粥样硬化的作用与调血脂、清除自由基及抑制血管生成等有关。九蒸九晒为古代大黄常用炮制方法之一。九制大黄在炮制过程中，有部分结合型蒽醌类成分转化为游离型蒽醌类成分，既保留了生大黄的降血脂作用，又具改善血液流变学作用，而且还将其强泻下效力、腹痛等副作用降低到最低程度。[2] 大黄能通过清除体内氧自由基来抑制 LIGHT 单核细胞的转移，从而起到抗动脉粥样硬化作用。[3]

抗心律失常、强心作用：大黄醇具有抗心律失常的作用。大黄多糖具有一定的强心作用，还能抑制血小板细胞外钙离子内流，这对降低血小板的活性、抑制血小板的聚集、减少血栓形成有重要作用。大黄素和大黄酚能明显抑制肾上腺素、组胺等激动剂诱导的豚鼠胸主动脉血管收缩反应；番泻苷 A、小剂量大黄素则对激动剂诱导的兔主动脉收缩有抑制作用。

对缺血心肌的保护作用：有研究报道大黄素能改善 SD 大鼠离体心脏缺血后左心室功能，提高动脉血流，缩小心肌梗死面积，故认为大黄素对缺血心肌有一定的保护作用。[4]

对血液和微循环的作用：生大黄炮制成熟大黄后，大黄素含量增加，抑制人体血小板凝集的作用增强，人体组织液通过渗透作用向血管内流动，使血液稀释、血容量增加、血液凝聚状态降低，因此提高了纤溶酶活性，促进了血管畅通，还具有降低红细胞聚集的作用。[5-6]

【药论选录】

《神农本草经》："主下瘀血，血闭，寒热，破症瘕积聚，留饮，宿食，荡涤肠胃，推陈致新，通利水谷，调中化食，安和五脏。"

《血证论》："而大黄一味，既是气药，又是血药，止血而不留瘀，尤为妙药……且大黄一味，能推陈致新，以损阳和阴，非徒下胃中之气也。即外而经脉肌肤躯壳，凡属气逆于血分之中，致血有不和处，大黄之性，亦无不达。盖其药气最盛，故能克而制之。使气之逆者，不敢不顺，既速下降之势，又无遗留之邪。"

参考文献：

[1] 李河桥，刘桂荣. 国医大师张志远教授应用大黄经验总结［J］. 中华中医药杂志，2018，33（11）：4975-4977.

[2] 李燕. 四种大黄炮制品醇提物药理作用比较研究［D］. 成都：西南交通大学，2012.

[3] Heo S K，Yun H J，Noh E K，et al. Emodin and rhein inhibit LIGHT-induced monocytes migration by blocking of ROS production［J］. Vascular Pharmacology，2010，53：28-37.

[4] 寇壬花，崔志清. 大黄治疗心血管疾病的药理学研究浅识［J］. 中医药学刊，2003，21（10）：1692-1693.

[5] 王君. 大黄不同炮制品对其药效的影响［J］. 天津药学，2010，22（1）：53-55.

[6] 吉中强，宋鲁卿，高晓昕，等. 11 种中药对大鼠血小板聚集和红细胞流变性的影响［J］. 山东中医杂志，2000，19（2）：107-108.

第八章　祛风湿药

防己

《神农本草经》

【基源】本品为防己科植物粉防己的干燥根。

【性味】苦，寒。

【归经】归膀胱、肺经。

【功效】祛风止痛，利水消肿。

【主治】风湿痹证，小便不利，脚气，水肿，湿疹疮毒。

【用法用量】水煎服，4.5~9 g。

【使用注意】尚有一种名为广防己的中药，为马兜铃科植物广防己的干燥根，也称木防己，其具有肾毒性，临床应用不应混淆。

【心病应用】

防己苦寒，能利水消肿，有利于心力衰竭的治疗。用于四肢水肿时，可配合茯苓、桂枝同用。

车航等观察静脉注射粉防己碱（俗称汉防己甲素）（90~120 mg）对扩张型心肌病心力衰竭患者血流动力学影响，评价其临床疗效。结论：粉防己碱能降低扩张型心肌病心力衰竭患者的右房压、动脉收缩压、动脉舒张压、平均动脉压、肺动脉楔压、平均肺动脉压、肺血管总阻力、肺血管阻力，提高心排血指数、每搏指数，降低心脏前后负荷及心肌耗氧量，使心功能改善，对充血性心力衰竭患者有良好的血流动力学作用。[1]

【心病相关药理】

研究发现粉防己碱可能通过调节诱导型一氧化氮合酶和细胞增殖相关基因的表达而抑制大鼠血管平滑肌细胞的增殖。[2]

粉防己碱系从中药防己根中分离的生物碱单体。研究发现粉防己碱能减轻左心室重/体重比值，缩小左心室肥厚心肌细胞面积，改善心脏心肌顺应性，减少心肌胶原含量，降低心肌钠钾 ATP 酶活性。[3]

【药论选录】

《神农本草经》："防己，味辛平。主风寒温疟，热气诸痫，除邪，利大小便。一名解离，生川谷。"

《名医别录》：防己"主治水肿，风肿，去膀胱热，伤寒，寒热邪气，中风，手足挛急，止泄，散痈肿、恶结，诸蜗疥癣，虫疮，通腠理，利九窍。"

参考文献：

[1] 车航，高晓冬，林振强．汉防己甲素对扩张型心肌病心力衰竭患者血流动力学影响的研究［J］．实用药物与临床，2007，10（3）：139-141.

[2] 李俊峡，李佃贵，李振彬，等．粉防己碱对血管平滑肌细胞增殖及相关基因表达的影响［J］．心肺血管病杂志，2002，21（3）：170-171，174.

[3] 饶曼人．粉防己碱对高血压左室肥厚心脏重构的影响［J］．中国病理生理杂志：2002，18（13）：1773.

豨莶草

《新修本草》

【基源】本品为菊科植物豨莶、腺梗豨莶、毛梗豨莶的干燥地上部分。

【性味】辛、苦，寒。

【功效】祛风湿，利关节，清热解毒。

【归经】归肝、肾经。

【主治】风湿痹痛，半身不遂，风疹，湿疹，疮痈。

【用法用量】水煎服，10~15 g。

【心病应用】

豨莶草有一定降血压作用，可用于高血压，单用煎汤代茶。董建华认为豨莶草能通经络、利水湿而降血压，拟黄精四草汤（予豨莶草组方）治疗高血压。[1]

【心病相关药理】

现代药理研究证明豨莶草具有抗炎镇痛、抗脑缺血损伤、保护心血管、降血糖等药理作用，临床用于风湿性关节炎、血瘀型腰椎间盘突出、脑梗死、急性肠炎等疾病的治疗。[2] 赵帅等研究发现豨莶草具有治疗缺血性脑卒中的作用。[3] 韩蕾等研究发现豨莶草提取液在一定程度上能保护急性心肌缺血。[4] 杨雅兰等研究发现豨莶草提取物还能舒张血管。[5]

【药论选录】

《本草经疏》："祛风除湿，兼活血之要药也。……由于脾肾两虚，阴血不足，不因风湿所中而得者，不宜服之。"

参考文献：

[1] 董建华. 黄精四草汤 [J]. 中医杂志，1989（9）：22.

[2] 李鹜，张玉琴，李煌，等. 豨莶草化学成分、药理活性及临床应用研究进展 [J]. 江西中医药大学学报，2019，31（4）：102-107.

[3] 赵帅，吴东雪，陈茜，等. 基于网络药理学的豨莶草治疗缺血性脑卒中作用机制研究 [J]. 中国中药杂志，2019，44（13）：2727-2735.

[4] 韩蕾，李月，周晓辉. 寒性药物抗大鼠急性心肌缺血的药效学研究 [J]. 中华中医药学刊，2012，30（11）：2542-2545.

[5] 杨雅兰，陆建林. 豨莶草提取物对血管内皮 NO 依赖作用的研究 [J]. 中国药房，2010，21（27）：2508-2509.

络石藤

《神农本草经》

【基源】 本品为夹竹桃科植物络石的干燥带叶藤茎。

【性味】 苦，微寒。

【归经】 归心、肝、肾经。

【功效】 祛风通络，凉血消肿。

【主治】 风湿热痹，筋脉拘挛，腰膝酸痛，喉痹，痈肿，跌打损伤。

【用法用量】 水煎服，6~15 g。

【心病应用】

络石藤因能凉血，故入心经。浦家祚教授认为，风痰瘀血、痹阻脉络证，宜选用络石藤等祛风通络散结之品。藤类药均具有缠绕蔓延、纵横交错之形，如人之经脉网络周身，无所不至。针对久病不愈，邪气入络阻脑窍者，以物类效，藤类药可通络散结、活血祛瘀。[1] 浦家祚教授的经验对于心病治疗有一定的启发。

【心病相关药理】

络石藤中含有木脂素、黄酮类和吲哚生物碱类化合物等。[2] 络石藤能显著降低高脂血症大鼠血清中的胆固醇、甘油三酯、低密度脂蛋白，显著升高高密度脂蛋白，表明络石藤具有一定的降血脂作用。另外，络石藤可以提高高脂血症大鼠的超氧化物歧化酶和谷胱甘肽过氧化物酶活性，降低丙二醛水平，推测络石藤能够降低氧自由基反应，从而防止脂质过氧化，对机体起保护作用。[3]

【药论选录】

《神农本草经》：络石藤“味苦温，主风热，死肌，痈伤，口干舌焦，痈肿不消，喉舌肿，水浆不下。久服轻身明目，润泽，好颜色，不老延年”。

《名医别录》：“微寒。无毒。主喉舌不通，大惊入腹，除邪气，养肾，治腰髋痛，坚筋骨，利关节。”

参考文献：

[1] 郭闫葵，郭松霞，许希迎，等. 浦家祚教授运用藤类药物治疗中风病用药规律研究［J］. 中西医结合心脑血管病杂志，2019，17（14）：2202-2204.

[2] 高慧敏，付雪涛，王智民. 络石藤化学成分研究［J］. 中国实验方剂学杂志，2011，17（11）：41-44.

[3] 徐梦丹，王青青，蒋翠花. 络石藤降血脂及抗氧化效果研究［J］. 药物生物技术，2014，21（2）：149-151.

桑寄生

《神农本草经》

【基源】本品为桑寄生科植物桑寄生的干燥带叶茎枝。

【性味】苦、甘，平。

【归经】归肝、肾经。

【功效】祛风湿，补肝肾，强筋骨，安胎。

【主治】风湿痹证，崩漏经多，妊娠漏血，胎动不安。

【用法用量】水煎服，9~15 g。

【心病应用】

因肝藏血，心主血，肾中元阳上温心阳，心阳下汲肾水，故多种心病与肝肾关系密切。桑寄生为补益肝肾之要药，临床凡心病肝肾亏虚者，均可以应用。

周超凡以桑寄生可补养心肾、益气安神用于治疗心律失常。[1] 主要用于气阴两虚者，以之补肝肾、通经络、益气血。心悸重者可加龙齿、磁石；气短者可加黄芪、人参；胸闷而痛者可加三七、川芎；阴虚甚者可加沙参、麦门冬。

【心病相关药理】

桑寄生有降血脂、降血压、降血糖作用。[2] 桑寄生的降血脂和抗脂质过氧化作用，对动脉粥样硬化起到预防和治疗作用。[3]

【药论选录】

《神农本草经》：“桑上寄生，味苦平。主腰痛，小儿背强，痈肿，安胎，充肌肤，坚发齿，长须眉。其实明目，轻身通神。”

《名医别录》：“味甘，无毒。主治金创，去痹，女子崩中，内伤不足，产后余疾。”

参考文献：

[1] 周超凡，孙彩珍. 周超凡临证用药经验集锦［M］. 北京：人民卫生出版社，2017.

[2] 叶立新，王继红，黄华利. 桑寄生对肾性高血压大鼠血浆 β-内啡肽浓度影响的量效作用 [J]. 中国临床康复，2005，9 (27)：84-85.
[3] 华一俐，吴慧平，张融瑞，等. 桑寄生的降脂作用和抗脂质过氧化反应的研究 [J]. 中国医药学报，1995，10 (1)：40-41.

香加皮

《中药志》

【基源】本品为萝摩科植物杠柳的干燥根皮。

【性味】辛、苦，温；有毒。

【归经】归肝、肾、心经。

【功效】利水消肿，祛风湿，壮筋骨。

【主治】下肢浮肿，心悸气短，风寒湿痹，腰膝酸软。

【用法用量】水煎服，3~6 g。

【使用注意】香加皮又名北五加皮，有毒，大剂量可以导致心动过缓。临床应注意和南五加皮鉴别。南五加皮为五加科植物，长于祛风湿，而香加皮长于利水消肿，有强心利尿作用。

【心病应用】

香加皮辛能行水，功善利水祛湿，故治浮肿，常与陈皮、大腹皮、生姜皮、茯苓皮合用。药理研究证实香加皮有强心利尿作用，并能治疗风寒湿痹，故对于风湿性心脏病合并心力衰竭水肿者尤为适宜。

【心病相关药理】

香加皮含十余种苷类化合物，其中最主要的是强心苷。

强心：香加皮醇提取物对在体、离体蛙心与在体、离体猫心均可使心脏收缩加强，大剂量使心脏停止在收缩期，其强心作用与毒毛花苷 K 相似，与能抑制心肌细胞膜钠钾 ATP 酶有关。[1] 香加皮中杠柳毒苷能提高 CRF 模型大鼠钙 ATP 酶 mRNA 表达，改善心肌受磷蛋白/钙 ATP 酶比值，揭示了杠柳毒苷抗心力衰竭的可能机制。[2] 研究表明，香加皮提取物能显著升高离体心脏的左心室收缩压，增加左心室压力最大上升和下降速率，降低左心室舒张末压，可以改善大鼠心功能，具有强心作用。[3-4]

【药论选录】

《四川中药志》：“镇痛，除风湿。治风寒湿痹，脚膝拘挛，筋骨疼痛。”

《陕甘宁青中草药选》：“祛风湿，壮筋骨，强腰膝。”

参考文献：

[1] 肖培根. 新编中药志：第 1 卷 [M]. 北京：化学工业出版社，2002.

[2] 李玉红，高秀梅，张柏礼，等. 香加皮提取物对离体心脏心功能的影响 [J]. 辽宁中医学院学报，2005，7（4）：396-397.
[3] 马立，王怡. 杠柳毒苷对慢性心力衰竭大鼠心肌 PLB 和 SERCA mRNA 表达的影响 [J]. 江苏中医药，2009，41（3）：71-72.
[4] 马立，姬艳苏，韩娟，等. 超声心动图观察杠柳毒苷对慢性心衰大鼠左室结构和功能的影响 [J]. 天津中医药大学学报，2008，27（2）：81-83.

丝瓜络

《本草纲目》

【基源】 本品为葫芦科植物丝瓜的干燥成熟果实的维管束。

【性味】 甘，平。

【归经】 归肺、胃、肝经。

【功效】 祛风，通络，活血。

【主治】 风湿痹证，胸胁胀痛，乳汁不通，乳痈，跌打损伤。

【用法用量】 水煎服，3~12 g。外用适量。

【心病应用】

丝瓜络能行气通络止痛。胸胁疼痛、气滞者，常用丝瓜络配柴胡、枳壳、桔梗、瓜蒌皮等宽胸理气之品；瘀血者，常用丝瓜络配桃仁、红花。

【心病相关药理】

丝瓜络主要含三萜皂苷、人参皂苷及黄酮类（如芹菜素）等。

有研究观察丝瓜络对高脂血症小鼠血清总胆固醇、低密度脂蛋白等指标的影响。结论：丝瓜络具有显著降血脂及抗氧化作用。[1] 丝瓜络对心肌缺血过程的心肌有保护作用。[2]

【药论选录】

《本草便读》："丝瓜络味甘性寒，入经络解热邪。"

参考文献：

[1] 李小玲. 丝瓜络对高脂血症小鼠肝 LDL-R 基因表达的影响 [D]. 广州：暨南大学，2009.
[2] 关颖. 丝瓜络及其提取物对心肌缺血过程心肌保护作用的研究 [D]. 广州：暨南大学，2007.

穿山龙

《东北药用植物志》

【基源】本品为薯蓣科植物穿龙薯蓣的根茎。

【性味】苦，平。

【归经】归肝、肺经。

【功效】祛风湿，活血通络，清肺化痰。

【主治】风湿痹证，痰热咳喘，跌打损伤，痈肿疮毒。

【用法用量】水煎服，10~15 g。外用适量。

【心病应用】

穿山龙活血通络，配桃仁、红花，常用于冠心病心绞痛。

【心病相关药理】

穿山龙含薯蓣皂苷等多种甾体皂苷。

降血糖：许凤在生芪降糖颗粒和穿山龙对糖尿病大鼠的疗效研究中发现穿山龙具有降低血糖的功能，且对胰岛素有增敏的作用，并能通过减少内皮素-1、血清血管紧张素Ⅱ和蛋白激酶C的表达，保护和改善糖尿病大鼠主动脉内皮的功能。[1]

改善脂质代谢：穿山龙所含薯蓣皂苷对糖尿病合并颈动脉粥样硬化者脑血流动力学影响研究中，发现薯蓣皂苷可以延缓2型糖尿病的颈动脉粥样硬化，有效改善大脑的血流量。[2]

【药论选录】

穿山龙为地方药材，药论资料较少。

参考文献：

[1] 许凤. 生芪降糖颗粒和穿山龙对糖尿病大鼠的疗效及对内皮功能的影响的观察 [D]. 青岛：青岛大学，2006.

[2] 赵通洲，王学梅，郑军. 薯蓣皂苷对糖尿病合并颈动脉粥样硬化者脑血流动力学影响 [J]. 实用糖尿病杂志，2008，4 (2)：18-19.

第九章　芳香化湿药

厚朴

《神农本草经》

【基源】本品为木兰科植物厚朴或凹叶厚朴的干燥干皮、根皮及枝皮。

【性味】苦、辛，温。

【归经】归脾、胃、肺、大肠经。

【功效】燥湿消痰，下气除满。

【主治】湿滞伤中，脘痞吐泻，食积气滞，腹胀便秘，痰饮喘咳等。

【用法用量】水煎服，3~10 g。

【心病应用】

厚朴苦辛通泄，可下气除满。痰气痹阻之胸痹，用厚朴配枳实、桂枝、薤白、瓜蒌，可有效改善症状。

【心病相关药理】

厚朴含有多种酚类物质，主要的活性物质以厚朴酚与和厚朴酚为主，还含有四氢厚朴酚、异厚朴酚等。[1]

改善高血压：梁向艳等用厚朴酚灌胃 3 周后，能使幼年自发性高血压大鼠的血压增高减缓。[2] 李娜研究发现和厚朴酚能激活小鼠 SIRT3-KLF15 信号通路，降低其血肌酐、尿肌酐、尿白蛋白和尿素氮水平，除了能降低高血压，还能明显改善肾脏功能，减轻高血压性肾损害。[3]

改善心功能：宜全等研究发现和厚朴酚可能通过减少急性心肌缺血再灌注大鼠心肌细胞内游离钙、减轻缺血再灌注时钙超载，从而改善心功能，并拮抗再灌注早期出现的心律失常。[4] 肖锦山等研究发现厚朴酚能显著延长力竭运动小鼠的运动力竭时间、降低心脏重量指数、减小心肌细胞横径、降低心肌组织中肿瘤坏死因子-α 和白细胞介素-1 含量，并可能通过上调过氧化物酶体增殖物激活受体 γ 和下调 NF-κB 的表达来改善力竭运动引起的小鼠心肌肥大。[5]

【药论选录】

《汤液本草》：厚朴"既能温脾胃气，又能走冷气"。

《丹溪手镜》：厚朴"苦以泻满，温以补胃，主伤寒头痛，散积冷逆气"。

参考文献：

[1] 杨红兵，石磊，詹亚华，等. 湖北恩施州产厚朴的挥发油分析 [J]. 中国中药杂志，2007，32 (1)：42-44，48.

[2] 梁向艳，邢文娟，何金孝，等. 厚朴酚延缓幼年自发性高血压大鼠的高血压进程及其机制 [J]. 中国病理生理杂志，2014，30 (11)：1980-1986.

[3] 李娜. SIRT3 在高血压小鼠肾脏损害中的作用及机制研究 [D]. 济南：山东大学，2017.

[4] 宜全，谭芳慧，陈伟东，等. 和厚朴酚对大鼠心肌缺血再灌注损伤的保护作用 [J]. 广东医学，2017，38 (15)：2276-2279.

[5] 肖锦山，张玲. 厚朴酚对力竭运动小鼠心肌肥厚及 PPARγ 和 NF-κB 表达的影响 [J]. 沈阳体育学院学报，2016，35 (4)：94-99.

第十章 利水渗湿药

泽泻

《神农本草经》

【基源】本品为泽泻科植物泽泻的干燥块茎。

【性味】甘、淡，寒。

【归经】归肾、膀胱经。

【功效】利水渗湿，泄热，化浊降脂。

【主治】痰饮眩晕，小便不利，水肿胀满，泄泻尿少，热淋涩痛，高脂血症。

【用法用量】水煎服，6~12 g。

【心病应用】

泽泻甘淡渗湿，有较强的利尿作用，并能化痰湿。泽泻利水，可与茯苓、猪苓同用，以加强利水作用，常用于治疗水肿；化痰湿，可用于治疗心下有支饮导致的眩晕。

泽泻尚可养阴补益，卢尚岭教授认为泽泻以补肾养阴为专长，兼以利水泄热、化痰祛湿。[1] 卢秉久教授治疗脂肪肝，重视祛痰湿、降血脂，善于在用药中活用山楂与泽泻的经典组合，屡获奇效。[2]

【心病相关药理】

泽泻含三萜类、倍半萜类、二萜类、挥发油、生物碱类、黄酮类等，还含多糖、蛋白质、氨基酸等。

泽泻具有利水消肿、渗湿、泄热的功效。现代药理学研究证实，泽泻的多种有效成分如泽泻醇 A、泽泻醇 B 及泽泻倍半萜类等具有降血压、降血脂、抗动脉粥样硬化、抗心肌缺血等药理作用。临床用于治疗高血压、动脉粥样硬化、高脂血症、冠心病、心肌缺血等多种心血管疾病，其治疗有效机制可能与降低外周阻力，改善微循环，抑制血小板聚集及抗动脉硬化等有关。[3]

有研究表明，机体内由肾上腺引起的主动脉收缩导致的血压升高，能够被泽泻醇 A 和泽泻醇 B 的松弛血管作用所抵消。[4] 除此之外，由血管紧张素引起的血管收缩导致的血压升高也能被泽泻醇所抑制。[5]

利尿作用：盐水负载大鼠口服泽泻醇A乙酸酯或者泽泻醇B之后，其钠离子的分泌均有所增加，对大鼠的利尿作用随之显现。[6]

对血脂的影响：泽泻中的泽泻醇乙酸酯类化合物能够有效降低健康人血液中总胆固醇、载脂蛋白B、低密度脂蛋白等物质的含量，可能是通过抑制甘油三酯的吸收或是促进其消除来发挥降血脂的药理作用。[7]

抗动脉粥样硬化：泽泻醇提物能明显抑制L-蛋氨酸长期注射引起的内皮氧化损伤家兔的血清诱导型一氧化氮合酶和一氧化氮合酶水平，抑制一氧化氮异常增加来保护血管内皮免受损伤，进而发挥抗动脉粥样硬化作用。[8]

【药论选录】

《本草便读》："泽泻，咸寒入肾，治相火之阳邪；甘淡通淋，渗膀胱之湿热。"

《神农本草经》：泽泻"养五脏，益气力，肥健"。

《本草分经》："泽泻……功专利湿行水，治一切湿热之病，湿热除则清气上行，故又止头旋。"

参考文献：

[1] 洪伟男，卢笑晖．卢尚岭教授用泽泻经验总结［J］．亚太传统医药，2017，13（23）：103-104.

[2] 高红如，卢秉久．卢秉久教授配伍运用山楂与泽泻治疗脂肪肝经验［J］．陕西中医药大学学报，2016，39（2）：23-24，102.

[3] 陈兴娟，尹萌萌，魏建梁，等．泽泻在心血管疾病治疗中的应用［J］．长春中医药大学学报，2014，30（4）：620-622.

[4] 豆甲泰，李胜文．中药泽泻对心血管系统作用的发展研究［J］．中外医疗，2012，31（20）：191.

[5] 邢增智，陈旺，曾宇．泽泻的化学成分与药理作用研究进展［J］．中医药导报，2017，23（15）：75-78.

[6] 禹建春，叶红梅，林西西．泽泻的药理研究概况［J］．海峡药学，2011，23（2）：92-93.

[7] 何雄伟．泽泻对健康受试者血脂影响的临床对照研究［J］．重庆医科大学学报，2009，34（3）：376-378.

[8] 李开军．泽泻提取物对高同型半胱氨酸血症家兔部分氧化及抗氧化因子的影响［D］．武汉：华中科技大学，2007.

车前子

《神农本草经》

【基源】本品为车前科植物车前或平车前的干燥成熟种子。

【性味】甘，微寒。

【归经】归肝、肾、肺、小肠经。

【功效】清热通淋，渗湿止泻，明目，祛痰。

【主治】热淋涩痛，水肿胀满，暑湿泄泻，目赤肿痛，痰热咳嗽。

【用法用量】水煎服，9~15 g，应包煎。

【心病应用】

心力衰竭水肿者，可用车前子配猪苓、茯苓、泽泻，以利水消肿；临床高血压表现为眩晕者，若肝肾阴亏，两目昏花，则可用车前子配熟地黄、菟丝子等养肝明目药。

【心病相关药理】

车前子为常用中药，主要含黄酮类、生物碱类等化合物，具有抗菌、消炎、调节免疫、降血脂、降血糖、止咳祛痰平喘等功能。[1]

对血压的影响：有研究采用超高效液相色谱-串联质谱法从车前子中分离出 4 个苯丙素类化合物（类叶升麻苷、异类叶升麻苷、车前草苷 D 和大车前苷）。此提取物可以通过降低血管紧张素Ⅱ的含量来抑制血管紧张素转换酶活性，这可能是车前子抗高血压活性的机制。[2]

对血脂的影响：车前子提取物可以降低高脂血症大鼠血清中总胆固醇、甘油三酯、低密度脂蛋白，具有降血脂作用，且其作用与等量阿托伐他汀钙片相当，但对高密度脂蛋白无明显影响，可能是通过保护抗氧化酶活性、消除氧自由基、抗脂质氧化来实现降血脂作用的。[3]

【药论选录】

《神农本草经》：“车前子，味甘，寒，无毒。主气癃，止痛，利水道小便，除湿痹。久服轻身，耐老。”

《增广和剂局方药性总论》：“能去风、肝中风热，毒风冲眼，目赤痛，障翳，脑痛泪出，压丹石毒去心胸烦热。”

《石室秘录》：“车前能通窍而安脏气，亦不止分消已也。”

参考文献：

[1] 郑秀棉，杨莉，王峥涛. 车前子的化学成分与药理活性研究进展［J］. 中药材，2013，36（7）：1190-1196.

[2] 徐硕，徐文峰，梁晓丽，等. 车前子的化学成分及生物活性研究进展［J］. 西北药

学杂志，2019，34（4）：567-570.
[3] 刘素标，甘敏勇. 车前子提取物对高脂血症大鼠脂质代谢影响及作用机制的探讨［J］. 医学理论与实践，2017，30（20）：2981-2983.

木通

《神农本草经》

【基源】本品为木通科植物木通、三叶木通或白木通的干燥藤茎。

【性味】苦，寒；有毒。

【归经】归心、小肠、膀胱经。

【功效】利尿通淋，清心除烦，通经下乳。

【主治】淋证，水肿，心烦尿赤，口舌生疮，经闭乳少，湿热痹痛。

【用法用量】水煎服，3~6 g。

【使用注意】临床使用为木通科植物木通，而非关木通。关木通可积蓄而导致中毒，大剂量（50~120 g）可以导致急性中毒，出现急性肾衰竭。

【心病应用】

木通苦寒，归心、小肠、膀胱经，故上清心经之火，下泄小肠之热，使热从小便而出。心经火热者，常用木通配生地黄、竹叶、甘草，方如《小儿药证直诀》导赤散。

【心病相关药理】

通过研究3种木通（白木通、关木通、川木通）的水煎剂、水提醇沉剂、灰分对大鼠、家兔利尿作用，发现3种木通均有显著的利尿作用，而白木通效果最佳。3种木通均能促进电解质排泄，特别是钠的排出，为木通临床用于水钠潴留引起的水肿提供了实验依据。同时，3种木通均能排钾，提示临床应用时应当注意低钾血症。[1-2]

【药论选录】

《本草纲目》："木通……故上能通心清肺，治头痛，利九窍；下能泄湿热，利小便，通大肠，治遍身拘痛。……盖其能泄之火，则肺不受邪，能通水道。水源既清，则津液自化，而诸经之湿与热，皆由小便泄去。故古方导赤散用之。"

《本草分经》："辛甘淡平，上通心包，下通大小肠、膀胱，降心火而因清肺热，导诸湿热由小便出，兼通大便，利九窍血脉关节，治上中下三焦火症及脾热好眠。"

参考文献：

[1] 张卫华. 三种木通利尿作用及其毒性的比较研究［J］. 中国药学杂志，1989，33（10）：594-596，638.
[2] 刘岩庭，侯雄军，谢月，等. 木通属植物化学成分及药理作用研究进展［J］. 江西中医学院学报，2012，24（4）：87-93.

萆薢

《神农本草经》

【基源】 本品为薯蓣科植物粉背薯蓣的根茎。

【性味】 苦，平。

【归经】 归肾、胃经。

【功效】 利湿去浊，祛风除痹。

【主治】 淋病白浊，白带过多，湿热疮毒，风湿痹痛，关节不利。

【用法用量】 水煎服，9~15 g。

【心病应用】

高血压可因脾虚湿阻引起水湿代谢障碍，导致血压不降，可酌情配伍利水祛湿之品，如萆薢。[1]

【心病相关药理】

萆薢主要含甾体皂苷类、β-谷甾醇类等。

张克锦选用70天雄性鹌鹑24只随机分为对照组和试验组。对照组每日饲以高胆固醇（含胆固醇1%）饲料，试验组每日饲以含萆薢总皂苷粗提取物高胆固醇饲料。60天后断头取主动脉及左、右头臂动脉切片。结果表明对照组大部分动物管腔粥样硬化斑块阻塞，发生率达58.3%；试验组动物管腔斑块无或少斑块，发生率为8.3%。[2]

【药论选录】

《本草述钩元》："萆薢，味苦平。主腰背痛，强骨节，风寒湿，周痹，恶疮不瘳。"

《明医指掌》："萆薢味苦，风寒湿痹，腰背冷疼，添精益气。"

《医学摘粹》：萆薢"泄水去湿，壮骨舒筋"。

《冯氏锦囊秘录》："如阴虚火炽，及无湿而肾虚、腰膝痛者勿服。"

参考文献：

[1] 周超凡，孙彩珍. 周超凡临证用药经验集锦［M］. 北京：人民卫生出版社，2017.

[2] 张克锦，邹玉玲，周承明. 棉萆薢总苷对实验性鹌鹑动脉粥样硬化的预防作用［J］. 中草药，1990，21（11）：25-27，47.

茵陈

《神农本草经》

【基源】本品为菊科植物茵陈蒿或猪毛蒿的干燥地上部分。

【性味】苦、辛，微寒。

【归经】归脾、胃、肝、胆经。

【功效】清热利湿，利胆退黄。

【主治】黄疸尿少，湿温暑湿，湿疮瘙痒。

【用法用量】水煎服，6~15 g。

【心病应用】

临床治疗肝阳上亢，予平肝潜阳重镇之品压抑肝气生发，可配茵陈等舒展肝气，方如镇肝息风汤。

【心病相关药理】

茵陈提取物主要含香豆素类、黄酮类、色原酮类、有机酸类、烯炔不饱和烃类与挥发油类等成分。[1]

抗动脉粥样硬化：于永红等报道茵陈中黄酮类物质具有减轻高胆固醇血症的家兔动脉粥样硬化，减少内脏脂肪沉着和主动脉壁胆固醇含量的作用。[2] 因此，临床常用于降血脂、抗血小板聚集及缓解急性心肌缺血症状。费洪荣等报道茵陈水提取物可增加模型小鼠的耐缺氧能力。[3]

【药论选录】

《神农本草经》：“茵陈，味苦平。主风湿寒热，邪气，热结黄疸。久服轻身，益气耐老。”

《医学衷中参西录》：“茵陈者，……其性颇近柴胡，实较柴胡之力柔和，凡欲提出少阳之邪，而其人身弱阴虚不任柴胡之升散者，皆可以茵陈代之。”

参考文献：

[1] 曹锦花. 茵陈的化学成分和药理作用研究进展［J］. 沈阳药科大学学报，2013，30（6）：489-494.

[2] 于永红，胡昌兴，孟卫星，等. 茵陈、赤芍、三棱、淫羊藿对家兔实验性动脉粥样硬化病灶的消退作用及原癌基因 C-myc、C-fos、V-sis 表达的影响［J］. 湖北民族学院学报（医学版），2001，18（2）：4-7.

[3] 费洪荣，陈剑钊，朱玉云. 不同生长期茵陈水提物的耐缺氧作用［J］. 泰山医学院学报，2007，28（9）：680-682.

灯心草

《开宝本草》

【基源】本品为灯心草科植物灯心草的茎髓或全草。

【性味】甘、淡，微寒。

【归经】归心、肺、小肠经。

【功效】清心火，利小便。

【主治】心烦失眠，尿少涩痛，口舌生疮。

【用法用量】水煎服，1~3 g。

【使用注意】临床无明显禁忌。

【心病应用】

心火亢盛扰神引起心烦失眠、小便短赤者，可用灯心草单味煎服，或配合其他清心安神药，如栀子、淡竹叶。

【心病相关药理】

灯心草含菲类、黄酮类、酚类、萜类、甾体类、糖类及挥发油类等有效成分，其中菲类化合物为其主要成分之一。[1]

【药论选录】

《药品化义》："灯心，气味俱轻，轻者上浮，专入心肺；其味俱淡，淡能利窍，使上部郁热下行，从小便而出。主治咳嗽咽痛，眼赤目昏，淋闭水肿，小水不利，暑热便浊，小儿夜啼，皆清热之功也。世疑轻淡之物，以为力薄而忽之，不知轻可去实，淡主于渗，唯此能导心肺之热，自上顺下，通调水道，下输膀胱，其力独胜。"

参考文献：

[1] 李娜. 灯心草现代研究分析及特点 [J]. 按摩与康复医学，2015，6（17）：79-81.

枳椇子

《新修本草》

【基源】本品为鼠李科植物枳椇的成熟种子或具有花序轴的果实。

【性味】酸、甘，平。

【归经】归心、脾经。

【功效】利尿消肿，解酒毒。

【主治】水肿尿少，饮酒过度。

【用法用量】水煎服，9~15 g。

【心病应用】

枳椇子能利尿，还可用于酒毒内蕴而化生痰湿者。本品心病应用较少。

【心病相关药理】

枳椇子含黄酮类和三萜类等，还含枳椇皂苷。

嵇扬等研究发现静脉注射枳椇子水提取液、枳椇子正丁醇提取物水溶液，可降低正常麻醉猫的血压，并呈现量效关系。两者相比，枳椇子正丁醇提取物的降血压效力较强。两者静脉注射引起的降血压持续时间在 2 min 以内，较为短暂。而枳椇乙酸乙酯提取物水溶液对动物平均动脉压无影响。[1]

【药论选录】

《本经逢原》："止渴除烦，去膈上热，润五脏，利大小便。"

参考文献：

[1] 嵇扬，姜春来，张癸荣. 枳椇子对血压影响的实验研究［J］. 中医药学刊，2003，21（8）：1258-1259.

玉米须

《滇南本草》

【基源】本品为禾本科植物玉蜀黍的干燥花柱和柱头。

【性味】甘，平。

【归经】归肝、肾、膀胱经。

【功效】利尿消肿，平肝利胆。

【主治】急性或慢性肾炎，水肿，急性胆囊炎，胆道结石和高血压。

【用法用量】水煎服，10~30 g，多至 60 g。

【心病应用】

玉米须入肝，可平肝利胆。高血压肝阳偏亢或肝经有热所致的头痛眩晕，可用玉米须配钩藤、石决明、菊花等；因玉米须能利尿消肿，尤其适合高血压合并水饮，表现为水肿的患者。玉米须可作为代茶饮，日常服用。

【心病相关药理】

玉米须主要含皂苷类、脂肪、挥发油类等。[1]

赵悦等报道玉米须总黄酮能降低药物性心肌缺血模型动物的发生率和心肌缺血程度，提示玉米须总黄酮具有一定的抗心肌缺血作用，对心肌缺血损伤有一定的保护作用。[2] 卢军利等发现玉米须煎剂可能通过其主要化学成分多糖、黄酮等起到利尿、降血糖、降血压、抗氧化、清除超氧自由基、扩张冠状动脉、改善侧支循环的作用，达到治疗慢性心力衰竭的效果。[3] 杜娟等报道玉米须多糖可缩短小鼠出血时间、凝血时间、血浆复钙时间，使血小板数增多，缩短大鼠活化部分凝血活酶时间，提高大鼠血小板聚集性，但对血浆凝血酶原时间、纤维蛋白原优球蛋白溶解时间影响不大。[4]

【药论选录】

《现代实用中药》：玉米须“为利尿药，对肾脏病、浮肿性疾患、糖尿病等有效”。

参考文献：

[1] 倪士峰，刘惠，王丹，等．玉米须药学研究进展［J］．现代农业科技，2008（21）：296-297，302.

[2] 赵悦，张永和，钟琳琳，等．玉米须总黄酮对异丙肾上腺素心肌缺血动物模型心肌损伤的影响［J］．中国社区医师：医学专业，2011，13（35）：6-7.

[3] 卢军利，陈沛林，董艳，等．玉米须煎剂治疗慢性右心功能不全54例疗效观察［J］．河北中医，2009，31（10）：1477-1478.

[4] 杜娟，许启泰．玉米须多糖的止血作用研究［J］．河南医学研究，2011，20（4）：398-400，403.

第十一章　温里药

附子

《神农本草经》

【基源】 本品为毛茛科植物乌头的子根的加工品。

【性味】 辛、甘，大热；有毒。

【归经】 归心、肾、脾经。

【功效】 回阳救逆，补火助阳，散寒止痛。

【主治】 亡阳虚脱，肢冷脉微，心阳不足，胸痹心痛，虚寒吐泻，脘腹冷痛，肾阳虚衰，阳痿宫冷，阴寒水肿，阳虚外感，寒湿痹痛。

【用法用量】 水煎服，3~15 g。先煎，并久煎减毒。

【使用注意】 附子的心血管副作用表现为直接作用和间接作用。直接作用为直接作用于心肌细胞导致心律失常和心脏毒性，间接作用为通过心外神经介导造成心脏毒性。[1] 附子久煎可以缓解其心脏毒性，其水解后形成的乌头原碱类毒性大大降低（煎煮块根 4 h 后其双酯二萜类含量下降，苯甲酰基乌头原碱类含量升高）。临床有“十八反”的使用禁忌，尤其是法半夏，但古方多有配伍，现代药理研究未见附子与半夏配伍后毒性增强。

【心病应用】

附子辛、甘，大热，通行十二经，上以助心阳，中可温脾阳，下能补肾阳，能复散失之元阳，为“回阳救逆第一要药”。久病体虚，阳气衰微，阴寒内盛者，可用附子与干姜、甘草配伍，以回阳救逆；久病气虚欲脱者，或出血过多、气随血脱者，当用附子配人参，以回阳救逆、益气固脱，如《校注妇人良方》参附汤治伤寒阴盛格阳。

心力衰竭阳虚水肿，水气不化之水肿者，可用炮附子与茯苓、白术、干姜等配伍，以温阳利水。

阳不化气，湿阻胸阳所致胸痹，心前区阵发性绞痛，舌体淡胖者，用附子与薏苡仁配伍，温阳以助气化，除湿以宣痹阻，如《金匮要略》薏苡附子散。

国医大师颜德馨认为附子大辛大热，通行十二经，专主振奋阳气、驱逐阴寒，应用于心血管疾病可破阴凝，布阳和，逆转危局，如治疗冠心病、心绞痛、病态窦房结综合征。

并总结附子的配伍方法：调之以甘，与甘草、白蜜同用；阴阳并行；阴以配阳；镇潜抑阳，如龙骨、牡蛎、磁石；温阳泻火，如知母、黄柏；阳中配阴，伍玄参、麦门冬。[2]

李可老中医凡用乌头剂，必加两倍量之炙甘草，蜂蜜 150 g，黑小豆、防风各 30 g；凡用附子超过 30 g 时，不论原方有无炙甘草，皆加炙甘草 60 g，即可有效监制。从古今各家本草论证得知：炙甘草扶正解百毒，杀乌头、附子毒；蜂蜜，补中润燥，止痛解毒，解乌头、附子毒。[3]

附子有大毒，国医大师张志远在临床应用时总结了 3 种去除附子毒性的方法：第一种方法是久煎，附子量超 30 g，先煎 2 h 以上；若超过 60 g，煎煮的时间还要增加 1 h，以口尝无麻辣感为度。第二种方法是用附子量 1/3 的蜂蜜与附子同煮，利用蜂蜜吸附作用可以破坏乌头碱，降低乌头碱的毒性，同时有清燥、增加润养的作用。第三种方法是用附子量 1/2 的甘草与附子同煮，以破坏乌头碱，降低毒性。[4]

【心病相关药理】

附子含乌头碱、中乌头碱、次乌头碱、异飞燕草碱、新乌宁碱及尿嘧啶等。[5]

强心作用：有研究表明在附子的水溶液分离过程中得到一种新的尿嘧啶，采用 50 mmol/L 该尿嘧啶来对蟾蜍的离体心脏进行刺激，其心肌收缩作用出现了明显加强的情况，且剂量越大，时间越长，其强化程度也就越高，且不会对心率造成影响，与人工合成的尿嘧啶相比，其强心效果基本一致。[6]

抗心律失常作用：附子水提取物、乙醇提取物、正丁醇提取物对小鼠的室颤具有较强的预防作用，其中水提取物的效果尤为明显。[7]

改善循环：附子具有改善血液循环、增加血流量及扩张血管的作用。去甲乌药碱静脉注射液或附子注射液的扩张血管作用尤为明显，在对麻醉犬注射后，其股动脉血流量及脑血流量均有所增加，且血管阻力有所减小。[8]

对血压的调节作用：附子对血压的作用，表现为双向调节作用，既可以降血压，又具有升血压的作用。有研究结果显示，甲乌头碱的降血压作用十分明显；去甲猪毛菜碱对 α 受体以及 β 受体均有一定的兴奋作用，这也是其升血压的有效成分。[9]

【药论选录】

《血证论》："用附子入肾以补阳气之根，用人参入肺以济出气之主，二药相济，大补元气。气为水之阳，水即气之阴，人参是补气之阴，附子是补水之阳。知此，则知一切补气之法。"

《医碥》："附子、天雄、乌头毒：大豆、绿豆各数合，煎浓汁饮。又远志、防风、枣、饴糖，并解之。"

《石室秘录》："附子、肉桂斩关夺门之药，其性最热，倘不用之于熟地、山茱萸、北五味之中，则孤阳乘大热之势，沸腾而上矣。"

《医学启源》："以附子大辛热，助阳退阴，温经散寒。"

《景岳全书》："附子，禀雄壮之质，有斩关夺将之气，能引补气药行十二经，以追复散失之元阳；引补血药入血分，以滋养不足之真阴；引发散药开腠理，以驱逐在表之风寒；引温暖药达下焦，以祛除在里之冷湿。"

参考文献：

[1] 王林艳，谭喜莹，钱娜，等. 心内科常用中药饮片对心血管、神经系统不良反应分析［J］. 中成药，2020，42（6）：1676-1680.

[2] 方邦江，方晓磊. 国医大师治疗急危重症学术经验选［M］. 北京：人民卫生出版社，2017.

[3] 李可. 李可老中医急危重症疑难病经验专辑［M］. 太原：山西科学技术出版社，2002.

[4] 岳娜，刘桂荣，李明轩. 张志远应用附子经验［J］. 山东中医药大学学报，2015，39（6）：538-539.

[5] 高学敏. 中药学［M］. 北京：中国中医药出版社，2002.

[6] 高斌，高慧明. 中药附子的历史善用与现代解析［J］. 延安大学学报（医学科学版），2012（3）：2，17.

[7] 汪星，孙卫，张铁军. 乌头类有毒中药配伍减毒增效的研究进展［J］. 中国实验方剂学杂志，2012，18（18）：327-331.

[8] 朱常美. 附子的现代药理与不良反应及临床合理用药研究［J］. 医学信息，2013，26（19）：444.

[9] 徐红兵. 略述附子的临床药理及应用［J］. 中国中医药现代远程教育，2014，12（5）：107-108.

干姜

《神农本草经》

【基源】本品为姜科植物姜的干燥根茎。

【性味】辛，热。

【归经】归脾、胃、心、肺经。

【功效】温中散寒，回阳通脉，温肺化饮。

【主治】脘腹冷痛，呕吐泄泻，肢冷脉微，寒饮喘咳。

【用法用量】水煎服，3~10 g。

【使用注意】本品辛热，实热证忌用，孕妇慎用。

【心病应用】

干姜，其性热，可助三焦，长于温中、回阳、温肺。心肾阳虚，阴寒内盛所致亡阳厥逆，脉微欲绝者，可用干姜与附子相须为用，增强回阳救逆之功效，方剂如《伤寒论》四逆汤。

脾肾阳虚，水湿停滞，肢体浮肿，胸腹胀满，手足不温，大便溏，脉沉迟等者，常用干姜伍附子、白术、茯苓等，如《世医得效方》实脾饮。

【心病相关药理】

干姜含姜烯、水芹烯、姜烯酮、姜辣素、龙脑、姜醇等，尚含树脂、淀粉以及多种氨基酸。

改善心功能：干姜中的姜辣素是强有力的强心剂，具有改善心血管功能的作用。[1] 干姜提取物可使心力衰竭兔的心肌舒缩功能得到改善，减轻心力衰竭症状，保护心功能，对兔急性心力衰竭模型具有一定的保护和治疗作用。[2] 干姜还可以降低血清中乳酸脱氢酶含量，达到心脏保护的作用。

抗血小板聚集：干姜的挥发油成分可抗血栓及抑制血小板聚集，其水提取物也可产生类似功效。[3]

【药论选录】

《丹溪手镜》："干姜辛温大热，其性止而不移，属阳，可升可降，补下焦虚寒，温手足厥冷，同附子温里，共甘草复阳。"

《卫生宝鉴》："干姜，气热，味大辛。治沉寒痼冷，肾中无阳，脉气欲绝，黑附子为引，用水同煎，姜附汤是也，亦治中焦有寒。"

参考文献：

[1] 孙凤娇，李振麟，钱士辉，等. 干姜化学成分和药理作用研究进展［J］. 中国野生植物资源，2015，34（3）：34-37.

[2] 许庆文，卢传坚，欧明，等. 干姜提取物对兔急性心衰模型的保护和治疗作用［J］. 中药新药与临床药理，2004，15（4）：244-247.

[3] 龙全江，徐雪琴. 干姜化学成分、药理作用及加工炮制研究文献分析［J］. 现代中药研究与实践，2015，29（1）：82-83.

肉桂

《神农本草经》

【基源】本品为樟科植物肉桂的干燥树皮。

【性味】辛、甘，热。

【归经】归肾、脾、心、肝经。

【功效】补火助阳，引火归原，散寒止痛，温通经脉。

【主治】眩晕目赤，心腹冷痛，阳痿宫冷，腰膝冷痛，肾虚作喘，虚阳上浮，虚寒吐泻，寒疝腹痛，痛经经闭。

【用法用量】水煎服，1～5 g，宜后下。

【使用注意】本品辛温，伤阴耗血，阴虚火旺、实热者忌用。肉桂含桂皮醛，其大剂量使用时易出现毒性反应，临床应用需多加注意。肉桂与桂枝为同一植物的不同药用部位，肉桂用树皮，桂枝用嫩枝。二药均有温通经脉、散寒止痛之功效。然肉桂辛热而偏于温暖下焦，为治命门火衰之要药；桂枝辛温，偏于上行而散寒解表，走四肢而温通经脉。

【心病应用】

肉桂味辛甘性热，能补火助阳，外散寒邪，内温阳气。阳气素虚，寒邪直中三阴，四肢逆冷，吐泻腹痛，身寒战栗，或唇甲青紫，或吐涎沫，不渴，舌淡、脉沉迟，甚或无脉等者，可用肉桂伍附子、干姜、人参等，以回阳救急，如《伤寒六书》回阳救急汤。

胸阳不振，寒邪内侵所致胸痛，临床兼痰者，可用肉桂配瓜蒌、薤白；兼瘀者，当予活血化瘀药物，可用肉桂配桃仁、红花。痛引彻背，喘息，不得平卧之真心痛者，为阴寒重证，当配伍温通之品，如肉桂配乌药、赤石脂等。

阴寒内盛，引动下焦冲气，上凌心胸所致奔豚者，常用肉桂配干姜、小茴香等。

周超凡治疗心力衰竭用肉桂配伍麦门冬，为兼顾心阴心阳之用，亦用于治疗心律失常（心阳不足证）。[1]

【心病相关药理】

肉桂含挥发油（桂皮油）1.98%~2.06%，其主要成分为桂皮醛；尚含肉桂醇、肉桂醇醋酸酯、肉桂酸、醋酸苯丙酯、香豆素、黏液、鞣质等。

扩张血管：肉桂中所含的桂皮醛对平滑肌有罂粟样作用，可扩张外周血管、降低血压。在对兔离体心脏实验中，发现桂皮醛对心脏有抑制作用，也具有持续扩张末梢血管的作用。[2]

改善冠状动脉循环：肉桂煎剂能增加豚鼠离体心脏的冠状动脉血流量，部分对抗垂体后叶素导致的豚鼠离体心脏的冠状动脉血流量减少。麻醉犬静脉注射肉桂煎剂 1~2 min 后冠状动脉和脑血流量明显增加，血管阻力下降，说明该药对冠状动脉和脑血管有短暂的扩张作用。[3]

改善高血压靶器官损害：肉桂有“引火归原”的功效，从现代药理学来解析，其能扩张毛细血管而使血压下降。肉桂能明显降低肾上腺再增生高血压模型大鼠的血压和尿醛固酮排出，显著增高纹状体和下丘脑的脑啡肽含量，改善主动脉内膜的高血压损害。[4]

抗血小板聚集：肉桂提取物桂皮醛、肉桂酸是一种有开发前途的抗血栓药物。[5] 肉桂能抑制腺苷二磷酸诱导的大鼠血小板聚集，体外有抗凝作用，不影响纤维蛋白溶解活性，提示肉桂可能有预防静脉或动脉血栓的作用。[6] 肉桂水煎液、甲醇提取液或单体桂皮酸、香豆素有预防静脉或动脉血栓形成的作用，也能增加离体心脏冠状动脉血流量；肉桂提取物在试管内或静脉注射，均能明显抑制腺苷二磷酸诱导的大白鼠血小板聚集。[2]

改善血脂：肉桂提取物还可通过抑制脂质积累、增加能量消耗来控制实验肥胖小鼠的体重增加，其作用机制可能通过上调骨骼肌细胞中的线粒体生物活性，从而达到降低血脂的作用。[7]

【药论选录】

《卫生宝鉴》：“肉桂，气热，味大辛，补下焦相火不足，治沉寒痼冷之病，及表虚自汗，春夏时为禁药也。”

《药笼小品》：“肉桂，辛甘大热，……补命门相火不足，痼冷沉寒之症，疏通血脉；小腹痛，奔豚疝瘕。”

参考文献：

[1] 周超凡，孙彩珍. 周超凡临证用药经验集锦［M］. 北京：人民卫生出版社，2017.

[2] 董万超. 肉桂的利用及药理作用［J］. 特种经济动植物，2001（6）：43.

[3] 国家中医药管理局《中华本草》编委会. 中华本草［M］. 上海：上海科学技术出版社，1999.

[4] 邝安堃，顾德官，宋代军，等. 中医阴阳的实验性研究（V）附子、肉桂对肾上腺再生高血压大鼠的作用［J］. 中西医结合杂志，1986，6（6）：353-356，326.

[5] 刘江云，杨世林，徐丽珍. 樟属植物的化学和药理研究概况［J］. 国外医学中医中药分册，2001，23（1）：7-12.

[6] 陈一，钟正贤，黄凤娇. 中药肉桂的药理研究（第一报）——对血液和心血管系统的影响［J］. 中药通报，1981（5）：32-34.

[7] Mi Y S，Seok Y K，Ji H H，et al. *Cinnamomum cassia* Prevents High-Fat Diet-Induced Obesity in Mice Through the Increase of Muscle Energy［J］. The American Journal of Chinese Medicine，2017，45（5）：1-15.

吴茱萸

《神农本草经》

【基源】本品为芸香科植物吴茱萸、石虎或疏毛吴茱萸的干燥近成熟果实。

【性味】辛、苦，热；有小毒。

【归经】归肝、脾、胃、肾经。

【功效】散寒止痛，降逆止呕，助阳止泻。

【主治】厥阴头痛，寒疝腹痛，寒湿脚气，经行腹痛，脘腹胀痛，呕吐吞酸，五更泄泻。

【用法用量】水煎服，1~5 g。外用适量。

【心病应用】

本品研末醋调涂足心，能引火下行，故可治虚火上炎。现代临床用以治疗高血压，如在常规治疗基础上，用吴茱萸外敷涌泉穴治疗，能显著降低高血压患者的血压水平，未见明显不良反应，且患者的症状显著缓解，血压水平稳定，效果显著。[1]

【心病相关药理】

吴茱萸主要含生物碱，主要药理作用为抗肿瘤、抗炎镇痛、抑菌、调节内分泌、降血脂、调节平滑肌细胞等。[2]

强心作用：吴茱萸中的消旋去甲乌药碱、吴茱萸次碱等成分具有强心作用。吴茱萸不同种类的生物碱、不同剂量和作用时间，对不同种属的动物产生的作用不同，既可体现升血压和正性肌力作用，也可表现降血压作用。[3]

对心肌缺血再灌注损伤的保护：吴茱萸碱对心肌缺血再灌注损伤有一定的保护作用。在吴茱萸碱显著降低心肌梗死程度的同时，可检测到大鼠血浆中相关损伤因子水平的升高和肿瘤坏死因子-α 的降低。[4]

【药论选录】

《神农本草经》：吴茱萸“味辛，温。主温中，下气，止痛，咳逆，寒热，除湿血痹，逐风邪，开腠理”。

《增广和剂局方药性总论》：“吴茱萸味苦辛，大热，有小毒。……主心腹疾，积冷，治霍乱转筋，胃中冷气下痢不禁，治寸百虫。”

参考文献：

[1] 苏亮，黄芬梅，郑超群. 吴茱萸外敷涌泉穴治疗高血压病临床研究 [J]. 黑龙江医药，2019，32（5）：1026-1028.
[2] 刘雪珂，王海燕，刘億，等. 吴茱萸碱的现代药理研究进展 [J]. 中华中医药学刊，2019，37（4）：860-863.
[3] 龚慕辛，王智民，张启伟，等. 吴茱萸有效成分的药理研究进展 [J]. 中药新药与临床药理，2009，20（2）：183-187.
[4] 战光绪，吴大正，胡之璧. 吴茱萸有效成分的药理研究进展 [J]. 上海中医药杂志，2006，40（2）：62-64.

细辛

《神农本草经》

【基源】本品为马兜铃科植物北细辛、汉城细辛或华细辛的干燥根和根茎。

【性味】辛，温。

【归经】归心、肺、肾经。

【功效】解表散寒，祛风止痛，通窍，温肺化饮。

【主治】风寒感冒头痛，牙痛，鼻塞流涕，鼻鼽，鼻渊，风湿痹痛，痰饮喘咳。

【用法用量】水煎服，1~3 g，散剂每次服 0. 5~1 g。外用适量。

【使用注意】细辛的用量问题始见于北宋以后，陈承著《本草别说》记载“细辛，若单用末，不可过半钱匕”。细辛有小毒，故用量应把握好，尤其是研末服更要谨慎。细辛中毒与剂量有关，故提出“辛不过钱”。细辛吞服剂量为 1~3 g，入汤剂煎服为 2~5 g。临床可以久煎减毒，30 min 的煎煮，可以大量减少有毒成分黄樟醚。周超凡的经验是细辛起始剂量为 6 g，隔 2 日加 1 次剂量，至 10~15 g，甚至 20 g。也可配伍生地黄、白芍以制约细辛的燥性。[1]

临床使用细辛应严格禁忌：细辛辛香温散，如气虚多汗，阴虚阳亢头痛，阴虚或肺热咳嗽等忌服；衄血、溺血、便血、咳血、呕血皆不可用。

【心病应用】

阴寒乘袭胸阳、心阳痹阻、血行不畅、寒凝气滞血瘀所致胸痹者，心痛彻背、四肢厥冷、脉沉迟之真心痛者，常用细辛配檀香、高良姜、荜茇等，还可予加强芳香温通药物，如降香、苏合香芳香温通以强化疗效。

细辛可以鼓舞阳气，用于治疗慢性心律失常等心血管疾病尤见效验，如麻黄附子细辛汤。名老中医付义中予细辛配伍炙甘草治疗胸痹、心悸。[2] 刘沛然擅长用细辛治疗疑难杂病，剂量在 15~150 g 之间，15 g 用于温经发表，治疗静脉炎则用 60~120 g 温通血脉。[3]

【心病相关药理】

细辛主要的活性成分为皂苷类，另外还含有多糖、挥发油、微量元素及氨基酸等活性成分。细辛有增加心肌收缩力、增加心率、改善心功能、保护心肌细胞的作用。[4]

对血压的影响：有研究表明，细辛所含的有效成分对血压的作用不同，其水溶性物质可使麻醉家兔血压升高，而所含挥发油物质有降血压作用。[5]

对心肌细胞的影响：有研究表明，细辛配附子对心肌细胞钠离子通道的激活优于单用细辛或单用附子，可见二药配伍有相须增效作用。[6]

【药论选录】

《本草新编》：“细辛，味大辛，气温。……止头痛如神，治诸风湿痹，尤益肝，胆之经。”

《长沙药解》：“味辛，温。……降冲逆而止咳，驱寒而荡浊，最清气道，兼通水源。”

参考文献：

[1] 周超凡，孙彩珍. 周超凡临证用药经验集锦［M］. 北京：人民卫生出版社，2017.

[2] 王莹，刘永芳，熊志强，等. 名老中医付义中药细辛运用经验总结［J］. 时珍国医国药，2018，29（10）：2507-2508.

[3] 刘沛然. 疑难病症倚细辛［M］. 北京：人民军医出版社，2011.

[4] 高学敏. 中药学［M］. 北京：中国中医药出版社，2002.

[5] 马晓红，宫汝淳，潘晓鹏. 细辛提取物对家兔血压的影响［J］. 人参研究，2003（3）：42-44.

[6] 贾波，石含秀，韩林，等. 细辛配伍附子含药血清对大鼠心肌细胞钠通道的影响［J］. 中国现代中药，2009，11（10）：30-33.

第十二章　理气药

陈皮

《神农本草经》

【基源】本品为芸香科植物橘及其栽培变种的干燥成熟果皮。

【性味】辛、苦，温。

【归经】归脾、肺经。

【功效】理气健脾，燥湿化痰。

【主治】脘腹胀满，食少吐泻，咳嗽痰多。

【使用注意】本品辛燥，内有实热者忌用。

【心病应用】

陈皮辛行温通，能行气止痛而治胸痹。若胸痹而胸中气塞、短气者，可用陈皮配枳实、生姜，如《金匮要略》橘皮枳实生姜汤；若胸痹而心下气坚、气促咳唾、引痛不可忍者，可用陈皮配枳实、桔梗、甘草等，如《圣济总录》枳实桔梗汤。陈皮理气健脾，配合补气药同用，可使补而不滞。

【心病相关药理】

陈皮含维生素B、维生素C、川皮酮、黄酮类化合物、挥发油等。

扩张血管：陈皮所含的挥发油、橙皮苷具有扩张血管的功效，可增加冠状动脉血流量，从而可起到降血压、减缓心率的效果；且橙皮苷还具有降低胆固醇的效果。[1]

升高血压：陈皮水溶性生物碱对大鼠有明显的升高血压作用，且在一定剂量范围内量效、时效呈线性相关，但其作用时间短暂。[2]

【药论选录】

《证类本草》："能治胸膈间气，开胃，主气痢，消痰涎，治上气咳嗽。"

《冯氏锦囊秘录》："其主胸中瘕热逆气，气冲胸中呕咳者，以肺主气，气常则顺，气变则逆，逆则热聚于胸中而成瘕，瘕者假也，假物象形，如痞满郁闷之类也。"

参考文献：

[1] 黄小波，陈文强，王宁群，等．陈皮-半夏对内皮细胞损伤保护机制的研究［J］．北京中医药，2014，33（11）：868-871.

[2] 沈明勤，叶其正，常复蓉．陈皮水溶性总生物碱的升血压作用量-效关系及药动学研究［J］．中国药学杂志，1997，32（2）：35-38.

枳实

《神农本草经》

【基源】本品为芸香科植物酸橙及其栽培变种或甜橙的干燥幼果。

【性味】苦、辛、酸，微寒。

【归经】归脾、胃、大肠经。

【功效】破气消积，化痰除痞。

【主治】积滞内停，痞满胀痛，泻痢后重，大便不通，痰滞气阻，胸痹结胸，脏器下垂。

【用法用量】水煎服，3~10 g。

【心病应用】

胸阳不振、痰湿痹阻者，常用枳实配薤白、桂枝、瓜蒌等，如《金匮要略》枳实薤白桂枝汤；痰热结胸者，常用枳实配瓜蒌、黄连等。

气血阻滞之胸痛者，每以枳实与川芎同用，如《济生方》枳芎散，以破气行滞而止痛。

【心病相关药理】

枳实主要含挥发油类和黄酮苷类。挥发油类主要为 d-柠檬烯、芳樟醇等；黄酮苷类主要为新橙皮苷。

增加心肌收缩力，增加心脏输出量，有抗休克作用：枳实注射液静脉注射能收缩外周血管；有明显的升高血压作用，能使收缩压、舒张压均升高。枳实具有增强心肌收缩力，增加心输出量，改善心脏泵血功能，提高总外周阻力，从而导致左心室压力和动脉血压上升的作用。这是枳实强心、抗休克的药理基础。[1]

抗血小板聚集：枳实有抗血小板聚集、降低红细胞聚集的作用。[2]

【药论选录】

《名医别录》："除胸胁痰癖，逐停水，破结实，消胀满，心下急痞痛逆气，胁风痛，安胃气，止溏泄，明目。"

《汤液本草》：枳实"益气，则佐之以人参、干姜、白术；破气，则佐之以大黄、牵牛、芒硝……非白术，不能去湿；非枳实，不能除痞。壳主高而实主下，高者主气，下者主血。主气者，在胸膈；主血者，在心腹"。

参考文献：

［1］张红，孙明江，王凌．枳实的化学成分及药理作用研究进展［J］．中药材，2009，32（11）：1787-1790.

［2］吉中强，宋鲁卿，高晓昕，等．11 种中药对大鼠血小板聚集和红细胞流变性的影响［J］．山东中医杂志，2000，19（2）：107-108.

佛手

《滇南本草》

【基源】本品为芸香科植物佛手的干燥果实。

【性味】辛、苦，温。

【归经】归肝、脾、胃、肺经。

【功效】疏肝理气，和胃止痛，燥湿化痰。

【主治】肝胃气滞，胸胁胀痛，胃脘痞满，食少呕吐，咳嗽痰多。

【用法用量】水煎服，3～10 g。

【心病应用】

佛手能疏肝理气止痛，可用于肝郁气滞之胸胁胀痛，临床常与行气活血类中药同用。

【心病相关药理】

现有研究结果表明，佛手挥发油主要成分是萜烯类、倍半萜烯类以及高级醇类、醛类、酮类、酯类等生理活性物质，具有祛痰、止咳、平喘、抗焦虑、抗菌消炎和去除自由基等作用。[1]

佛手醇提取物能显著扩张冠状动脉血管，增加豚鼠离体心脏的冠状动脉血流量和提高小鼠的耐缺氧能力，还对大鼠因垂体后叶素引起的心肌缺血有保护作用，使豚鼠因结扎冠状动脉引起的心电图变化有改善，对氯仿-肾上腺素引起的心律失常有预防作用。佛手醇提取物具有抑制心肌收缩力、减缓心率、降血压的药理作用。[2]

【药论选录】

《本草纲目》："煮酒饮，治痰气咳嗽。煎汤，治心下气痛"。

《本草便读》："佛手味辛酸……功专理气快膈，唯肝脾气滞者宜之。"

参考文献：

［1］赵秀玲．佛手生理活性成分的研究进展［J］．食品工业科技，2012，33（21）：393-399.

［2］高学敏．中药学［M］．北京：中国中医药出版社，2002.

木香

《神农本草经》

【基源】本品为菊科植物木香的干燥根。

【性味】辛、苦，温。

【归经】归脾、胃、大肠、胆、三焦经。

【功效】行气止痛，健脾消食。

【主治】胸胁、脘腹胀痛，泻痢后重，食积不消，不思饮食。

【用法用量】水煎服，3~6 g。

【心病应用】

木香辛香苦泄，性温通行，能通畅气机，配赤芍、姜黄、丁香可用于治疗寒凝气滞心痛；配郁金、甘草，可治疗气滞血瘀之胸痹。

【心病相关药理】

木香主要含挥发油、生物碱、树脂、菊糖等。有研究报道木香对心肌梗死可能有一定的治疗效果。

【药论选录】

《证类本草》："治女人血气刺心，心痛不可忍，末，酒服之。治九种心痛，积年冷气，癖症块，胀痛，逐诸塞壅气上冲烦闷。治霍乱吐泻。"

《本经逢原》："治心腹一切气，膀胱冷痛，呕逆反胃，霍乱痢疾，健脾消食安胎。"

乌药

《本草拾遗》

【基源】本品为樟科植物乌药的干燥块根。

【性味】辛，温。

【归经】归肺、脾、肾、膀胱经。

【功效】行气止痛，温肾散寒。

【主治】寒凝气滞，胸腹胀痛，气逆喘急，膀胱虚冷，遗尿尿频，疝气疼痛，经寒腹痛。

【用法用量】水煎服，6~10 g。

【心病应用】

乌药味辛行散，性温祛寒，入肺而宣通，入脾而宽中，故能行气散寒止痛，常用于治疗寒凝气滞之胸腹诸痛。

【心病相关药理】

乌药中主要含挥发油、异喹啉生物碱、呋喃倍半萜及其内酯、黄酮等，并以异喹啉生物碱和呋喃倍半萜及其内酯为特征性成分。

乌药可兴奋心肌、加速血液循环、兴奋大脑皮质、促进呼吸。乌药还可清除自由基和开放线粒体三磷酸腺苷通道，从而保护缺血后心肌，并具有抗凝血酶的作用。[1-2]

【药论选录】

《本草分经》："乌药辛温香窜，……凡病之属气者皆可治，顺气则风散，理气则血调"。

《本草新编》："乌药，味辛，气温，……性多走泻，不甚刚强，诸冷能除。凡气堪顺，止翻胃，消食作胀。"

参考文献：

[1] 佥桂新，王峥涛，徐珞珊，等. 乌药的化学成分及药理作用［J］. 中国野生植物资源. 1999，18（3）：5.

[2] 欧兴长，丁家欣，张玲. 126种中药抗凝血酶作用的实验观察［J］. 中草药，1987，18（4）：21.

薤白

《神农本草经》

【基源】本品为百合科植物小根蒜或薤的干燥鳞茎。

【性味】辛、苦，温。

【归经】归心、肺、胃、大肠经。

【功效】通阳散结，行气导滞。

【主治】胸痹心痛，脘腹痞满胀痛，泻痢里急后重。

【用法用量】水煎服，5~10 g。

【使用注意】脾胃气虚者忌用。

【心病应用】

《灵枢·五味》记载："心病者宜食麦羊肉杏薤"。薤白辛温苦泄，通心阳，散阴寒，广泛用于心阳郁遏、胸痹等。薤白配瓜蒌、白酒功于通阳散结；配瓜蒌、法半夏化痰通阳散结。

王键认为冠心病为本虚标实证，正虚为本，表现为气血阴阳的不足，邪实为标，表现为气滞、痰阻、血瘀、寒凝等。心脉痹阻是冠心病基本病机特点，可由气滞血瘀、心肾阳虚、气阴两虚、痰湿阻滞等导致，治疗上逐痹通脉贯穿始终，并根据病因和病证不同，相应采取益气活血、益气温肾、益气养阴、化痰祛湿等治法。在方药应用上，重视瓜蒌与薤白的应用，强调宽胸散结通阳以行血脉。[1]

【心病相关药理】

薤白中含甾体皂苷、挥发油、含氮化合物、酸性成分、多糖、无机元素等。

抗动脉粥样硬化：江漫涛等通过研究发现，薤白制剂能减弱动脉粥样硬化，从而减小动脉壁厚度。该机制可能是通过增加前列环素的合成及前列腺素的含量，干扰花生四烯酸的代谢，抑血栓素 A_2 的合成，从而改变前列环素和血栓素 A_2 的比值，进而解除血液的高凝状态。[2]

抑制血小板聚集：陈丽萍等研究发现，薤白中的甲基烯丙基三硫醚抑制血小板聚集和合成血栓素的作用较强。[3]

【药论选录】

《本草纲目》：薤白“治少阴病厥逆泄痢，及胸痹刺痛，下气散血，安胎。……温补，助阳道”。

《长沙药解》：“薤白，味辛，气温，入手太阴肺、手阳明大肠经。开胸痹而降逆，除后重而升陷。最消痞痛，善止滑泄。”

参考文献：

[1] 胡建鹏，丁玲，王丽娜，等. 王键治疗冠心病临床经验 [J]. 中华中医药杂志，2019，34（7）：3057-3059.

[2] 江漫涛，杨晓虹，陈光荣，等. 分蘖葱头和长梗薤白的研究（二）抑制血小板聚集和阻断血栓素 A_2 合成 [J]. 白求恩医科大学学报，1984，10（6）：609-613.

[3] 陈丽萍，白旭东，于国良，等. 高分辨率超声观察薤白制剂对高脂血症的治疗作用 [J]. 中国老年学杂志，2002，22（3）：182-183.

檀香

《名医别录》

【基源】本品为檀香科植物檀香树干的干燥心材。

【性味】辛，温。

【归经】归脾、胃、心、肺经。

【功效】行气温中，开胃止痛。

【主治】寒凝气滞，胸膈不舒，胸痹心痛，脘腹疼痛，呕吐食少。

【用法用量】水煎服，2~5 g，后下；或入丸、散。外用适量，磨汁涂。

【心病应用】

檀香辛温，芳香，能理气散寒止痛，用于寒凝气滞之胸痹心痛时，可配伍荜茇、冰片。檀香挥发油可以快速缓解突发性心绞痛的症状，其治疗效果与硝酸甘油相仿。[1]

【心病相关药理】

檀香主要含挥发油。其挥发油中的主要成分为α-檀香萜醇、β-檀香萜醇，以及少量的檀香萜酸、檀香油等。

对心肌的保护作用：檀香细粉可以有效地防止异丙肾上腺素对大鼠心肌造成的损伤，且该作用呈现一定的剂量依赖性。[2] 檀香对于多柔比星诱导的大鼠心脏毒性有保护作用，其机制性可能是通过降低脂质过氧化水平来显著抑制心脏组织的损伤。[3]

正性肌力作用：檀香茶叶水提醇沉物在不同浓度时可以增强离体蛙的心脏正性肌力，并对家兔主动脉平滑肌产生明显的收缩作用。[4]

【药论选录】

《证类本草》："檀香主心腹霍乱，中恶，鬼气，杀虫。"

《本草择要纲目》："煎服止心腹痛霍乱，肾气痛，水磨涂外肾，并腰肾痛处。"

《医学启源》："檀香，阳，主心腹痛，霍乱，中恶，引胃气上升，进食。"

参考文献：

[1] Guo S K, Chen K J, Weng W L, et al. Immediate effect of Kuan-xiong aerosol in the treament of anginal attacks [J]. Planta Medica, 1983, 47 (2): 116.

[2] Kamal A. Cardioprotective effect of Sandal safed (Santalum album Linn), against Isoproterenol induced myocardial infarction in rats [D]. Ban galore: RGUHS, 2014.

[3] Masood S K, Mhaveer S, Mohammad A K, et al. Protective effect of *Santalum album* on doxorubicin induced cardiotoxicity in rats [J]. World Journal of Pharmaceutical Research, 2014, 3 (2): 2760-2771.

[4] 秦明芳，谢金鲜，周红海，等. 檀香茶叶水提醇沉液对心血管的作用及抗疲劳的实验研究 [J]. 基因组学与应用生物学，2010，29 (5)：962-968.

甘松

《本草拾遗》

【基源】 本品为败酱科植物甘松或匙叶甘松的干燥根及根茎。

【性味】 辛、甘，温。

【归经】 归脾、胃经。

【功效】 行气止痛，开郁醒脾；外用祛湿消肿。

【主治】 内治脘腹胀满，食欲不振，呕吐；外治牙痛，脚气肿毒。

【用法用量】 水煎服，3~6 g。外用适量，泡汤漱口或煎汤洗脚或研末敷患处。

【心病应用】

甘松行气解郁，为稳心颗粒的组成之一，该方由党参、黄精、三七、琥珀及甘松组成，具有益气养阴、活血化瘀的功效，主治气阴两虚、心脉瘀阻所致的心动悸、脉结代。张志远以甘松治疗心脏功能失调、心律不齐，尤其是期前收缩，与桂枝、生地黄、甘草、麦门冬、人参、阿胶等同用，坚持服用即可纠正。[1]

【心病相关药理】

甘松含萜类、黄酮类、香豆素类和木脂素类等。在实验性心律失常及心肌缺血模型中，甘松对室性期前收缩、室性心动过速均有明显拮抗作用；甘松挥发油可通过抑制大鼠心肌细胞膜 L 型钙通道电流，使电流电压曲线上移，发挥抗心律失常作用。[2]

【药论选录】

《证类本草》："味甘，温，无毒。主恶气，卒心腹痛满。"

《珍珠囊补遗药性赋》："甘松味甘温无毒。善除恶气，浴体香肌，治心腹痛。"

《医学衷中参西录》："甘松，即西药中之缬草，其气香，味微酸。……西人则以为兴奋之品，善治心脏麻痹、霍乱转筋。东人又以为镇静神经之特效药，用治癫狂、痫痉诸病。盖为其气香，故善兴奋心脏，使不至于麻痹，而其馨香透窍之力，亦自能开痹通瘀也。为其味酸，故能保安神经，使不至于妄行，而酸化软坚之力，又自能化多年之症结，使尽消融也。至于其能补痿，能治霍乱转筋者，即心脏不麻痹，神经不妄行之功效外着者也。孰谓中西医理不相贯通哉？"

参考文献：

［1］张志远．国医大师张志远用药手记［M］．北京：中国医药科技出版社，2017.

［2］魏华民，吴红金．中药抗心律失常的临床与基础研究进展［J］．中西医结合心脑血管病杂志，2015，13（2）：152-158.

大果木姜子

《本草纲目拾遗》

【基源】本品为米槁成熟干燥果实。1978 年由李锡文鉴定为樟科樟属新种。[1]

【性味】辛，温；无毒。

【归经】诸书未言明，据其功效，可归入脾、胃、心经。

【功效】散寒祛湿，行气止痛。

【主治】吐泻，咳喘，胃寒腹痛，脚气，肿毒。

【用法用量】水煎服，3~10 g。

【心病应用】

大果木姜子辛温，可宽胸理气止痛，临床可用于治疗胸痹心痛，现已经开发成为上市中成药“理气活血滴丸”。大果木姜子是治疗胸痛、胸闷的代表性苗药，在理气活血滴丸中起到通阳活血之功，为君药。临床研究结果表明，理气活血滴丸治疗冠心病心绞痛心阳不足、心血瘀阻证在减轻心绞痛症状积分，降低心绞痛疼痛程度，减少心绞痛持续时间、发作次数，改善胸痛、胸闷、气短、心悸、畏寒等症状方面具有显著疗效，其疗效与复方丹参滴丸相当。[2]

【心病相关药理】

大果木姜子含木姜子挥发油、胺树脑、龙脑、古巴烯、樟脑等。[3]

对实验动物急性心肌缺血具有保护作用：大果木姜子挥发油对离体内脏平滑肌和心血管平滑肌有松弛作用。采用结扎猫冠状动脉左前降支致急性实验性心肌缺血，以观察其抗心肌缺血作用。实验结果表明大果木姜子挥发油对猫急性心肌缺血具有保护作用。[4]

有研究采用皮下多点注射盐酸异丙肾上腺素建立大鼠心肌缺血模型，测定大果木姜子对大鼠血清中天冬氨酸氨基转移酶、乳酸脱氢酶、肌酸激酶乳酸脱氢酶的含量，检测体内总抗氧化能力、谷胱甘肽的含量，病理组织学观察心肌组织的形态结构变化。结果显示大果木姜子可显著降低乳酸脱氢酶和肌酸激酶水平，增加体内总抗氧化能力及谷胱甘肽的含量，有效改善心肌组织的病理组织形态。结论：大果木姜子可能通过作用于抗氧化系统起到对急性心肌缺血损伤的保护作用，但是高、中、低剂量没有呈现剂量依赖性，其中以低剂量效果最突出。[5]

参考文献：

[1] 邱德文，李鸿玉，赵山，等. 米槁的本草学研究［J］. 中国医药学报，1993，8（2）：19-20，26.

[2] 中国中西医结合学会心血管病专业委员会. 理气活血滴丸治疗冠心病稳定型心绞痛中国专家共识［J］. 中西医结合心脑血管病杂志，2018，16（17）：2441-2444.

[3] 赵立春. 大果木姜子的化学成分研究［D］. 贵阳：贵阳中医学院，2007.

[4] 孙学惠，隋艳华，邱德文. 大果木姜子油对猫急性实验性心肌缺血的保护作用［J］. 中国药学杂志，1995，30（6）：341-344.

[5] 李亚辉，杨欣. 贵州大果木姜子对急性心肌缺血损伤的保护作用［J］. 中医药信息，2020，37（3）：4-8.

第十三章　消食药

山楂

《本草经集注》

【基源】 本品为蔷薇科植物山里红或山楂的干燥成熟果实。

【性味】 酸、甘，微温。

【归经】 归脾、胃、肝经。

【功效】 消食化积，行气散瘀，化浊降脂。

【主治】 肉食积滞，胃脘胀满，泻痢腹痛，瘀血经闭，产后瘀阻，心腹刺痛，胸痹心痛，疝气疼痛，高脂血症。焦山楂消食导滞作用增强，多用于肉食积滞，泻痢不爽。

【用法用量】 水煎服，9~12 g。

【心病应用】

山楂味酸而甘，性微温，长于健脾开胃，促进消化，为消化油腻肉食积滞之要药。凡肉食积滞之脘腹胀满、嗳气吞酸、腹痛，均可应用山楂。山楂兼入血分，性温能通行气血，有活血化瘀止痛之功，故治胸腹瘀滞者多用山楂，且常与川芎、桃仁、红花等同用。现代药理研究证实山楂有降血脂、降血压的作用，加之药食同源，故被高血压、高血脂患者广泛应用。

【心病相关药理】

山楂主要含黄酮类、黄烷及其聚合物类、有机酸类，另外还含三萜类和甾体类等。

降血脂作用：刘全亮等采用含等量总黄酮的不同纯度的山楂叶总黄酮样品灌胃高脂血症模型小鼠，测定小鼠血清总胆固醇、甘油三酯的值。结果显示：不同纯度的山楂叶总黄酮样品均有明显降低高脂血症小鼠总胆固醇和甘油三酯的作用。[1] 谢伟华等通过检测山楂黄酮对高脂血症模型小鼠血脂含量及脂肪、肌肉组织中生脂基因转录表达的影响，探讨其降血脂机制。结论：山楂黄酮能显著降低高脂血症模型小鼠的血脂含量，通过调控 HSL、SREBP-1c 基因的表达，共同调控动物脂代谢。[2]

抗心肌缺血再灌注损伤：李澎等通过体外培养乳鼠原代心肌细胞，模拟在体心肌缺血再灌注损伤，使用山楂叶原花青素提取物进行干预，观察药物疗效。结果：山楂叶原花青素对体外培养的乳鼠心肌细胞的缺血再灌注损伤具有显著的治疗作用。[3] 喻斌观察山楂叶总黄酮对麻醉犬冠状动脉结扎导致的心肌缺血的保护作用。结果：山楂叶总黄酮可显著减少冠状动脉结扎导致的ST-T缺血，同时减少血清乳酸脱氧酶和肌酸激酶的释放，缩小心肌梗死范围，可见山楂叶总黄酮能明显减轻心肌缺血程度。[4] 刘竞天等在山楂酸对体外乳鼠心肌细胞损伤的保护作用的研究中，发现培养液中肌酸激酶和乳酸脱氢酶活性均明显减少，可见山楂酸对心肌细胞损伤的保护作用可能与其抗氧化和抑制细胞内钙超载有关。[5]

增加冠状动脉血流量及强心作用：山楂总黄酮有扩张冠状动脉及舒张血管的作用，还有改善心脏活力和兴奋中枢神经系统的作用。山楂浸膏、山楂水提取物均可对蟾蜍在体、离体、正常及疲劳的心脏有一定程度的强心作用。[6]

抗心律不齐：山楂浸膏对垂体后叶素引起的心律不齐有一定的抑制作用。山楂提取物有对抗静脉注射乌头碱引起的心律不齐的作用，且作用较强，其中起主要作用的是山楂黄酮和皂苷。山楂中的三萜酸类能增加冠状动脉血流量，并能提高心肌对强心苷作用的敏感性，增加心输出量，减弱心肌应激性和传导性，具有抗室颤、房颤和阵发性心律失常等作用。[7]

降血压作用：山楂中的总黄酮有扩张血管和持久降血压作用。林启云实验证明山楂乙醇提取物有降低猫血压的作用，并且可加强戊巴比妥钠中枢抑制作用，以利于降血压。[8] 黄飞对山楂叶中的多糖活性成分进行提取分离，发现山楂叶多糖具有较好的降血压功能。[9]

对血管内皮细胞的作用：常翠青等探讨山楂总黄酮对人血管内皮细胞的保护作用及其机理。方法：通过原代培养人脐静脉内皮细胞，从细胞形态学、细胞生长状况、细胞内乳酸脱氢酶释放、内皮细胞对单核细胞的黏附作用，以及低密度脂蛋白脂质过氧化测定等，观察不同剂量（25 mg/L，50 mg/L，100 mg/L）山楂总黄酮对氧化型低密度脂蛋白诱导的内皮细胞损伤的影响和对内皮细胞的直接作用。结论：山楂总黄酮可以有效地保护内皮细胞免受氧化型低密度脂蛋白的损伤，其机理与山楂总黄酮的抗氧化作用和对内皮细胞的直接作用有关。[10]

【药论选录】

《医学衷中参西录》：“山楂……皮赤肉红黄，故善入血分，为化瘀血之要药。能除症瘕瘤瘕，女子月闭，产后瘀血作疼。……其化瘀之力，更能蠲除肠中瘀滞，下痢脓血，且兼入气分以开气郁痰结，疗心腹疼痛。若以甘药佐之，……化瘀血而不伤新血，开郁气而不伤正气，其性尤和平也。”

《本经逢原》：“山楂入足阳明、太阴、厥阴三经血分。大能克化饮食。《本经》言其酸冷，然其功长于消肉积，行滞血，性温可知。……若外感风寒兼伤饮食，举世以发表消导并进，中气实者幸而获痊，虚者表邪乘虚陷入于腑，而生内变者多矣。”

参考文献：

[1] 刘全亮，杨中林．不同纯度山楂叶总黄酮降血脂作用的比较研究［J］．海峡药学，2008，20（2）：23-25.

[2] 谢伟华，孙超，刘淑敏，等. 山楂黄酮对高脂血模型小鼠血脂及生脂基因转录表达的影响［J］. 中国中药杂志，2009，34（2）：224-229.
[3] 李澎，王建农，卢树杰，等. 山楂叶原花青素对乳鼠心肌细胞缺血再灌注损伤的保护作用［J］. 中国中药杂志，2009，34（1）：96-99.
[4] 喻斌，李宏轶，张良，等. 山楂叶总黄酮对麻醉犬冠脉结扎所致心肌缺血的保护作用［J］. 中药新药与临床药理，2008，19（6）：461-464.
[5] 刘竞天，李运曼，龚晓健，等. 山楂酸对体外乳大鼠心肌细胞损伤的保护作用［J］. 中国新药杂志，2008，17（9）：743-747.
[6] 方文贤，宋崇顺，周立孝. 医用中药药理学［M］. 北京：人民卫生出版社，1998.
[7] 聂国钦. 山楂概述［J］. 海峡药学，2001，13（增刊）：77-79.
[8] 林启云，潘晓春，方敏. 广西大果山楂药理作用研究［J］. 广西中医药，1990，13（3）：45-47.
[9] 黄飞. 山楂叶多糖的功能活性测定研究［J］. 广西轻工业，2001（2）：47-49.
[10] 常翠青，陈吉棣. 山楂总黄酮对人血管内皮细胞的作用［J］. 中国公共卫生，2002，18（4）：390-392.

红曲

《本草纲目》

【基源】本品为曲霉科真菌红曲霉的菌丝体寄生在粳米上而成的红曲米。

【性味】甘，微温。

【归经】归脾、大肠经。

【功效】健脾消食，活血化瘀。

【主治】饮食积滞，脘腹胀满，赤白下痢，产后恶露不尽，跌打损伤。

【用法用量】水煎服，6~15 g；或入丸、散。外用适量，捣敷。

【心病应用】

王素如报道称他们将152例高脂血症病人分为2组，血脂康（主要成分为红曲）组72例，采用血脂康丸每次2粒，每天2次；洛伐他汀组80例，采用洛伐他汀20 mg，晚餐后服用1次。8周后发现血脂康组与洛伐他汀组疗效相似，均为安全、有效的降血脂药物。[1]

王铭从门诊及住院部选出高脂血症病例300例，根据《中药新药临床试验指导原则》中对高脂血症的中医证候分型标准分为5组：痰浊阻遏组、脾肾阳虚组、肝肾阴虚组、阴虚阳亢组、气滞血瘀组，每组各60例。5组患者给予血脂康胶囊进行治疗，服用8周，结果确认血脂康胶囊是一种成分明确、作用机制清楚、疗效稳定、安全有效、毒副作用小的纯天然中药。结论：运用血脂康胶囊治疗高脂血症，能够显著降低患者血脂水平，但存在证型疗效差异，其中痰浊阻遏组综合疗效最好，而脾肾阳虚组疗效则最不明显。[2]

神曲、半夏曲和红曲是仝小林教授治疗高脂血症的常用药。临床辨治高脂血症应抓住脾虚不运、邪实结聚的核心病机，标本兼顾。治疗时当辛开苦降，消膏降浊，调和脾胃寒热。在临床用量方面，神曲常用9~15 g以健脾和胃、消导调中；半夏曲常用9~15 g以通泄消导、燥湿化痰而协助病理产物排出体外；红曲作为降血脂的靶药，其临床用量范围为3~15 g以健脾燥湿、降浊消脂。现代药理研究表明，以上三味药可增强胃肠道动力、调节肠道菌群，降低总胆固醇、甘油三酯、低密度胆固醇。[3]

【心病相关药理】

对血脂的影响：有研究发现，服用8周血脂康后，患者的血清总胆固醇、甘油三酯、低密度脂蛋白胆固醇、动脉粥样硬化指数都有下降，高密度脂蛋白胆固醇提升，大部分患者的高脂血症症状，如胸闷、气短、头晕之类，均有明显的改良或消除。[4]

【药论选录】

《本草纲目》："红曲《本草》不载，法出近世，亦奇术也。""人之水谷入于胃，受中焦湿热熏蒸，游溢精气，日化为红，散布脏腑经络，是为营血，此造化自然之微妙也。造红曲者，以白米饭受湿热郁蒸变而为红，即成真色，久亦不渝，此乃人窥造化之巧者也。故红曲有治脾胃营血之功，得同气相求之理。"

《本草备要》："入营而破血，燥胃消食，活血和血，治赤白下痢，跌打损伤。"

参考文献：

[1] 王素如. 血脂康与洛伐他汀治疗高脂血症的疗效比较［J］. 中国新药与临床杂志. 2000. 19（4）：249-251.

[2] 王铭. 血脂康治疗不同中医证型高脂血症的疗效观察［D］. 北京：中国中医科学院望京医院，2008.

[3] 郑玉娇，张莉莉，丁齐又，等. 神曲、半夏曲、红曲治疗高脂血症经验——仝小林三味小方撷萃［J］. 吉林中医药，2020，40（8）：998-1000.

[4] 陈镜洲. 红曲复方制剂对新加坡高脂血症干预的研究［D］. 南京：南京中医药大学，2018.

莱菔子

《日华子本草》

【基源】本品为十字花科植物萝卜的干燥成熟种子。

【性味】辛、甘，平。

【归经】归肺、脾、胃经。

【功效】消食除胀，降气化痰。

【**主治**】饮食停滞，脘腹胀痛，大便秘结，积滞所致泻痢，痰壅咳喘。

【**用法用量**】水煎服，5~12 g。

【**心病应用**】

沈绍功治疗高血压予降血压四味汤，其组成为莱菔子 10 g、泽泻 10 g、川芎 10 g、钩藤（后下）15 g。方中莱菔子、泽泻祛痰湿，分利二便，使邪从二便而出；川芎化瘀，升清透窍；钩藤平肝，治肝风之标。四味药相伍升清降浊，可通用于原发性高血压痰瘀互结、毒损心络证及肝肾亏虚证、肝阳上亢证等。[1]

【**心病相关药理**】

莱菔子为萝卜的干燥成熟种子，含生物碱、硫代葡糖苷、异硫氰酸盐、黄酮、挥发油、脂肪油、蛋白质、多糖等化学成分，具有平喘、镇咳、祛痰、抗氧化、降血压、降血脂、抗菌、增强胃肠道动力、改善泌尿系统等多种药理作用。[2] 莱菔子提取物有降血压效果，其水溶性生物碱具有明显的降血压作用，并对心血管重构具有逆转作用。[3]

【**药论选录**】

《本草新编》："却喘咳下气甚神，解面食至效。治风痰，消恶疮，善止久痢，陈胀满亦奇。"

参考文献：

[1] 李成卫，沈绍功. 原发性高血压病痰瘀同治整体治疗方案设计［J］. 中国医药学报 2004. 19（10）：626-628.

[2] 赵振华，李媛，季冬青，等. 莱菔子化学成分与药理作用研究进展［J］. 食品与药品，2017，19（2）：147-151.

[3] 葛亚如，郭炜，董文亮，等. 莱菔子降血压机制研究与临床应用进展［J］. 中国中医药现代远程教育，2015，13（12）：152-153.

第十四章　止血药

大蓟

《名医别录》

【基源】 本品为菊科植物大蓟的干燥地上部分。

【性味】 甘、苦，凉。

【归经】 归心、肝经。

【功效】 凉血止血，散瘀，解毒消痈。

【主治】 衄血，吐血，尿血，便血，崩漏，外伤出血，痈肿疮毒。

【用法用量】 水煎服，10~15 g，大剂量可用至 30 g。

【使用注意】 本品性凉，脾胃虚寒者慎用。

【心病应用】

大蓟性凉，凉血止血，凡属血热妄行者，皆可应用。大蓟用于止血，单味即效，炒炭后则功专收敛止血，如十灰散即以之与小蓟、侧柏叶、茅根、茜草根等药炒炭存性，专治吐血、咯血等。

大蓟根降血压效果较好，可用于治疗高血压，但因其性寒，故适用于高血压见有肝热者，可单味应用，也可配伍夏枯草、豨莶草等。

【心病相关药理】

大蓟主要含三萜和甾醇、长链炔（烯）醇类、黄酮和黄酮苷类等，其中黄酮及黄酮苷类是大蓟发挥作用的主要成分。

对血压的影响：大蓟根水剂、碱液、酸性醇浸出液以及叶水剂，对犬均有降血压作用。大蓟水浸出液、乙醇浸出液对猫、兔也有一定的降血压作用，而大蓟水煎液对于高血压有治疗效果，且降血压作用比较温和。大蓟也具有一定的升血压作用，如有报道称朝鲜产大蓟中所含的一种黄酮苷类化合物具有升血压作用。[1]

治疗心律失常：大蓟水煎液对离体蛙心具有明显的抑制作用，使心脏收缩幅度降低，减慢心率，但大剂量时也会出现不同程度的房室传导阻滞。[2]

【药论选录】

《本草乘雅半偈》："主女子赤白沃，安胎，止吐血、鼻衄，令人肥健。"

参考文献：

［1］王振平，毕佳，陈忠科．大蓟水煎剂治疗小鼠高血压的研究［J］．山东大学学报：理学版，2011，46（7）：8-10.

［2］李敏，苗明三．大蓟的化学、药理及临床应用特点［J］．中医学报，2016，31（2）：262-265.

小蓟

《名医别录》

【基源】本品为菊科植物刺儿菜的干燥地上部分。

【性味】甘、苦，凉。

【归经】归心、肝经。

【功效】凉血止血，散瘀，解毒消痈。

【主治】衄血，吐血，尿血，血淋，便血，崩漏，外伤出血，痈肿疮毒。

【用法用量】水煎服，10~30 g。

【心病应用】

小蓟具有利尿、降血压、止血作用，可治疗肝阳上亢型高血压。

【心病相关药理】

小蓟主要含生物碱、黄酮、三萜等，其中止血活性成分有刺槐素-7-鼠李糖苷、芸香苷、咖啡酸、绿原酸、原儿茶醛以及蒲公英甾醇等。

对血压、心率的影响：梁军等研究宁夏野生小蓟水提取物对家兔动脉血压和心率的影响，结果表明一定剂量小蓟水提取物对家兔有明显降血压和减慢心率的作用。[1] 魏彦等研究小蓟水煎液和乙醇提取物对离体兔心、豚鼠心房肌的作用，结果显示其对肾上腺素能受体有激动作用，而其有效成分酪胺有显著的升血压作用。[2]

【药论选录】

《证类本草》："生捣根绞汁饮，以止吐血、衄血、下血，皆验。"

《本经逢原》："小蓟根专于破血，不能消肿，有破宿生新之功，吐血血崩之用，但其力微，只可退热，不似大蓟能破瘀散毒也。"

参考文献：

［1］梁军，张志宁，叶莉．小蓟水提取物对家兔心血管活动的影响［J］．山西中医，2011，27（6）：50-51.

[2] 魏彦，邱乃英，欧阳青. 大蓟、小蓟的鉴别与临床应用［J］. 北京中医杂志，2002，21（5）：296-297.

白茅根

《神农本草经》

【基源】本品为禾本科植物白茅的干燥根茎。

【性味】甘，寒。

【归经】归肺、胃、膀胱经。

【功效】凉血止血，清热利尿。

【主治】血热出血，水肿，热淋，黄疸，胃热呕吐，肺热咳嗽。

【用法用量】水煎服，15~30 g；鲜品加倍，且以鲜品为佳，可捣汁服。多生用，止血亦可炒炭用。

【心病应用】

白茅根味甘，性寒，主入血分，擅于凉血止血，为治血热妄行诸血证之常用药。因其善清肺胃蕴热，故尤适用于肺胃热盛导致的出血病证。白茅根单味应用即可取效，如《千金翼方》治吐血不止，以白茅根煎汁服用或鲜品捣汁饮用；也可与其他凉血止血药同用，以增加疗效。

白玉昊等自制白茅根降血压茶（将白茅根 50 g、白蒺藜 5 g、野菊花 2 g、决明子 3 g 按比例混合充分后粉碎为末，用茶滤纸按每包 20 g 包装，每天 3 包以开水冲泡，代茶饮，20 天为 1 个疗程）治疗原发性高血压 98 例，共治疗 3 个疗程，总有效率为 97.96%。[1]

心病临床常用于治疗高血压合并心力衰竭。如魏朝红在常规治疗心力衰竭患者的基础上加用白茅根茶治疗 8 周，观察组总有效率为 90.9%，对照组总有效率为 63.9%。[2]

【心病相关药理】

白茅根主要含三萜类、黄酮类、木脂素类、内酯类、糖类、甾体类及有机酸类等化学成分。药理研究表明白茅根具有利尿、止血、抗菌及免疫调节等作用。[3]

降血压和利尿作用：经动物实验证明，白茅根水煎剂具有显著的降血压和利尿作用。其利尿作用可能与白茅根含有丰富的钾盐有关。其机制在于缓解肾小球血管痉挛，从而使肾血流量及肾滤过率增加而产生利尿效果，同时改善肾缺血，减少肾素产生，使血压恢复正常。[4]

【药论选录】

《神农本草经》：“茅根味甘寒。主劳伤虚羸，补中益气，除瘀血，血闭寒热，利小便。其苗，主下水。”

《麻科活人全书》：“白茅根降除伏热，利小便，止渴，治吐血，便尿，诸血。”

参考文献：

[1] 白玉昊，时银英，段玉通. 白茅根降压茶治疗原发性高血压98例疗效观察［J］. 中国现代药物应用，2007，1（6）：63.

[2] 魏朝红. 白茅根茶治疗顽固性心力衰竭的疗效观察［J］. 临床合理用药，2012，5（1C）：77.

[3] 刘荣华，付丽娜，陈兰英，等. 白茅根化学成分与药理研究进展［J］. 江西中医学院学报，2010，22（4）：80-83.

[4] 刘金荣. 白茅根的化学成分、药理作用及临床应用［J］. 山东中医杂志，2014，33（12）：1021-1024.

槐花

《日华子本草》

【基源】本品为豆科植物槐的干燥花及花蕾。

【性味】苦，微寒。

【归经】归肝、大肠经。

【功效】凉血止血，清肝泻火。

【主治】便血，痔血，血痢，崩漏，吐血，衄血，肝热目赤，头痛眩晕。

【用法用量】水煎服，10~15 g。

【心病应用】

槐花苦寒，长于清泻肝火，凡肝火上炎导致的目赤、头胀头痛及眩晕等，可用单味煎汤代茶饮，也可与夏枯草、菊花泡水代茶饮。

【心病相关药理】

槐花含黄酮类、皂苷类、脂肪酸类、多糖类、挥发性成分等。现代临床研究表明，槐花具有止血、降血糖、抗氧化、保护肠胃、增强免疫力、抗病毒、降血压及抗肿瘤等作用。[1]

【药论选录】

《汤液本草》："槐花味苦、无毒。治五痔、心痛、眼赤，杀腹脏虫及热。治皮肤风、肠风泻血、赤白痢。"

参考文献：

[1] 刘琳，程伟. 槐花化学成分及现代药理研究新进展［J］. 中医药信息，2019，36（4）：125-128.

仙鹤草

《伪药条辨》

【基源】本品为蔷薇科植物龙芽草的干燥地上部分。

【性味】苦、涩，平。

【归经】归心、肝经。

【功效】收敛止血，截疟，止痢，解毒，补虚。

【主治】咯血，吐血，崩漏，疟疾，血痢，痈肿疮毒，阴痒带下，脱力劳伤。

【用法用量】水煎服，6~12 g。外用适量。

【心病应用】

施今墨认为仙鹤草可强心、兴奋呼吸、调整心律，配伍通血脉、散血止血、利小便之地锦草可治疗心动过速、出血疾患；可收敛止血，收缩血管，配伍阿胶（补血养阴）可补心强心以调整心律，可用于治疗心脏诸疾证属心阴不足者。[1]

王国三常用仙鹤草 40~120 g 强心除乏、敛神复脉，配伍镇静安神之龙齿，补益心脾之酸枣仁、党参，治疗期前收缩。[2]

毕超然等总结古籍和现代医家应用仙鹤草的经验，得出临床用量多为 10~120 g（鲜品用至 200 g）。其中，小剂量收敛止血；中剂量补虚生津、复脉止汗；大剂量涩肠止痢、解毒止痛。[3]

【心病相关药理】

仙鹤草主要含间苯三酚缩合体、黄酮、有机酸类化合物。其止血的活性成分有仙鹤草素、鞣质、没食子酸及维生素 K 等。

抗心律失常作用：仙鹤草可治疗窦性心动过缓且有一定成效。其治疗窦性心动过缓的机理可能为解除迷走神经抑制，从而加快心率。[4]

抗凝、促凝作用：仙鹤草可通过抑制血小板活化后表达及释放反应，抑制血小板聚集，从而具有抗凝作用；同时，仙鹤草水提取液因可促进外源凝血途径活化而具有促凝的作用。所以仙鹤草水提取物对凝血系统有促进和抑制的双向调节作用，即具有抗凝和促凝作用。[5]

保护心肌细胞作用：仙鹤草醇提取物可能通过提高运动性疲劳大鼠心肌抗氧化能力、降低脂质过氧化反应，从而缓解运动性疲劳心肌的氧化应激损伤。[6]

对实验动物血压的影响：王德才等研究仙鹤草对兔血压的影响。结果提示小剂量仙鹤草水提取物降血压作用不明显，但能使心率加快，中、高剂量则使血压下降；3 个剂量的醇提取物均能使血压下降，且中、高剂量组可见心率减慢，用药后 0.5~1.5 min 作用达高峰，3~5 min 后血压和心率基本恢复正常；醇提取物对去甲肾上腺素和异丙肾上腺素的作用无明显影响，但阿托品能减弱其降血压作用。结论：仙鹤草提取物能降低兔血压，且醇提取物降血压作用强于水提取物。[7]

【药论选录】

《科学注解本草概要》："为止血、强心药，功能止血。止痢。去脱力劳乏。"

《滇南本草》："味苦、涩，性微温。治妇人月经或前或后。"

参考文献：

[1] 吕景山. 施今墨对药［M］. 4版. 北京：人民军医出版社，2010.

[2] 陈云志，刘俊. 中医不传之秘在于量：寻找中药重剂取效的秘诀［M］. 北京：人民军医出版社，2013.

[3] 毕超然，邸莎，邵蒙苏，等. 仙鹤草的临床应用及其用量探究［J］. 吉林中医药，2020，40（2）：248-250.

[4] 张凤，张谦. 仙鹤草治疗窦性心动过缓［J］. 中国民间疗法，2013，21（5）：34.

[5] 费鲜明，陈艳，吴万飞，等. 仙鹤草水提物体外对血小板聚集、凝血功能及血液流变学的影响［J］. 中国临床药理学与治疗学，2013，18（1）：10-16.

[6] 石君杰，宋李亚，梅诗雪，等. 仙鹤草醇提取物对运动性疲劳大鼠心肌氧化应激性损伤的干预作用［J］. 中国康复医学杂志，2013，28（9）：868-869.

[7] 王德才，高允生，朱玉云，等. 仙鹤草提取物对兔血压的影响［J］. 中国中医药信息杂志，2003，10（3）：21-22，24.

三七

《本草纲目》

【基源】本品为五加科植物三七的干燥根。

【性味】甘、微苦，温。

【归经】归肝、胃经。

【功效】散瘀止血，消肿定痛。

【主治】咯血，吐血，衄血，便血，崩漏，外伤出血，胸腹刺痛，跌打肿痛。

【用法用量】水煎服，3～10 g；研粉吞服，每次1～1.5 g。

【使用注意】血热者不宜。

【心病应用】

三七可化瘀止痛，对胸痛有较好的缓解作用。现代临床常用于治疗冠心病心绞痛，并广泛用于缺血性脑血管病、脑出血后遗症等。

三七含黄酮苷，有明显增加冠状动脉血流量、减慢心率以及减少心肌耗氧量等作用。故应用三七治疗冠心病心绞痛，不但疗效肯定、作用持久，而且副作用较少。具体用法为三七粉，每次6 g，每日2次，冲服。[1]

三七能祛瘀通脉、活血养心，用于治疗高脂血症患者，降胆固醇的有效率为78%；降甘油三酯的有效率为57.5%；降β脂蛋白的有效率为53%。具体服法为三七粉，每次1 g，每日2~3次，温开水冲服。[2]

三七能散瘀消肿止痛，可用于动脉粥样硬化发作期，瘀血较重可加蒲黄，气滞较重可加佛手、香附，胸闷较重可加檀香；缓解期可配伍人参益气活血，缓图其效。[3]

高其若等观察三七粉对高脂血症患者的临床疗效，探讨三七治疗高脂血症的临床价值。选取42例高脂血症门诊患者为观察对象，口服三七粉，观察治疗6周后各项血脂指标，分析三七治疗高脂血症的疗效。治疗后，患者血清总胆固醇、甘油三酯、低密度脂蛋白水平均显著下降，高密度脂蛋白水平则有显著上升。结论：三七对高脂血症具有治疗作用。[4]

【心病相关药理】

三七主要含皂苷、黄酮苷、氨基酸等。其止血活性成分为三七氨酸。三七能够缩短出血和凝血时间，具有抗血小板聚集和溶栓作用；能够促进多功能造血干细胞的增殖，具有造血作用；对各种药物诱发的心律失常均有保护作用；能够降低心肌耗氧量和氧利用率，能够有效缓解心肌缺血再灌注损伤，抗脂质氧化，从而在保护缺血心肌的同时降血脂；能明显改善左心室舒张功能，从而达到抗冠心病的作用。三七所含部分化学成分的功能等同于钙离子通道阻滞剂，通过阻断钙离子内流，从而达到扩血管目的，产生降血压作用。[5]

罗伟等观察三七总苷对高血压患者丙二醛、超氧化物歧化酶与红细胞变形性、聚集性的变化的影响。应用三七总苷治疗后丙二醛显著降低，超氧化物歧化酶明显升高，红细胞变形性增加、聚集性降低，血压及临床症状改善。结论：三七总苷具有明确的抗氧化、清除氧自由基、改善红细胞流变性的作用，对防治和延缓高血压并发症的发生有积极治疗价值。[6]

李韬等观察三七粉对饲料所致兔实验性动脉粥样硬化的影响。结果：高脂血症对照组（B组）动物主动脉壁出现明显动脉粥样硬化斑块，而高脂血症治疗组（C组）动物主动脉内膜病变轻微，未见明显动脉粥样硬化斑块形成。结论：三七能抑制或减轻动脉粥样硬化病变的发生、发展。[7] 周铄等观察三七预处理对大鼠心肌缺血再灌注损伤的保护作用。结论：三七预处理能够减少肌酸激酶和乳酸脱氢酶含量，减少心肌梗死面积，发挥对缺血再灌注心肌的保护作用。[8]

三七不良反应：有报道称三七不良反应在心血管方面表现为心律失常、心室传导阻滞、心慌、胸闷、发绀，这可能与三七总苷能阻断去甲肾上腺素导致的钙离子内流有关。[9] 徐江等通过对大鼠心肌细胞体外培养，观察三七总苷对原代培养大鼠心肌细胞的毒性作用，发现随着三七总苷浓度的增加，心肌细胞出现搏动消失、细胞膜受损、细胞质渗出、细胞死亡等不良反应。提示：三七总苷具有浓度依赖性的降低大鼠心肌细胞存活率的作用，具有明显的心血管毒性。[10]

【药论选录】

《本草纲目拾遗》：“人参补气第一，三七补血第一，味同而功亦等，故人并称曰人参三七，为药品中之最珍贵者。……竹节三七即昭参，解酲第一，有中酒者，嚼少许，立时即解。……味甘苦，同人参，去瘀损，止吐衄，补而不峻。以末掺诸血中，血化为水佳，大能消瘀。”

《玉楸药解》：“三七，味甘，微苦，入足厥阴肝经。和营止血，通脉行瘀。三七行瘀血而敛新血。”

《医学衷中参西录》：“三七之性，既善化血，又善止血，人多疑之，然有确实可征之处。”

参考文献：

[1] 孙建年，张爱焕. 三七治疗心绞痛［J］. 中医杂志，1994，35（1）：5-6.

[2] 陶文生，韩淑芳. 三七有利胆、退黄、降酶等作用［J］. 中医杂志，1994，35（2）：71.

[3] 周超凡，孙彩珍. 周超凡临证用药经验集锦［M］. 北京：人民卫生出版社，2017.

[4] 高其若，耿志强. 中医运用三七治疗高脂血症的临床观察［J］. 上海医药，2018，39（11）：23-24，34.

[5] 杨武韬. 三七化学成分分离及药理作用研究探讨［J］. 航空航天医学杂志，2019，30（5）：586-587，592.

[6] 罗伟，田明，张新，等. 三七总苷对高血压病患者氧自由基及红细胞流变性的影响［J］. 安徽中医临床杂志，2000，12（5）：369-371.

[7] 李韬，曲德英，雷菠，等. 三七粉对家兔实验性动脉粥样硬化的影响［J］. 中医研究，2006，19（1）：17-19.

[8] 周铄，翟桂兰，石月萍. 三七预处理对大鼠心肌缺血再灌注损伤的保护作用［J］. 中国新药杂志，2009，18（8）：737-740.

[9] 王林艳，谭喜莹，钱娜，等. 心内科常用中药饮片对心血管、神经系统不良反应分析［J］. 中成药，2020，42（6）：1676-1680.

[10] 徐江，彭双清，闫长会，等. 三七总皂苷对大鼠心脏血流动力学的毒性作用［J］. 中国新药杂志，2009，18（4）：349-352.

蒲黄

《神农本草经》

【基源】本品为香蒲科植物水烛香蒲、东方香蒲或同属植物的干燥花粉。

【性味】甘，平。

【归经】归肝、心包经。

【功效】止血，化瘀，通淋。

【主治】吐血，衄血，咯血，崩漏，外伤出血，经闭痛经，胸腹刺痛，跌打肿痛，血淋涩痛。

【用法用量】水煎服，3~10 g，包煎。外用适量，敷患处。

【使用注意】本品活血宜生用，止血宜炒用，孕妇忌用。

【心病应用】

蒲黄味甘，性平，长于收敛止血，兼有活血化瘀之功，为止血化瘀之要药，有止血而不留瘀的特点。各种出血病证皆可应用蒲黄，尤多用于吐血、衄血。

蒲黄的活血化瘀作用有利于高脂血症的治疗，可配合降血脂作用的中药如决明子、泽泻、山楂、何首乌以提高临床疗效。[1]

【心病相关药理】

抗血小板聚集作用：蒲黄总黄酮能明显降低血瘀模型家兔全血低切、中切和高切黏度，降低血细胞比容、血沉，并缩短血小板最大凝集时间，降低血小板最大聚集率。提示蒲黄总黄酮能够通过降低血液黏度、改善血液流变性及抑制血小板聚集来防治冠心病。[2]

保护心肌细胞作用：蒲黄总黄酮可减少心肌缺血程度、降低缺血范围，缩小心肌梗死面积，并通过改善内源性氧自由基清除能力，减轻脂质过氧化反应以维持心肌细胞膜正常通透性而发挥保护心肌细胞的作用。同时，蒲黄总黄酮能抑制线粒体内自由基（可造成心肌细胞损伤）的大量产生，促进心肌细胞能量代谢恢复。[3]

调血脂、抗动脉粥样硬化作用：蒲黄可以抑制早期动脉粥样硬化斑块的形成及胆固醇的吸收与合成，并促进胆固醇排泄，还可提高低密度脂蛋白受体基因的表达，加速血中低密度脂蛋白的清除，减少脂质在血管壁的沉积而发挥抗动脉粥样硬化作用。[4]

【药论选录】

《本草纲目》："凉血活血，止心腹诸痛。"

《神农本草经》："蒲黄，味甘平，主治心腹膀胱寒热，利小便，止血，消瘀血；久服轻身，益气力，延年神仙。"

《玉楸药解》："蒲黄亦行瘀血而敛新血。"

参考文献：

[1] 周超凡，孙彩珍. 周超凡临证用药经验集锦［M］. 北京：人民卫生出版社，2017：396.

[2] 杨慧玲，李军. 蒲黄总黄酮对家兔血液流变学参数和血小板聚集的影响［J］. 中国实验方剂学杂志，2012，18（17）：244-246.

[3] 王景祥，吕文伟，于静，等. 蒲黄总黄酮对犬急性心肌缺血的保护作用［J］. 中国实验方剂学杂志，2008，14（1）：39-42.

[4] 陶波，李晓宁. 蒲黄对动脉粥样硬化血管内皮损伤影响的实验研究［J］. 中西医结合心脑血管病杂志，2004，2（4）：222-223.

第十五章　活血化瘀药

川芎
《神农本草经》

【基源】本品为伞形科植物川芎的干燥根茎。

【性味】辛，温。

【归经】归肝、胆、心包经。

【功效】活血行气，祛风止痛。

【主治】胸痹心痛，胸胁刺痛，跌打肿痛，月经不调，经闭痛经，症瘕腹痛，头痛，风湿痹痛。

【用法用量】水煎服，3~10 g。

【使用注意】本品辛温升散，阴虚火旺者忌用。若心病使用恐动血，故剂量宜小。

【心病应用】

川芎能活血祛瘀以通脉，行气化滞以止痛，故气滞、血瘀引起的疼痛均可使用。瘀血停滞、胸胁刺痛者，常用川芎配桃仁、赤芍等，如《医林改错》血府逐瘀汤，心脉瘀阻、胸痹心痛者，常用川芎配丹参、桂枝、三七等。近代多用以川芎有效成分或川芎为主的复方治疗冠心病心绞痛。

川芎是“冠心Ⅱ号”中的理气活血药。陈可冀等对川芎的有效成分进行研究，发现其可缓解心绞痛症状。

【心病相关药理】

川芎主要含生物碱（如川芎嗪）、挥发油（主要为藁本内脂、香烩烯等）、酚类（如阿魏酸）、内脂素以及维生素 A、叶酸、蔗糖、甾醇、脂肪油等。川芎嗪已成为缺血性疾病应用最为广泛的中药有效成分制剂。[1]

改善微循环作用：川芎水提取物具有拮抗钙离子的作用，可舒张血管、改善患者缺氧状态。其机制可能为通过降低机体毛细血管通透性及抑制血小板聚集，最终实现对机体微循环的改善。[2]

降血压作用：川芎挥发油对低切应力环境体外培养的牛血管内皮细胞的内皮型一氧化

氮合成酶具有促进作用，可使其上升至高切应力水平下的正常表达水平。陈德森等认为该现象表明川芎挥发油具有一定的维持血管稳定性的作用。此外，川芎挥发油对正常大鼠股动脉血压有一定影响，发现其可剂量依赖性地降低大鼠股动脉收缩压、舒张压和平均动脉压。[3]

改善冠状动脉循环：川芎注射液能改善患者冠状动脉血液循环，使缺血导致的心肌细胞损伤情况大幅减轻，从而达到缩小心肌缺血范围的目的。[4]

缓解心力衰竭症状：川芎嗪可以纠正机体的心力衰竭症状，从而让患者的换气功能得到较为有效的改善和控制。[5]

【药论选录】

《珍珠囊补遗药性赋》："其用有二，上行头角，助元阳之气而止痛；下行血海，养新生之血以调经。"

《景岳全书》："行血散血无如川芎，然川芎之性升而散，凡火载血上者忌之。"

参考文献：

[1] 刘玥，高铸烨，付长庚，等. 活血化瘀防治冠心病：循证与展望［J］. 中国循证医学杂志，2018，18（11）：1145-1150.

[2] 靳春斌. 川芎的化学成分及药理作用研究进展［J］. 中国社区医师，2017，33（16）：8，13.

[3] 陈德森，赵万红，朱克刚，等. 川芎提取物对大鼠血压及血流动力学的影响［J］. 中成药，2010，32（10）：1675-1678.

[4] 周时. 中药川芎中有效成分的药理作用研究［J］. 内蒙古中医药，2015（5）：157，170.

[5] 姜宇懋，王丹巧. 川芎嗪药理作用研究进展［J］. 中国现代中药，2016，18（10）：1364-1370.

乳香

《名医别录》

【基源】本品为橄榄科植物乳香树及同属植物树皮渗出的树脂。

【性味】辛、苦，微温。

【归经】归脾、胃、肾经。

【功效】活血定痛，消肿生肌。

【主治】胸痹心痛，胃脘疼痛，痛经经闭，产后瘀阻，症瘕腹痛，风湿痹痛，筋脉拘挛，跌打损伤，痈肿疮疡。

【用法用量】水煎服，3~10 g，后下；或入丸、散。外用适量，研末调敷。

【使用注意】 本品气浊味苦，脾胃虚弱者慎用。其性活血，孕妇及无瘀滞者忌用。

【心病应用】

乳香芳香走窜，味辛行散，性微温祛寒，善温散胸腹阴寒、行气止痛。寒凝气滞之胸痛者，常用乳香配乌药、木香、槟榔等。临床上乳香与没药常组成对药，用于治疗气滞血瘀引起的冠心病心绞痛。

【心病相关药理】

乳香主要含树脂、树胶和挥发油。其树脂的主要成分为游离 α-乳香酸、游离 β-乳香酸、结合乳香酸、乳香树脂烃；其树胶的主要成分为阿糖酸的钙盐和镁盐，西黄芪胶黏素；其挥发油含蒎稀、α-水芹烯、β-水芹烯等。

抗凝作用：相关研究表明，乳香、没药水提取液及挥发油均具有显著抑制二磷酸腺苷诱导的家兔体外血小板聚集作用，不同提取物组合后其效应呈现一定的协同增效作用。乳香、没药水提取液及挥发油均具有显著延长凝血时间的作用，且水提取物活性强于挥发油活性。[1]

降血脂作用：乳香酸不仅可以直接诱导脂肪分解，还能抑制脂肪细胞分化，提示乳香酸可能具有潜在的降血脂作用。[2]

【药论选录】

《景岳全书》："通血脉，止大肠血痢疼痛，及妇人气逆血滞，心腹作痛，消痈疽诸毒，托里护心，活血定痛，舒筋脉，疗折伤。"

《本草纲目》："乳香香窜，能入心经，活血定痛，故为痈疽疮疡、心腹痛要药。"

《本草求真》："血因气逆，则血凝而不通，以致心腹绞痛。毒因气滞，则血聚而不散，以致痛处异常。乳香香窜入心，既能使血宣通而筋不伸，复能入肾温补，使气与血互相通活，俾气不令血阻，血亦不被气碍，故云功能生血，究皆行气活血之品耳。非如没药气味苦平，功专破血散瘀，止有推陈之力，而无致新之妙。"

《医学衷中参西录》："乳香，气香窜，味淡，故善透窍以理气。没药，气则淡薄，味则辛而微酸，故善化瘀以理血。其性皆微温，二药并用为宣通脏腑流通经络之要药。故凡心胃胁腹肢体关节诸疼痛皆能治之。……乳香、没药，最宜生用，若炒用之则流通之力顿减，至用于丸散中者，生轧作粗渣入锅内，隔纸烘至半熔，候冷轧之即成细末，此乳香、没药去油之法。"

参考文献：

[1] 蒋海峰，宿树兰，欧阳臻，等. 乳香、没药提取物及其配伍对血小板聚集与抗凝血酶活性的影响［J］. 中国实验方剂学杂志，2011，17（19）：160-165.

[2] 王文芳，傅杰，张春霞，等. 乳香酸药理活性研究进展［J］. 生命的化学，2015，35（4）：537-542.

没药

《开宝本草》

【基源】本品为橄榄科植物地丁树或哈地丁树的干燥树脂。

【性味】苦，平。

【归经】归心、肝、脾经。

【功效】活血定痛，消肿生肌。

【主治】胸痹心痛，胃脘疼痛，痛经经闭，产后瘀阻，症瘕腹痛，风湿痹痛，跌打损伤，痈肿疮疡。

【用法用量】水煎服，3~5 g；炮制去油，多入丸、散。

【使用注意】脾胃虚弱者慎用，无瘀滞者及孕妇不宜。

【心病应用】

没药味苦，性平，常与乳香相须为用，多用于治疗瘀血阻滞之心痛。

有报道称用没药胶囊（每粒胶囊含没药浸膏 0.2 g），每次 2~3 粒，每日 3 次，疗程 2 个月，共治疗 52 例高脂血症患者，结果表明没药有较好的降低胆固醇的作用。[1] 没药、乳香同用可化瘀降血脂，而没药降血脂作用可能与其“活血散血”的功效相关。[2]

【心病相关药理】

没药含有挥发油、水溶性的树胶、醇溶性的树脂、单萜类、苦味素、倍半萜类、小分子芳香族类等。其中，挥发油是其主要发挥作用的成分。

抗凝作用：相关研究表明，没药、乳香水提取液及挥发油均具有显著抑制二磷酸腺苷诱导的家兔体外血小板聚集作用，不同提取物组合后其效应呈现一定的协同增效作用。没药、乳香水提取液及挥发油均具有显著延长凝血时间的作用，且水提取物活性强于挥发油活性。[3]

降血脂：没药水煎液中的部分树脂有降血脂作用，并且能够防治冠心病。没药传统上常用于治疗和脂质相关的疾病，如肥胖、动脉粥样硬化。[4]

对血压、心率的影响：新鲜的没药叶水提取液能产生明显的降血压效果，并且高剂量能导致心率显著下降，但低剂量对心率几乎没有影响。[5]

【药论选录】

《本草新编》：“没药，味苦，辛，气平，无毒。入脾、肾二经。消肿突恶疮、痈疽溃腐，破血止痛如神，疗坠堕跌打损伤尤效。亦内、外可用之药，而外治更奇也。”

参考文献：

[1] 洪允祥，鲍军，夏舜英，等. 没药治疗高脂血症临床观察［J］. 中医杂志，1988（6）：36-37.

[2] 周超凡，孙彩珍．周超凡临证用药经验集锦［M］．北京：人民卫生出版社，2017.
[3] 蒋海峰，宿树兰，欧阳臻，等．乳香、没药提取物及其配伍对血小板聚集与抗凝血酶活性的影响［J］．中国实验方剂学杂志，2011，17（19）：160-165.
[4] 连秀娜，张琳．没药防治冠心病［J］．山西中医，2002，18（4）：10-11.
[5] 王维，朱永新，秦祥林，等．肯尼亚没药挥发油化学成分研究［J］．药物分析杂志，1995，15（6）：33-36.

延胡索

《雷公炮炙论》

【基源】本品为罂粟科植物延胡索的干燥块茎。

【性味】辛、苦，温。

【归经】归肝、脾经。

【功效】活血，行气，止痛。

【主治】胸胁、脘腹疼痛，胸痹心痛，经闭痛经，产后瘀阻，跌打肿痛。

【用法用量】水煎服，3~10 g；研末吞服，每次 1.5~3 g。

【心病应用】

延胡索辛散温通，能活血行气，常用于止痛。《本草纲目》认为其“能行血中气滞，气中血滞，故专治一身上下诸痛，用之中的，妙不可言”。治胸痹心痛、痰浊痹阻者，可用延胡索配瓜蒌、薤白；气滞血瘀者，可用延胡索配丹参、川芎。周超凡认为延胡索长于调和气血，故能治疗气血瘀滞之失眠。[1]

【心病相关药理】

延胡索含生物碱及大量淀粉、少量黏液质、树脂、挥发油等。

扩张冠状动脉、增加冠状动脉血流量、保护心肌细胞作用：延胡索总碱对心肌缺血具有较好的保护作用。延胡索所含的去氢延胡索甲素可扩张实验动物的冠状动脉血管，同时增加其血流量，增强心肌抗缺氧耐力，可对心肌缺血起到防护作用。[2]

抗心律失常、降血压作用：其机制可能是延胡索乙素（又称四氢帕马丁）发挥钙离子通道阻滞剂及降低去甲肾上腺素、儿茶酚胺含量的作用，进而起到抗心律失常及降血压作用。[3]

【药论选录】

《雷公炮炙论》：“心痛欲死，速觅延胡。”

《本草求真》：“延胡索，……不论是血是气，积而不散者，服此力能通达。以其性温，则于气血能行能畅；味辛，则于气血能润能散，所以理一身上下诸痛，往往独行功多。……然此既无益气之情，复少养营之义，徒仗辛温攻凝逐滞，虚人当兼补药同用，否则徒损无益。”

参考文献：

［1］周超凡，孙彩珍．周超凡临证用药经验集锦［M］．北京：人民卫生出版社，2017.

［2］关秀锋，王锐，曲秀芬，等．延胡索的化学成分及药理作用研究进展［J］．化学工程师，2020（3）：57-60.

［3］尚坤，李敬文，常美月，等．延胡索药理作用研究［J］．吉林中医药，2019，39（1）：108-110.

郁金

《药性论》

【基源】本品为姜科植物温郁金、姜黄、广西莪术或蓬莪术的干燥块根。

【性味】辛、苦，寒。

【归经】归肝、心、肺经。

【功效】活血止痛，行气解郁，清心凉血，利胆退黄。

【主治】胸胁刺痛，胸痹心痛，经闭痛经，乳房胀痛，热病神昏，癫痫发狂，血热吐衄，黄疸尿赤。

【用法用量】水煎服，3~10 g。

【使用注意】不宜与丁香同用。

【心病应用】

郁金辛能活血散瘀，行气解郁，故能止痛。《本草汇言》称其“性轻扬，能散郁滞，顺逆气，……为心肺肝胃气血火痰郁遏不行者最验”。气滞血瘀之胸痛者，常用郁金配木香，偏气郁者倍木香，偏血郁者倍郁金，即《医宗金鉴》颠倒木金散。

郁金辛散苦泄，能解郁开窍，且其性寒，兼有清心之功。故治湿温病湿浊上蒙心窍者，常用郁金与石菖蒲、栀子、连翘等配伍，如《温病全书》菖蒲郁金汤。

【心病相关药理】

郁金含挥发油、姜黄素、姜黄酮等，另含淀粉、多糖、脂肪油、水芹烯等。

抗凝作用：郁金多糖具有显著的体内抗凝血活性，其机制可能是通过内源性凝血途径和共同凝血途径发挥抗凝血作用。[1]

抗血栓、改善血液循环作用：温郁金中抗血栓和改善血液循环的活性物质主要有β-榄香烯、莪术醇和姜黄素等。β-榄香烯通过抑制血小板聚集和释放血栓素 A_2 减少血小板生成，延长凝血时间，从而发挥抗血栓作用，以及通过扩张血管促进微循环和通过增加钠钾 ATP 酶活性而发挥抗心肌缺血作用。[2-4]

【药论选录】

《本草分经》：“郁金，辛苦微甘，轻扬上行，入心包、心、肺，凉心热，散肝郁，破血下气，治经水逆行、气血诸痛，耗真阴。”

《本草新编》："夫郁金乃入血分之气药，其治诸血症，正因血之上行，皆属于内热火炎。郁金能降气，而火自降矣，况性又入血分，故能降下火气，则血自安经而不妄动也。丹溪之论，唯真正阴虚火动，以致呕血、咳血，非关气分之拂逆者，则宜忌之耳。"

参考文献：

[1] 潘小姣，杨秀芬，陈丽萍，等. 桂郁金多糖抗凝血及纤溶活性研究［J］. 医药导报，2013，32（2）：163-165.

[2] 唐泽耀，黄靓，林原，等. 阿司匹林与β-榄香烯对正常小鼠的凝血时间及缺血心肌模型小鼠的ATP酶活性影响的比较［J］. 中医药学报，2009，37（5）：12-15.

[3] 陆群，朱路佳，谢梅林，等. β-榄香烯抑制大鼠血栓形成及其机理研究［J］. 中国现代应用药学杂志，1999，16（4）：13-16.

[4] 连杰，徐蕾，郑筱祥. 应用光——色素法血栓生成模型研究榄香烯乳剂的抗血栓作用［J］. 中国微循环杂志，1998，2（2）：91-92.

姜黄

《新修本草》

【基源】 本品为姜科植物姜黄的干燥根茎。

【性味】 辛、苦，温。

【归经】 归脾、肝经。

【功效】 破血行气，通经止痛。

【主治】 气滞血瘀痛证，胸胁刺痛，经闭痛经，症瘕，风湿肩臂疼痛，跌打肿痛。

【用法用量】 水煎服，3~10 g。外用适量。

【使用注意】 本品破血，血虚瘀血者慎用，孕妇慎用。

【心病应用】

姜黄味辛、苦，性温，既入血分能活血化瘀，又入气分能行气散滞，为破血行气之品。临床上姜黄常与当归、木香、乌药同用，用于治疗心腹痛。

【心病相关药理】

姜黄含挥发油（主要成分为姜黄酮、芳姜黄酮、姜烯、水芹烯、桉油素、莪术酮、莪术醇、丁香烯龙脑、樟脑等）、色素（主要为姜黄素、去甲氧基姜黄素）及微量元素等。

降血脂作用：秦思评估姜黄及姜黄素对心血管疾病高危人群发挥降血脂作用的有效性及安全性。效应指标主要包括总胆固醇、低密度脂蛋白胆固醇、高密度脂蛋白胆固醇及甘油三酯。结论：姜黄及姜黄素可通过改善血脂水平保护心血管疾病高危患者。姜黄素或许能作为一种耐受性好的辅食与传统降血脂药联用。[1] 王利思研究姜黄的降血脂效应，将雄性 Wistar 大鼠随机分为正常对照组，高脂模型组，姜黄提取物低、中、高剂量组

（12 mg/kg、24 mg/kg、36 mg/kg）5 组，观察大鼠总胆固醇、甘油三酯、高密度脂蛋白胆固醇、低密度脂蛋白胆固醇的变化。结果：与高脂模型组相比，姜黄提取物中剂量组大鼠血清总胆固醇、低密度脂蛋胆固醇含量明显降低；姜黄提取物中、高剂量组大鼠血清总胆固醇、甘油三酯、低密度脂蛋胆固醇含量明显降低，高密度脂蛋白胆固醇含量明显升高。结论：姜黄对大鼠血脂具有降血脂作用。[2]

对血管内皮的影响：有研究证实姜黄素能阻断血管内皮细胞炎症因子 NK-κB 通路，减少培养的人血管内皮细胞中白细胞介素-1β 诱导的血管内皮脂酶的表达，抑制胆固醇诱导的血管平滑肌细胞增殖。[3]

【药论选录】

《本草纲目》："治风痹臂痛。""姜黄、郁金、术药（莪术）三物，形状功用皆相近。但郁金入心治血，而姜黄兼入脾，兼治气；术药则入肝，兼治气中之血，为不同尔。"

参考文献：

［1］秦思. 姜黄及姜黄素在心血管疾病高危人群中发挥降脂作用的 meta 分析［D］. 重庆：重庆医科大学，2018.

［2］王利思. 姜黄对高脂血症大鼠降脂效应的研究［J］. 心血管外科杂志：电子版，2019，8（4）：113.

［3］宋露萍，廖端芳. 姜黄素治疗动脉粥样硬化性心血管疾病的研究进展［J］. 中南医学科学杂志，2013，41（4）：417-421.

莪术

《药性论》

【基源】 本品为姜科植物蓬莪术、广西莪术或温郁金的干燥根茎。

【性味】 辛、苦，温。

【归经】 归肝、脾经。

【功效】 破血行气，消积止痛。

【主治】 胸痹心痛，症瘕痞块，瘀血经闭，心腹瘀痛，食积胀痛。

【用法用量】 水煎服，6~9 g。

【使用注意】 本品破血，孕妇禁用。

【心病应用】

莪术苦泄辛散温通，入气分及血分，能破血行气、消积止痛，适用于气滞血瘀、食积日久而成的症瘕积聚以及气滞、血瘀导致的心痛。莪术用于治疗胸痹心痛，可配伍丹参、川芎等；治体虚而瘀血久留不去，配伍黄芪、党参等以消补兼施。周超凡认为莪术入心经，可理气破血。[1]《医学入门》曰，"莪术"治心痹痛；《医学启源》曰："莪术主心膈痛。”莪术所治冠心病心绞痛为瘀血重症，应用指征为心痛，痛处不移，舌有瘀斑，脉沉涩。但莪术耗伤正气，应中病即止。

【心病相关药理】

莪术含挥发油和姜黄素类。研究发现莪术具有抗凝血、抗血小板聚集、抗氧化、调血脂等广泛的心血管药理作用。

保护血管内皮：莪术提取物通过增强血管血红素氧合酶-1 的活性，缓解心肌细胞线粒体损伤以保护血管内皮。莪术对血管内皮细胞和平滑肌细胞的不同药理作用，可应用于药物涂层支架，对预防支架植入术后再狭窄和血栓形成可能具有潜在作用。[2]

抗血栓的影响：周曙光等基于网络药理学探讨莪术抗血栓作用机制。结论提示莪术可能通过多成分、多靶点等相互作用方式，干预多条信号通路，进而调控血栓形成和发展。[3]

【药论选录】

《医学入门》：“蓬莪苦辛能逐水，治心脾病破气痞，定霍乱又止奔豚，消瘀调经益妇女。”

《本草纲目》：“郁金入心，专治血分之病；姜黄入脾，兼治血中之气；术入肝，治气中之血，稍为不同。按王执中《资生经》云：执中久患心脾疼，服醒脾药反胀。用耆域所载蓬莪术面裹炮熟研末，以水与酒醋煎服，立愈。盖此药能破气中之血也。”

参考文献：

[1] 周超凡，孙彩珍. 周超凡临证用药经验集锦［M］. 北京：人民卫生出版社，2017.

[2] 崔源源，刘剑刚，赵福海，等. 莪术主要化学成分预防支架后再狭窄药理作用的研究进展［J］. 中国中药杂志，2015，40（7）：1230-1234.

[3] 周曙光，韦洁，廖欣，等. 基于网络药理学探讨莪术抗血栓作用机制［J］. 中成药，2020，42（4）：1062-1065.

三棱

《本草拾遗》

【基源】 本品为黑三棱科植物黑三棱的干燥块茎。

【性味】 辛、苦，平。

【归经】 归肝、脾经。

【功效】 破血行气，消积止痛。

【主治】 胸痹心痛，症瘕痞块，痛经，瘀血经闭，食积胀痛。

【用法用量】 水煎服，5~10 g。

【使用注意】 本品破血，孕妇忌用。

【心病应用】

治疗胸痹心痛，可用三棱（破血中之气）配伍莪术（破气中之血），两药相合，增加了行气活血的作用，具有祛除胸中血痹的功效，使气血运行正常，胸阳得振，心脉畅和，而痹痛止。

【心病相关药理】

三棱主要含挥发油类、有机酸类、黄酮类、苯丙素类、皂苷类、甾醇类、糖类、生物碱类及微量元素等化学成分，其中黄酮类、皂苷类、阿魏酸、甘露醇和β-谷甾醇的药理作用与三棱活血化瘀的功效一致。[1] 三棱可不同程度地改善主动脉及冠状动脉粥样硬化病灶症状，且能不同程度地阻碍原癌基因 C-myc、C-fos 及 V-sis 的表达，具有良好抗动脉粥样硬化活性。三棱水煎液、乙酸乙酯与正丁醇提取物均具有显著抗凝血及抗血栓作用。[2] 徐男等探讨三棱抗血小板聚集及抗血栓形成的分子机制。结论提示三棱主要通过调控中枢神经系统的神经递质活性达到调节血管内皮细胞黏附分子表达及血小板线粒体功能介导血小板的凋亡，从而发挥抗血栓形成及抗血小板聚集的药理作用。[3]

【药论选录】

《医学启源》："京三棱，气平味苦，主心膈痛，饮食不消，破气。"

《汤液本草》："又治气胀，血脉不调，补五劳，通月经，消瘀血。色白，破血中之气。"

《得配本草》："荆三棱，苦，平。入足厥阴经血分。破血中之气，散一切血积气结，症癖坚硬作痛，消肿，通乳，堕胎。"

《本草经疏》："京三棱，从血药则治血，从气药则治气。"

参考文献：

[1] 王新胜，吴启南，陈广云，等．三棱化学成分与质量评价的研究进展［J］．中国药房，2013，24（15）：1417-1420.

[2] 谭静，林红强，王亚茹，等．三棱的化学成分、药理作用及临床应用研究进展［J］．特产研究，2018（4）：109-113.

[3] 徐男，王亮，孙蓉，等．基于整合药理学平台探究三棱抗血栓形成及抗血小板聚集的分子机制［J］．中国实验方剂学杂志，2019，25（5）：192-200.

丹参

《神农本草经》

【基源】本品为唇形科植物丹参的干燥根和根茎。

【性味】苦，微寒。

【归经】归心、肝经。

【功效】活血祛瘀，通经止痛，清心除烦，凉血消痈。

【主治】胸痹心痛，脘腹胁痛，症瘕积聚，热痹疼痛，心烦不眠，月经不调，经闭痛经，疮疡肿痛。

【用法用量】水煎服，10~15 g。

【使用注意】本品反藜芦。本品凉血活血，因寒致瘀者不宜。

【心病应用】

丹参能通行血脉、祛瘀止痛，临床常用于治疗多种血瘀病证。临床广泛应用丹参治疗血瘀胸痹心痛，如《时方歌括》丹参饮中丹参与檀香、砂仁同用，“冠心Ⅱ号”中丹参与红花、川芎、赤芍等同用。

丹参药性微寒，具清热凉血之功，用于温热病热入营血。温热病热入营血、高热神昏、烦躁、斑疹隐隐，可用丹参与生地黄、玄参、竹叶等配伍，如《温病条辨》清营汤。丹参善入心经，还能清心热、除烦安神，可与连翘、银花、麦门冬等同用，治热入心包之心烦不寐，甚或昏迷。

丹参能祛瘀生新。《本草纲目》称：“盖丹参能破宿血，补新血，安生胎，落死胎，止崩中带下，调经脉，其功大类当归、地黄、芎䓖、芍药故也。”故后世有“一味丹参，功同四物”之说。心血不足、虚烦心悸失眠者，常用丹参配生地黄、酸枣仁、当归等；血虚健忘者，可用丹参配熟地黄、远志、人参等，如《素问病机气宜保命集》二丹丸；瘀血不去、新血不生之心悸怔忡，可用丹参配红花、当归、三七等。

【心病相关药理】

丹参主要含脂溶性成分和水溶性成分。其脂溶性成分包括丹参酮Ⅰ、丹参酮ⅡA、丹参酮ⅡB、丹参酮Ⅲ、隐丹参酮、羟基丹参酮、丹参酸甲酯、紫丹参甲素、紫丹参乙素、丹参新酮、丹参醇Ⅰ、丹参醇Ⅱ、丹参醇Ⅲ、丹参酚、丹参醛等。其水溶性成分主要含丹参素、丹参酸甲、丹参酸乙、丹参酸丙、原儿茶酸、原儿茶醛等。

抗心肌缺血作用：丹参能增加冠状动脉血流量，改善微循环，促进侧支循环的开放，改善血液流变性，并提高缺氧耐受力，抗脂质过氧化，清除有害自由基，调节血液在心肌重新分布，从而保护缺血的心肌。[1]

抗心律失常：丹参的水溶性活性成分丹参素不仅可逆转异丙肾上腺素诱导的大鼠心肌肥厚，还可下调连接蛋白43表达，对冠状动脉结扎再灌注导致的室性心动过速/室颤有明显的抑制作用，还可增加超氧化物歧化酶活性，起到保护心肌的作用。[2]

抗心律失常、降低心肌耗氧量作用：丹参酮ⅡA对血管紧张素Ⅱ诱导的心肌细胞肥大有一定抑制作用，作用机制可能与丹参酮能抑制血管紧张素Ⅱ1型受体激活，阻止钙离子内流，阻断丝裂原活化的蛋白激酶通路等有关。[3]

抗动脉粥样硬化作用：丹参素可显著改善冠状动脉血流量，同时能对抗吗啡、盐酸普萘洛尔收缩冠状动脉的作用。此外，丹参素还能对脂蛋白产生不同的调整效果，其抗氧化能力与丹参用量大小有直接关系。丹参素对内源性胆固醇合成可产生抑制效果，对血管屏障形成保护作用，避免动脉粥样硬化。[4]

抗血小板聚集作用：丹参多酚酸能够稳定心绞痛患者血小板聚集、黏附水平，改善血液循环，进而避免血栓形成。[5]

抗高血脂作用：丹参素能够降低高血脂主要危害因素血浆总同型半胱氨酸的水平，起到抑制血脂升高的作用。[5]

【药论选录】

《增广和剂局方药性总论》："养神定志，通利关脉，治冷热脓止痛，生肌长肉，破宿血，补新生血，安生胎，落死胎，止血邪心烦，又治恶疮疥癣，瘿赘肿毒，丹毒，头痛，赤眼。"

《滇南本草》："补心，生血，养心，定志，安神宁心，健忘怔忡，惊悸不寐，生新血，去瘀血，安生胎，落死胎。一味可抵四物汤补血之功。"

《本草纲目》："丹参色赤味苦，气平而降，阴中之阳也。入手少阴、厥阴之经，心与包络血分药也。按：《妇人明理论》云四物汤治妇人病，不问产前、产后，经水多少，皆可通用。唯一味丹参散，主治与之相同。盖丹参能破宿血，补新血，安生胎，落死胎，止崩中带下，调经脉，其功大类当归、地黄、芎䓖、芍药故也。"

《本草求真》："丹参……书载能入心包络破瘀一语。已尽丹参功效矣！"

《本草从新》："又治目赤疝痛，疮疥肿毒，排脓生肌，养神定志，通利血脉，虽能补血，长于行血。无瘀，斟酌用之。"

参考文献：

[1] 温薇. 丹参的药理作用及临床应用［J］. 中医药信息，2007，24（4）：54-55.

[2] 魏华民，吴红金. 中药抗心律失常的临床与基础研究进展［J］. 中西医结合心脑血管病杂志，2015，13（2）：152-158.

[3] 胡志华，梁黔生，郑智. 丹参酮ⅡA 对肥厚心肌细胞内 C-jun 氨基末端激酶活性的影响［J］. 实用医学杂志，2007，23（1）：22-24.

[4] 李国樟，曹庸，卜晓英. 丹参活性成分的药效药理作用［J］. 农技服务，2010，27（7）：889-890，893.

[5] 高兵. 丹参的药理作用及临床应用分析［J］. 中国现代药物应用，2018，12（1）：196-197.

益母草

《神农本草经》

【基源】本品为唇形科植物益母草的新鲜或干燥地上部分。

【性味】苦、辛，微寒。

【归经】归肝、心、膀胱经。

【功效】活血调经，利尿消肿，清热解毒。

【主治】月经不调，痛经经闭，恶露不尽，水肿尿少，疮疡肿毒。

【用法用量】水煎服，9~30 g；鲜品 12~40 g。

【使用注意】孕妇及血虚、无瘀血者忌用。

【心病应用】

益母草有利尿消肿、活血化瘀作用。一般水肿，可单用，亦可与白茅根、泽兰等同用。心力衰竭，病理产物以瘀血为突出，因心主血脉，心力衰竭则心血瘀阻，瘀血不去，亦可化为痰水，日久水瘀互结，故益母草对心力衰竭之水瘀互结尤为适宜。

【心病相关药理】

益母草含有萜类、苯乙醇（苷）类、黄酮类、生物碱类、有机酸类、环形多肽类等成分。益母草具有扩张外周血管，降低血管阻力，有一定的抗高血压，降低冠状动脉阻力，增加冠状动脉血流量，保护心脏等药理作用。[1]

保护心肌作用：研究表明，益母草提取物通过保护酶的活性、减轻脂质过氧化反应和减少心肌内心肌酶的逸出而发挥保护心肌细胞结构和功能的作用。[2]

改善心肌缺血：益母草注射液对兔心肌缺血及再灌注损伤有明显的治疗效果，减少肌酸激酶、谷草转氨酶、乳酸脱氢酶、α-羟丁酸脱氢酶从心肌细胞逸出，说明益母草注射液可减轻心肌细胞缺血缺氧及再灌注引起的损伤。[3] 益母草生物碱组和黄酮组能抑制模型大鼠血清中肌酸激酶、乳酸脱氢酶活性及降低缺血心肌组织中丙二醛的含量，提高大鼠心肌组织中超氧化物歧化酶的活性，说明益母草中的生物碱和黄酮成分能有效抑制心肌组织缺血损伤。[4]

利尿作用：晁志等研究益母草中生物碱成分对大鼠的利尿作用。结果：水苏碱能显著增加大鼠尿量，益母草碱也有一定效果，其作用均在 2 h 内达到高峰。相比较而言，水苏碱作用更加迅速，而益母草碱作用较为缓和。尿液中的离子分析表明，两种生物碱成分可增加钠离子的排出量，而钾离子的排出量减少，氯离子排出量也有所增加。结论：益母草可作为一种作用缓和的保钾利尿药使用。[5]

【药论选录】

《本草蒙筌》："去死胎，安生胎，行瘀血，生新血。"

《本草纲目》："此草及子皆充盛密蔚，故名茺蔚。其功宜于妇人及明目益精，故有益母、益明之称。"

《本草汇言》："益母草，行血养血，行血而不伤新血，养血而不滞瘀血，诚为血家之圣药也。妇人临产之时，气有不顺而迫血妄行，或逆于上，或崩于下，或横生不顺，或子死腹中，或胞衣不落，或恶露攻心，……是皆临产危急之证，唯益母草统能治之。"

参考文献：

[1] 刘新华. 益母草碱的合成及其对心血管保护作用的研究［D］. 上海：复旦大学，2009.

[2] 李素云，庞惠芳，卫洪昌，等. 益母草生物碱和黄酮成分抗大鼠心肌缺血药效学研究［J］. 山东中医杂志，2006，25（2）：114-116.

[3] 陈少如，陈穗，郑鸿翱，等. 益母草治疗心肌缺血或再灌注损伤及其机制研究［J］. 微循环学杂志，2001，11（4）：16-19.

[4] 李素云，姜水印，卫洪昌，等. 益母草生物碱和黄酮成分抗大鼠心肌缺血药效学研究［J］. 上海中医药大学学报，2006，20（1）：61-63.
[5] 晁志，马丽玲，周秀佳. 益母草中生物碱成分对大鼠的利尿作用研究［J］. 时珍国医国药，2005，16（1）：11-12.

鸡血藤

《本草纲目拾遗》

【基源】 本品为豆科植物密花豆的干燥藤茎。

【性味】 苦、甘，温。

【归经】 归肝、肾经。

【功效】 活血补血，调经止痛，舒筋活络。

【主治】 月经不调，经闭痛经，风湿痹痛，血虚萎黄。

【用法用量】 水煎服，9~15 g。

【心病应用】

鸡血藤是一味具有补血活血化瘀功效的中药，临床上广泛应用于冠心病、脑梗死、肢体动脉硬化闭塞症等动脉硬化性疾病的防治。

【心病相关药理】

鸡血藤主要含黄酮类、甾醇类、木脂素类、蒽醌类、酚酸类、萜类及其苷类等，其中黄酮类是其主要活性成分。

药理学研究表明，鸡血藤及其有效成分具有抗血小板聚集、调血脂、抗炎、抗氧化等与抗动脉硬化相关的药理活性。[1]

有研究发现，鸡血藤总黄酮能显著降低急性心肌缺血大鼠血清中谷草转氨酶、肌酸激酶、乳酸脱氢酶的活性和心肌组织中丙二醛水平，升高心肌组织超氧化物歧化酶活性，显著降低心电图 ST 段的抬高幅度，改善心肌组织的病理改变，并对结扎左冠状动脉前降支导致大鼠急性心肌缺血具有明显的保护作用，其机制可能与其能清除自由基和抗脂质过氧化有关。

【药论选录】

《本草纲目拾遗》："壮筋骨，已酸痛，和酒服，于老人最宜。治老人气血虚弱，手足麻木瘫痪等症。男子虚损，不能生育，及遗精白浊，男妇胃寒痛。妇女经血不调，赤白带下。妇女干血劳，及子宫虚冷不受胎。"

参考文献：

[1] 官杰，冯兴中，刘剑刚. 鸡血藤防治动脉硬化相关药理作用的研究进展［J］. 中药新药与临床药理，2019，30（3）：385-389.

桃仁

《神农本草经》

【基源】 本品为蔷薇科植物桃或山桃的干燥成熟种子。

【性味】 苦、甘，平。

【归经】 归心、肝、大肠经。

【功效】 活血祛瘀，润肠通便，止咳平喘。

【主治】 经闭痛经，癥瘕痞块，肺痈肠痈，跌打损伤，肠燥便秘，咳嗽气喘。

【用法用量】 水煎服，5~10 g。

【使用注意】 孕妇忌用，便溏者慎用。

【心病应用】

桃仁入心肝血分，活血化瘀，推陈致新，广泛应用于临床血瘀证。

有研究汇总《伤寒论》《金匮要略》《医林改错》及现今多位国医大师、名老中医及专家教授的医话医案，发现桃仁的临床用量范围为 3~30 g，其中 5~15 g 为常用量，15 g 以上的大剂量多用于肠痈、脑出血等急重症。临床常用配伍：桃仁同桂枝、乌药等相配以温经活血；同柴胡、枳壳、桔梗等相配以行气活血；同连翘、金银花等相配以解毒活血；同茯苓、薏苡仁、泽泻等相配以祛湿活血；同秦艽、羌活等相配以祛风活血；同黄芪、炒白术、党参等相配以益气活血；同大黄、芒硝等相配以泻下逐瘀。[1]

【心病相关药理】

桃仁主要含糖苷、挥发油、黄酮、蛋白质、甾醇、氨基酸、脂肪酸等。

抗血小板聚集：桃仁中的甘油三油酸酯通过延长出血时间和凝血时间，并抑制血块的收缩，发挥抗凝血作用；桃仁水提取物对二磷酸腺苷诱导的血小板聚集的抑制作用明显强于苦杏仁苷和桃仁脂肪油。[2]

保护心肌细胞：桃仁石油醚提取物能降低心肌梗死大鼠心电图 ST 段的抬高，抑制血清中肌酸激酶、乳酸脱氢酶的升高，降低心肌梗死面积，对心肌损伤的部位有明显的改善作用。[3]

抗动脉粥样硬化：桃仁能够干预 ApoE 基因缺陷小鼠成熟斑块的进展，有一定稳定斑块的作用，其机制可能与调节脂质代谢和抑制炎症反应有关。[4]

改善血流动力：桃仁能明显增加离体兔耳血管灌流液的流量，消除去甲肾上腺素的血管收缩作用。[5]

【药论选录】

《本草新编》："桃仁……主瘀血血闭，血结血燥，癥瘕邪气，杀小虫，除卒暴，通润大便，活血通经止痛。苦以破滞血，甘以生新血。"

《本经逢原》："桃仁入手足厥阴血分，为血瘀、血闭之专药。苦以泄滞血，甘以生新血，毕竟破血之功居多。……又治热入血室瘀积症瘕经闭疟母，心腹痛，大肠秘结，亦取散肝经之血结。”

参考文献：

［1］杨映映，邸莎，张海宇，等. 桃仁的临床应用及其用量探究［J］. 吉林中医药，2018，38（12）：1441-1446.

［2］赵永见，牛凯，唐德志，等. 桃仁药理作用研究近况［J］. 辽宁中医杂志，2015，42（4）：888-890.

［3］耿涛，谢梅林，彭少平. 桃仁提取物抗大鼠心肌缺血作用的研究［J］. 苏州大学学报：医学版，2005，25（2）：238-240.

［4］文川，徐浩，黄启福，等. 活血中药对 ApoE 基因缺陷小鼠血脂及动脉粥样硬化斑块炎症反应的影响［J］. 中国中西医结合杂志，2005，25（4）：345-349.

［5］汪宁，刘青云，彭代银，等. 桃仁活血化瘀作用的研究进展［J］. 安徽中医学院学报，2002，21（3）：63-64.

红花

《新修本草》

【基源】本品为菊科植物红花的干燥花。

【性味】辛，温。

【归经】归心、肝经。

【功效】活血通经，散瘀止痛。

【主治】经闭痛经，恶露不行，症瘕痞块，胸痹心痛，瘀滞腹痛，胸胁刺痛，跌打损伤，疮疡肿痛。

【用法用量】水煎服，3~9 g。

【使用注意】本品活血，孕妇忌用。

【心病应用】

红花善于活血通脉、祛瘀止痛。胸痹心痛，若为气虚血瘀者，常用红花配合黄芪、党参以益气；阳虚者，可用红花配合桂枝；痰瘀同病者，用红花配合瓜蒌、薤白。临床上红花、桃仁往往作为对药以提高活血功效。

焦树德认为红花入心经兼入肺经，对于血瘀气滞导致的胸痹心痛，可用本品配伍瓜蒌、薤白、桂枝、五灵脂、枳壳、苏梗、檀香等。[1]

周超凡认为血瘀是冠心病的主要病因，而红花入心性温，“可入心以配心血，解散心经邪火。气血调和，此其滋养而生血也”，尤其适用于冠心病寒性心绞痛。[2]

【心病相关药理】

现代研究表明，红花含黄酮类、生物碱类、甾体类等，主要活性成分为红花黄色素、羟基红花黄色素 A；另含红花油，油中包括棕榈酸、肉豆蔻酸、月桂酸、硬脂酸、花生酸、油酸等。[3]

扩张冠状动脉、改善心肌供血作用：红花黄色素能抑制因冠状动脉结扎引起的乳酸脱氢酶和肌酸激酶的升高，能同时降低冠状动脉结扎犬 ST 段、减轻心肌缺血程度，减小心肌缺血范围，并呈剂量相关性变化（小剂量红花黄色素对心率抑制的同时对心肌缺血的 ST 段也有较小的抑制作用，大剂量对心脏的抑制作用更为明显且能更为显著地改善心肌缺血）。红花黄色素通过降低犬心肌张力、时间指数，同时增加主动脉及冠状动脉血流量，并保护心肌细胞而发挥其抗心肌缺血作用。[4]

抑制心肌细胞凋亡：红花黄色素或相关制剂等能够通过抑制心肌细胞凋亡、氧化应激损伤、改善能量代谢障碍等，起到抵抗心肌缺血、改善心功能的作用。

有研究将新生大鼠的心肌细胞暴露于缺氧环境 3 h，再复氧 6 h 后用红花黄色素 A 进行处理，结果发现红花黄色素 A 能够显著降低缺氧/复氧心肌中丙二醛的含量，并提高超氧化物歧化酶活性以抑制氧化应激损伤。[5]

降低血压、扩张血管、改善器官供血作用：红花黄色素能显著抑制氯化钾及去氧肾上腺素对完整内皮和去内皮血管环的收缩作用，且呈浓度依赖性。红花黄色素抑制由去氧肾上腺素和氯化钾引起的血管收缩作用的机理是降低了细胞外钙离子的内流，而降低细胞外钙离子内流则可能是通过抑制电压门控通道和受体门控通道实现的。[6]

降血脂作用：红花黄色素能提高高脂血症大鼠高密度脂蛋白水平、降低低密度脂蛋白水平，同时能显著降低甘油三酯、总胆固醇含量。[7]

【药论选录】

《珍珠囊补遗药性赋》："红花，味辛，性温无毒。阳也，其用有四：逐腹中恶血、补虚之血、除产后败血、止血晕之晕。"

《冯氏锦囊秘录》："凡多用则破血通经，酒煮方妙；少用则入心养血，水煎为安。入心、肝二经，为行血活血润燥之药也。同当归则生血，佐肉桂则散瘀，配治既异，而功用有二途矣。产后勿宜过用，多用以便血行不止而毙，慎哉！"

参考文献：

[1] 焦树德. 用药心得十讲［M］. 北京：人民卫生出版社，2004.

[2] 周超凡，孙彩珍. 周超凡临证用药经验集锦［M］. 北京：人民卫生出版社，2017.

[3] 朴星虎，王晓燕，郝珍珠，等. 红花抗心肌缺血的研究进展［J］. 长春中医药大学学报，2020，36（3）：608-612.

[4] 刘俐，魏云，卜振军，等. 红花黄色素对犬心肌缺血及血流动力学的影响［J］. 中国医药科学，2013，3（24）：26-28.

[5] Duan J L，Wang J W，Guan Y，et al. Safflor yellow A protects neonatal rat cardiomyocytes against anoxia/reoxygenation injury *in vitro*［J］. Acta Pharmacologica Sinica，2013，

34：487-495.
[6] 张琳，沈国舜，张镜年，等. 羟基红花黄色素 A 的血管作用及其机制研究［J］. 上海交通大学学报：医学版，2009，29（4）：431-434.
[7] 张宏宇，陈沫，熊文激. 红花黄色素抗血栓和降血脂作用的实验研究［J］. 中国实验诊断学，2010，14（7）：1028-1031.

五灵脂

《开宝本草》

【基源】本品为鼯鼠科动物复齿鼯鼠的干燥粪便。

【性味】苦、咸、甘，温。

【归经】归肝经。

【功效】通利血脉，活血止痛，散瘀止血。

【用法用量】水煎服，3~10 g，宜包煎。

【使用注意】本品活血，孕妇慎用。不宜与人参同用。

【心病应用】

五灵脂专入肝经血分，长于通利血脉、散瘀止痛，为治血瘀诸痛之要药。治疗心腹疼痛，常用五灵脂配蒲黄，如《太平惠民和剂局方》失笑散；治胸痹心痛，常用五灵脂配川芎、丹参、三七等。

朱良春认为冠心病心绞痛相似于真心痛、胸痹心痛，多表现为气滞血瘀，故活血化瘀为其主要治则。故其在临床上治疗冠心病心绞痛常用五灵脂。[1]

倪红用红参、五灵脂各 10 g 治疗冠心病。上药研粉，每日分 2 次服。方中红参大补元气、补脾益肺，五灵脂活血止痛、化瘀止血。二药相配，一通一补，用于虚中夹瘀之证，具有益气活血、化瘀定痛、化腐生肌之功。[2]

雍玉琴等认为慢性心力衰竭患者瘀血痹阻心脉，日久则由阴及阳，阴阳俱损，阳虚则血运无力，血不利则为水，而五灵脂的温性作用有助于阳气回归，阳气的渐长反过来又促进了阴血的滋生及运行；然五灵脂行散力强，易耗气动血，故宜用于轻度慢性心力衰竭患者，而应避免用于重度慢性心力衰竭患者，以免使得其气血两动、阴阳俱伤，而危及生命。[3]

【心病相关药理】

五灵脂主要含尿素、尿酸、维生素 A 类物质及树脂。五灵脂可抑制血小板聚集，降低全血、血浆黏度；改善脑缺血，降低心肌细胞耗氧量；提高耐缺氧、耐寒和耐高温能力；能缓解平滑肌痉挛；增强正常机体免疫力，改善微循环；对多种皮肤真菌有不同程度的抑制作用，并能抑制结核分枝杆菌。

【药论选录】

《胎产指南》："凡血崩用五灵脂半生半炒，酒服，能行血止血，治血刺痛。神效。五灵脂不特治血，而兼治风，诚治崩之妙药也。”

《本草求真》：“以其受五行之灵，其矢状如凝脂，故有五灵脂之号。其气腥臭难闻，其味苦酸而辛，唯其腥秽难闻，故能入血凝臭秽之处而疗其病。唯其味苦酸而辛，故能入心与肝而泄其滞。是以心中血气刺痛，妇人产后少腹儿枕块痛，及痰挟血成窠囊，血凝作痛，目翳往来不定等症，皆为血分行气必需之药。”

《玉楸药解》：“五灵脂最破瘀血，善止疼痛，凡经产跌打诸瘀、心腹胁肋诸痛皆疗。又能止血，凡吐衄崩漏诸血皆收。生用行血，熟用止血。”

参考文献：

[1] 朱良春. 虫类药的临床应用（续）[J]. 中医杂志，1982（8）：17-19.

[2] 倪红. 李可临床应用红参和五灵脂经验探析 [J]. 中国中医药信息杂志，2013，20（9）：85-86.

[3] 雍玉琴，高军太. 五灵脂在慢性心力衰竭治疗中的应用 [J]. 中医临床研究，2017，9（4）：47-48.

牛膝

《神农本草经》

【基源】 本品为苋科植物牛膝的干燥根。

【性味】 苦、酸，平。

【归经】 归肝、肾经。

【功效】 逐瘀通经，补肝肾，强筋骨，利尿通淋，引火（血）下行。

【主治】 腰膝酸痛，筋骨无力，淋证，水肿，头痛，眩晕，牙痛，口疮，吐血，衄血，经闭痛经。

【用法用量】 水煎服，6~15 g。活血通经、利水通淋、引火（血）下行宜生用；补肝肾、强筋骨宜酒炙用。

【心病应用】

牛膝性趋下，可以引血下行、引火下行、引气下行，在心病方面常用于高血压气血冲逆于上，以改善临床症状及血压水平。肝阳上亢、肝风内动导致的眩晕头痛、目赤等症，可用牛膝与代赭石、生牡蛎、生龟甲等配伍，以引血下行，如《医学衷中参西录》镇肝息风汤。[1]

国医大师邓铁涛认为治疗高血压要以肝为核心脏腑，无论肝阳上亢还是肝肾阴虚均以牛膝引药下行为使，且在调肝的过程中牛膝为潜肝要药。沈绍功擅用升清降浊法治疗高血压，升清以升麻、柴胡、川芎、桔梗等，降浊以莱菔子、牛膝、珍珠母等为主。周仲瑛认为头痛眩晕乃气血失和所致，临床常用自拟调气和血方进行治疗，其中牛膝起引血下行之功效。颜乾麟运用桂枝配伍牛膝治疗肝肾不足型高血压收效显著，桂枝 2~5 g 温通阳气，而牛膝用量重达 30 g，以引血下行，降血压效果较好。史大卓认为治疗原发性高血压时活血化瘀药物的选择应以引血归经、引血下行的药物为主，而牛膝尤宜用于阴虚阳亢型血瘀证。刘敬霞认为牛膝能使头部之气血下行，为高血压治标的主药。[2]

【心病相关药理】

牛膝含有三萜皂苷（经水解后成为齐墩果酸和糖）、蜕皮甾酮、牛膝甾酮、紫茎牛膝甾酮等甾体类成分和多糖类成分。此外，牛膝还含有精氨酸等 12 种氨基酸，生物碱类、香豆素类等化合物，以及铁、铜等微量元素。

对实验性高血压大鼠的影响：徐婷探讨川牛膝醇提取物对自发性高血压大鼠血压、体内超氧化物歧化酶水平的影响，以及左心室肥厚有无改善和治疗作用，从而为牛膝临床用药提供理论依据。实验结果：川牛膝有降血压作用且降血压效果与剂量有一定关系；川牛膝可以使自发性高血压大鼠体内超氧化物歧化酶水平升高；川牛膝对自发性高血压大鼠心脏有保护作用，可以预防和改善左心室肥厚。[3]

对高血压靶器官损害的影响：牛膝提取物通过减少肾组织纤维化，降低转化生长因子-β_1 对肾小球细胞的刺激，减少肾素释放，减少血管紧张素Ⅱ生成，从而使血管舒张，血压下降。[4]

【药论选录】

《医学衷中参西录》："牛膝，味甘微酸，性微温。原为补益之品，而善引气血下注，是以用药欲其下行者，恒以之为引经。故善治肾虚腰疼、腿疼，或膝疼不能屈伸，或腿痿不能任地，兼治女子月闭血枯，催生下胎。又善治淋疼，通利小便，此皆其力善下行之效也。"

《本草新编》："牛膝……善走十二经络，宽筋骨，补中绝续，益阴壮阳，除腰膝酸疼，最能通尿管涩痛，引诸药下走。"

《证类本草》："牛膝味苦、酸，平，无毒。主寒湿痿痹，四肢拘挛，膝痛不可屈伸，逐血气，伤热火烂，堕胎，疗伤中少气，男子阴消，老人失溺，补中续绝，填骨髓，除脑中痛及腰脊痛，妇人月水不通，血结，益精，利阴气，止发白。"

参考文献：

[1] 陈雪功. 试谈张锡纯"引血下行法"及防治高血压病的原理［J］. 新中医，1986（9）：13-16.

[2] 邓林华，柳威，赵英强. 牛膝引血下行功效在治疗高血压病中的临床应用进展［J］. 辽宁中医杂志，2020，47（1）：195-197.

[3] 徐婷. 川牛膝醇提物对 SHR 血压、LVH 及 SOD 的影响的实验研究［D］. 长春：长春中医药大学，2008.

[4] 曹飞，童平，高书荣. 川牛膝治疗高血压病研究进展［J］. 现代中西医结合杂志，2012，21（25）：2849-2850.

土鳖虫

《神农本草经》

【基源】 本品为鳖蠊科昆虫地鳖或冀地鳖的雌虫干燥体。

【性味】 咸，寒；有小毒。

【归经】 归肝经。

【功效】 破血逐瘀，续筋接骨。

【主治】 跌打损伤，筋伤骨折，血瘀经闭，产后瘀阻腹痛，症瘕痞块。

【用法用量】 水煎服，3~10 g；研末服，1~1.5 g，黄酒送服。外用适量。

【心病应用】

土鳖虫可破血逐瘀，故可用于心血瘀阻证。肖修俊认为风心病风湿犯心、心阳亏耗、血脉瘀滞、水湿不行，以阳衰为本，瘀水为标，标本俱急则同治，故以人参、附子益气温阳强心，土鳖虫、水蛭化瘀，白术、茯苓、葶苈子、泽泻以增逐水之功。方中重用土鳖虫逐陈瘀，通血脉。[1]

【心病相关药理】

土鳖虫主要含谷氨酸等 17 种氨基酸、砷等 28 种微量元素及甾醇等。

降血脂作用：王少平等研究土鳖虫生物活性肽对高脂血症大鼠血脂和肠道菌群的调节情况。结论：土鳖虫生物活性肽具有降血脂的功效，同时也可修复高脂血症大鼠紊乱的肠道菌群谱，推测其作用机制为土鳖虫生物活性肽经肠道菌群干预脂质代谢途径来发挥降血脂的功效。[2]

改善血液流变学指标：姜珊等用胃蛋白酶和胰蛋白酶复合酶系对土鳖虫药材进行仿生酶解获得纤溶活力最强的土鳖虫活性肽组分，并研究其对急性血瘀模型大鼠的血液流变学指标、血脂四项指标和血清一氧化氮、超氧化物歧化酶、组织性纤溶酶原激活物和纤维蛋白含量等的影响。结果：土鳖虫活性肽组分 F2 能显著降低血液黏度、血细胞比容、血小板计数；与模型组相比，土鳖虫活性肽组分 F2 能显著降低大鼠血液内甘油三酯、胆固醇、高密度脂蛋白和低密度脂蛋白的含量；大鼠血液中一氧化氮、超氧化物歧化酶、组织性纤溶酶原激活物含量较模型组明显升高，血清纤维蛋白含量明显减少。[3]

【药论选录】

《神农本草经》：“主心腹寒热，洗洗，血积症瘕，破坚，下血闭，生子大，良。一名地鳖。”

《证类本草》：“治月水不通，破留血积聚。”

参考文献：

[1] 肖修俊. 运用土鳖虫杂病治验 4 则 [J]. 实用中西医结合临床，2003，3 (4)：45.

[2] 王少平，姜珊，赵一慕，等. 土鳖虫生物活性肽对高脂血症大鼠肠道菌群调节作用研究［J］. 中国药理学通报，2020，36（5）：621-626.
[3] 姜珊，王少平，代龙，等. 土鳖虫活性肽组分对急性血瘀模型大鼠血液流变学、血脂四项指标及血液因子含量的影响［J］. 食品与机械，2020，36（1）：175-180.

水蛭

《神农本草经》

【基源】 本品为水蛭科动物蚂蟥、水蛭或柳叶蚂蟥的干燥体。

【性味】 咸、苦，平；有小毒。

【归经】 归肝经。

【功效】 破血通经，逐瘀消症。

【主治】 血瘀经闭，症瘕痞块，中风偏瘫，跌打损伤。

【用法用量】 水煎服，1.5~3 g；研末服，0.3~0.5 g。

【心病应用】

心绞痛的病机关键是气滞血瘀、心脉闭阻、经络不通，不通则痛，以活血化瘀为基本治则，而水蛭为常用之品。现代以入丸、散或研末服为宜，故中成药制剂中应用较多，如血栓心脉宁胶囊、脑心通胶囊、通心络胶囊以原粉入药。杨宝刚等研究发现水蛭可降低冠状动脉支架术后患者主要不良心血管事件发生率，其机制可能与改善血管内皮功能相关。[1]

【心病相关药理】

水蛭主要含蛋白质，水蛭唾液中含有水蛭素、肝素、抗血栓素、组织胺样物质。[2]

水蛭素除直接抑制凝血酶外，尚具有改善血管内皮功能、抗心律失常、抑制平滑肌细胞生长、降血脂等多种作用。

抗凝血作用：水蛭水煎剂有较强抗凝血作用，能显著延长纤维蛋白的凝聚时间；水蛭提取物、水蛭素对血小板聚集有明显的抑制作用，能抑制大鼠体内血栓形成，对弥漫性血管内凝血有很好的治疗作用。对照药理体外抗凝血实验表明，水蛭活性成分对凝血酶具有显著的抑制作用。[3]

抗动脉粥样硬化：吴晶魁通过观察中药水蛭干预大鼠血脂的动态变化，探讨中药水蛭抗动脉粥样硬化以及调降动脉粥样硬化大鼠血脂的机制。结论：中药水蛭可干预动脉粥样硬化的发生进程，可能的机制为中药水蛭可降低早期动脉粥样硬化大鼠的血清总胆固醇及低密度脂蛋白的水平，同时可使血清中高密度脂蛋白的水平升高，进而减少大鼠血管内膜上的脂质沉积；经过中药水蛭的干预，大鼠肝脏指数明显降低，其通过影响大鼠肝脏中与脂质代谢有关的酶，如乙酰辅酶 A、乙酰转移酶 2、脂肪酸合成酶的表达来调降血脂等。[4]

【药论选录】

《神农本草经百种录》："水蛭，味咸平。主逐恶血，瘀血月闭，破血瘕积聚，诸败血结滞之疾皆能除之。无子，恶血留于子宫则难孕。利水道，水蛭生于水中故也。"

《温热经纬》："水蛭，最喜食人之血。而性又迟缓善入。迟则生血不伤，善入则坚积易破。借其力以攻积久之滞，自有利而无害也。"

《医学衷中参西录》："凡破血之药，多伤气分，唯水蛭味咸专入血分，于气分丝毫无损。且服后腹不觉疼，并不觉开破，而瘀血默消于无形，真良药也。"

参考文献：

[1] 杨宝刚，王峰，刘芳如，等. 水蛭对冠脉支架术后患者主要不良心血管事件和血管内皮功能的影响［J］. 中西医结合心脑血管病杂志，2015，13（3）：340-341.

[2] 王峰，刘琼，王植荣，等. 水蛭在心血管疾病方面的应用状况［J］. 河北医药，2015，37（3）：416-418.

[3] 张汉忠，董明华，张汉贞. 水蛭活性物质体外抗凝及纤溶活性的研究［J］. 湖北中医学院学报，2002，4（2）：31-32.

[4] 吴晶魁. 中药水蛭抗动脉粥样硬化及调脂机制研究［D］. 天津：天津医科大学，2018.

降香

《证类本草》

【基源】本品为豆科植物降香檀树干和根的干燥心材。

【性味】辛，温。

【归经】归肝、脾经。

【功效】化瘀止血，理气止痛。

【主治】瘀滞性出血证，血瘀气滞导致的胸痹刺痛，肝郁胁痛，跌打伤痛，呕吐腹痛。

【用法用量】水煎服，3~6 g，后下。外用适量，研细末敷患处。

【心病应用】

降香归肝经，能化瘀止痛，用于治疗气滞血瘀之胸胁疼痛，常与郁金、桃仁、丝瓜络等配伍；也常用于治疗冠心病心绞痛等，可与乳香、没药等配伍。

降香、水蛭、川芎是仝小林教授临床常用的治疗微循环障碍三味小方。仝小林教授认为，久病入络，慢性病后遗症期多见络瘀之证，西医鲜有治疗药物。降香为气络之药，辛香走窜，用量为9~15 g；水蛭为血络之药，破血逐瘀，用量为3~9 g，常用剂型为粉剂；川芎为血中气药，活血行气，用量为9~15 g。[1]

【心病相关药理】

降香主要成分为异黄酮衍生物的单聚体、双聚体及肉桂烯类衍生物等。降香挥发油有抗血栓作用，其所含黄檀素有微弱的抗凝血作用。降香乙醇提取物有抗惊厥、镇痛作用。

抗血栓作用：近代研究表明，降香挥发油具有明显抗血栓作用，可以明显提高冠状动脉血流量、轻度增加心跳振幅、降低心率、改善心律不齐。

促血管新生：降香提取物 B3 能通过调控血管内皮生长因子受体 mRNA 水平以发挥其在转基因斑马鱼上的促血管新生效果，具有被开发为治疗血管新生药物的潜力。[2]

对冠心病的作用：降香治疗冠心病具有多成分、多靶点的特点，可能通过抗凝血、稳斑块、抗氧化及保护心肌细胞等发挥作用。药理研究显示：降香具有镇痛、抗氧化、抗凝血及舒张血管等作用。[3]

【药论选录】

《本草经疏》："降真香，香中之清烈者也，故能辟一切恶气，……上部伤，瘀血停积胸膈骨，按之痛，或并胁肋痛，此吐血候也，急以此药刮末，入药煎服之良。治内伤，或怒气伤肝吐血，用此以代郁金神效。"

参考文献：

［1］顾成娟，朴春丽，吴学敏，等．降香、水蛭、川芎治疗微循环障碍经验——仝小林三味小方撷萃［J］．吉林中医药，2019，39（11）：1466-1468.

［2］范竹鸣，王佑华，周昕，等．降香提取物 B3 对斑马鱼模型促血管新生作用的研究［J］．中药药理与临床，2018，34（4）：66-69.

［3］许志亮，卢健棋，黄溥玮，等．基于数据分析中药降香治疗冠心病作用机制及药理研究进展［J］．辽宁中医药大学学报，2020，22（10）：70-75.

泽兰

《神农本草经》

【基源】本品为唇形科植物毛叶地瓜儿苗的干燥地上部分。

【性味】苦、辛，微温。

【归经】归肝、脾经。

【功效】活血调经，祛瘀消痈，利水消肿。

【主治】血瘀经闭，痛经，产后瘀滞腹痛，跌打损伤，瘀肿疼痛，疮痈肿毒，水肿腹水。

【用法用量】水煎服，10~15 g。外用适量。

【心病应用】

泽兰活血利水消肿，对瘀血阻滞、水瘀互结之水肿尤为适宜。腹水身肿者，可用泽兰配茯苓、白术、车前子，加强临床疗效；心力衰竭水肿者，正切合水瘀互结的病机，临床与益母草同用可加强疗效。

邵蒙苏等通过搜集古医籍及现代医家临证经验，总结出泽兰活血化瘀常配伍当归、川芎、益母草、大黄等，利水消肿常配伍土茯苓、萆薢、苍术等。[1]

【心病相关药理】

泽兰含挥发油、葡萄糖苷、鞣质、树脂、黄酮苷、酚类、氨基酸等。

对血栓的影响：泽兰水煎剂能对抗体外血栓形成，有轻度抑制凝血系统与增强纤溶活性的作用，而泽兰全草制剂有强心作用。泽兰水煎剂可延长小鼠凝血时间，减轻大鼠动静脉血栓质量；可延长家兔血浆复钙凝血时间、凝血酶原时间、白陶土凝血酶原时间及凝血酶时间，升高血浆抗凝血酶活性。[2]

【药论选录】

《本草纲目》："兰草，泽兰气香而温，味辛而散，阴中之阳，足太阴、厥阴经药也。……泽兰走血分，故能治水肿，涂痈毒，破瘀血，消症瘕，而为妇人要药。"

《神农本草经》："味苦，微温。主乳妇内衄血，中风余疾，大腹水肿，身面四肢浮肿，骨节中水，金疮痈肿疮脓"。

参考文献：

[1] 邵蒙苏，邸莎，毕超然，等．泽兰的临床应用及其用量［J］．长春中医药大学学报，2020，36（1）：26-28.

[2] 辛卫云，苗明三．泽兰的化学、药理及临床应用［J］．中医学报，2015，30（3）：418-420.

刘寄奴

《新修本草》

【基源】本品为菊科植物奇蒿的全草。

【性味】辛、苦，温。

【归经】归心、肝、脾经。

【功效】散瘀止痛，破血通经，消食化积。

【主治】跌打损伤，肿痛出血，血瘀经闭，产后瘀滞腹痛，食积腹痛，赤白痢疾。

【用法用量】水煎服，3～10 g。

【使用注意】本品破血，孕妇忌用。

【心病应用】

刘寄奴可破血散瘀止痛，故列入心经，但在心病临床上应用较少。

【心病相关药理】

抗血栓形成、抑制血小板聚集：刘寄奴能降低由二磷酸腺苷诱导的血小板聚集的电阻值，能降低血栓形成的百分率，显示出显著的血栓抑制作用。[1]

对血脂的影响：刘金武等研究刘寄奴对动脉粥样硬化临床疗效、对血脂水平的影响及作用机制。结果显示：刘寄奴黄酮能明显降低动脉粥样硬化大鼠总胆固醇、甘油三酯及低密度脂蛋白的水平，升高高密度脂蛋白水平。[2]

【药论选录】

《增广和剂局方药性总论》："疗金疮，止血为要药，产后下血止痛，极效。"

《冯氏锦囊秘录》："味苦、辛，微温。苦能降下，辛温通行，故主破血下胀。然善走之性又在血分，故多服则令人痢。昔人为金疮要药，又治产后余疾下血，止痛者，正以其行血迅速也。"

《本草择要纲目》："破血下胀，多服令人下痢，下血止痛，治产后余疾，止金疮血极效，心腹痛，下气，水胀血气，通妇人经脉症结，止霍乱水泻，小儿尿血，新者研末服。"

参考文献：

［1］潘颖宜，孙文忠，郭忻，等．南刘寄奴和北刘寄奴抗血小板聚集及抗血栓形成药理作用的比较研究［J］．中成药，1998，20（7）：45-47.

［2］刘金武，刘添，王子金，等．刘寄奴对动脉粥样硬化临床疗效及血脂水平的影响［J］．中西医结合心血管病杂志，2018，6（2）：82-83.

苏木

《新修本草》

【基源】本品为豆科植物苏木的干燥心材。

【性味】甘、咸、辛，平。

【归经】归心、肝、脾经。

【功效】活血疗伤，祛瘀通经。

【主治】胸腹刺痛，跌打损伤，骨折筋伤，瘀滞肿痛，经闭痛经，产后瘀阻，痈疽肿痛。

【用法用量】水煎服 3~10 g。外用适量。

【使用注意】本品可通经行瘀，孕妇忌用。

【心病应用】

苏木可祛瘀通经而止痛，配伍丹参、川芎等可治疗心痛。

【心病相关药理】

苏木含西巴苏木酚、挥发油（主要为水芹烯、罗勒烯）及鞣质。药理作用包括抗炎、抗肿瘤、免疫抑制、保护血管、抗心脏移植排斥反应、抗氧化、抗病毒等。[1]

抗动脉粥样硬化、保护血管内皮：苏木提取物高异黄酮类成分能抑制由磷脂酰乙醇胺和氯化钾引起的血管环收缩，表明其具有扩张血管的作用。[2] 苏木乙酸乙酯提取物能降低动脉硬化模型大鼠血清超敏 C 反应蛋白水平，发挥抗动脉粥样硬化的作用。[3] 苏木乙酸乙酯提取物能保护内皮损伤模型大鼠的血管内皮，降低血清可溶性细胞黏附分子的水平。[4]

保护心肌细胞：苏木醇提取物能明显延长同种异位心脏移植大鼠供心存活时间，减轻移植心的病理损害，使炎性细胞浸润减少，水肿减轻，心肌细胞变性、坏死减少。[5]

【药论选录】

《本草纲目》："苏木性凉，味微辛。发散表里风气，宜与防风同用。又能破死血，产后血肿胀满欲死者宜之。"

《本经逢原》："苏木阳中之阴，降多升少，肝经血分药也。性能破血，产后血肿胀闷欲死者，苦酒煮浓汁服之。"

参考文献：

［1］皇甫海全，于海睿，孙静．苏木化学成分及药理作用研究进展［J］．湖北中医药大学学报，2018，20（6）：109-113.

［2］何文君，方泰惠，张可，等．苏木中高异黄酮类成分对大鼠离体胸主动脉环的舒张作用［J］．中国中药杂志，2009，34（6）：731-734.

［3］李光，杨建飞，张芯，等．苏木乙酸乙酯提取物对动脉粥样硬化模型大鼠血清 Hs-CRP 的影响［J］．中医药学报，2013，41（4）：23-24.

［4］陈松柏．苏木乙酸乙酯提取物对血管内皮损伤模型大鼠血清 sICAM-1 的影响［D］．哈尔滨：黑龙江中医药大学，2015.

［5］侯静波，于俊民，鄂明艳，等．苏木醇提取物对心脏移植后外周血部分辅助性 T 淋巴细胞因子水平的影响［J］．中华心血管病杂志，2003，31（3）：212-215.

血竭

《雷公炮炙论》

【基源】本品为棕榈科植物麒麟竭果实渗出的树脂经加工制成。

【性味】甘、咸，平。

【归经】归心、肝经。

【功效】活血化瘀，止血，生肌敛疮。

【主治】心腹瘀痛，跌打损伤，外伤出血，疮疡不敛。

【用法用量】研末，1~2 g，或入丸剂。外用研末撒或入膏药用。

【使用注意】瘀血虚证不宜。

【心病应用】

血竭具散瘀止痛之功，各种血瘀心腹刺痛均可以应用，常配当归、莪术、三棱等以加强疗效。

【心病相关药理】

血竭主要含黄酮类衍生物、挥发油、酚类及甾体化合物，此外，还含有去甲基红素、去甲基血竭素、黄色血竭树脂烃、萜类等成分。[1]

在相关家兔冠状动脉血流量的实验中证明，血竭能增加冠状动脉血流量。离体实验发现，血竭能减少心肌耗氧量，增加心脏氧供，同时还有抗心律失常和对缺氧心肌的保护作用。[2]

【药论选录】

《新修本草》："味甘、咸，平，有小毒。主五脏邪气，带下，止痛，破积血，金创，生肉。"

《药性切用》："血竭，一名麒麟竭。甘咸性平，入心、肝、血分，散瘀降浊逆，止血定急痛，为血逆、血痛危专药。无瘀勿用。"

参考文献：

[1] 张丽，王绪平，黄孝闻，等. 血竭及龙血竭化学成分、药理作用研究进展［J］. 中国现代应用药学，2019，36（20）：2605-2611.

[2] 钟蕾，宓鹤鸣. 国产血竭的药理作用研究进展［J］. 药学实践杂志，2002，20（6）：332-334.

儿茶

《饮膳正要》

【基源】本品为豆科植物儿茶树的去皮枝、干的干燥煎膏。

【性味】苦、涩，凉。

【归经】归肺经。

【功效】止血生肌，收湿敛疮，清化热痰，生津止泻。

【主治】跌打伤痛，外伤出血，吐血衄血，疮疡不敛，湿疹、湿疮，肺热咳嗽。

【用法用量】水煎服，1~3 g，包煎；多入丸、散。外用适量。

【心病应用】

民间有用儿茶治疗心腹痛的报道：乳香、没药、儿茶、血竭末各等份，烧酒调下。现代研究较少。

【心病相关药理】

儿茶主要含儿茶鞣酸、儿茶素、表儿茶素、赭朴鞣质、槲皮素、槲皮万寿菊素、原儿茶鞣质和焦性没食子酚鞣质、儿茶鞣质、儿茶荧光素、没食子酸、鞣花酸、儿茶酚、儿茶红等。[1]

对血压的影响：儿茶素能降低小鼠脑、肺、肾及肌肉等毛细血管的通透性和脆性，从而增强其对外伤的抵抗性，故儿茶可作为防治高血压及动脉硬化的辅助治疗剂。[2] 儿茶素及其类似物具有降血压作用，在体外对血管紧张素转化酶具有较强的抑制作用，且活性随聚合度的增加而增强。[3]

对血脂和动脉粥样硬化的影响：儿茶素对小鼠血清血脂含量有明显影响。儿茶素可使动脉粥样硬化的鹌鹑模型血清总胆固醇、甘油三酯、低密度脂蛋白、丙二醛水平显著下降，增强血清超氧化物歧化酶活性，增加高密度脂蛋白水平。儿茶素还能抑制自由基诱导的氧化作用，从而降低由 2-偶氮二盐酸盐引起的高水平低密度脂蛋白。

【药论选录】

《本草便读》："苦涩且微寒，能点痔而止血，热痰仗清化，可定痛以生肌。"

《本草纲目》："清上膈热，化痰生津。涂金疮、一切诸疮，生肌定痛，止血收湿。"

参考文献：

[1] 井玥，赵余庆，倪春雷. 儿茶的化学、药理与临床研究［J］. 中草药，2005，36（5）：790-792.

[2] 方瑞英，陆敏，杨宝珠，等. 右旋儿茶素对四氯化碳或半乳糖胺引起原代培养大鼠肝细胞毒性的作用［J］. 中国医学科学院学报，1992，14（3）：194-200.

[3] 刘超，陈若芸. 儿茶素及其类似物的化学和生物活性研究进展［J］. 中国中药杂志，2004，29（10）：1017-1021.

蜚蠊

《神农本草经》

【基源】本品为蜚蠊科昆虫东方蜚蠊的干燥虫体。

【性味】咸，寒。

【归经】归肝、脾经。

【功效】活血化瘀，清热解毒，消积，生肌[1]。

【主治】内治症瘕积聚，臌胀偏瘫，小儿疳积，消化不良，疔疮肿毒，喉痹、喉蛾，脚气水肿。外治咬伤及蜈蚣蜇伤中毒。

【用法用量】多作散剂使用，每日 2~4 只，胶囊装。外用适量。

【心病应用】

心病应用蜚蠊生药较少，现代主要使用蜚蠊提取物制剂，如心脉隆注射液。心脉隆注射液是治疗心力衰竭的新药，其有效成分为多肽、核苷及复合氨基酸等，临床应用于各种原因导致的心力衰竭。体内外研究表明其对心血管系统具有多方面的作用：促进心肌细胞钙离子内流，温和持久地增加心肌收缩力；扩张冠状动脉，增加冠状动脉血流量，抑制氧自由基介导的心肌损伤；扩张血管，降低肺动脉压、肺毛细血管内压、体动脉压；纠正神经内分泌失衡，增加血浆降钙素基因肽含量，抑制内皮素的分泌和作用；扩张肾血管，增加肾血流量、利尿；防治心律失常。[2]

【心病相关药理】

蜚蠊含有蛋白酶、淀粉酶等消化酶，其表皮含有巩膜质、甲壳质。

刘东升等探讨心脉隆注射液对急性冠脉综合征经皮冠状动脉介入术后心力衰竭患者血清可溶性生长刺激表达基因2蛋白的影响，评估其治疗该类心力衰竭的效果。结果：心脉隆注射液联合基础治疗方案能有效纠正急性冠脉综合征经皮冠状动脉介入治疗术后心力衰竭，血清可溶性生长刺激表达基因2蛋白水平能有效评估心力衰竭患者的治疗效果。[3]

纪东华探讨心脉隆注射液治疗冠心病心力衰竭的临床效果及对患者血浆高敏C反应蛋白、N末端脑钠肽前体水平的影响。结论：心脉隆注射液治疗冠心病心力衰竭效果确切，可有效改善患者心功能，下调血浆高敏C反应蛋白、N末端脑钠肽前体水平，减轻机体炎症反应，改善预后。[4]

杨晰晰等分析心脉隆注射液治疗脓毒血症合并心力衰竭的临床效果。结论：心脉隆注射液可有效降低脓毒血症合并心力衰竭患者Lee氏心力衰竭计分法评分，改善心功能，同时降低血清血小板压积、脑钠肽水平。[5]

姜领等探讨心脉隆注射液对慢性阻塞性肺疾病合并慢性肺源性心脏病患者心功能的影响及其机制。结论：心脉隆注射液可以显著提高慢性阻塞性肺疾病急性加重期合并肺源性心脏病患者的心功能。其机制与心脉隆注射液下调机体炎性反应水平有关。[6]

【药论选录】

《本草纲目》："立春之日，木兰、射干先生，为柴胡、半夏使。主头痛四十五节。立夏之日，蜚蠊先生，为人参、茯苓使。主腹中七节，保神守中。"

《千金翼方》："味咸，寒，有毒。主血瘀，症坚寒热，破积聚，喉咽痹，内寒无子，通利血脉。"

参考文献：

[1] 白月苹，刘海波，任艳，等. 蜚蠊的本草考证［J］. 四川动物，2020，39（1）：116-120.

[2] 唐晓鸿. 心脉隆注射液药理作用和治疗心力衰竭临床研究进展［J］. 中国新药杂志，2008，17（6）：461-464.

[3] 刘东升，路陆，刘洪贵. 心脉隆注射液对急性冠脉综合征PCI术后心力衰竭可溶性生长刺激表达基因2蛋白的影响［J］. 现代中西医结合杂志，2020，29（13）：1379-1382，1390.

[4] 纪东华. 心脉隆治疗冠心病心力衰竭的临床效果及对患者血浆hs-CRP、NT-proBNP

水平的影响［J］．医学理论与实践，2019，32（16）：2543-2545.
［5］杨晰晰，曹东，刘倩，等．心脉隆注射液治疗脓毒血症合并心力衰竭的临床效果［J］．中国医药导报，2019，16（23）：142-145.
［6］姜领，林少华，张军伟．心脉隆注射液对慢性肺源性心脏病患者心脏功能影响［J］．慢性病学杂志，2019，20（11）：1668-1669，1672.

第十六章　化痰止咳平喘药

第一节　化痰药

半夏
《神农本草经》

【基源】本品为天南星科植物半夏的干燥块茎。

【性味】辛，温。

【归经】归脾、胃、肺经。

【功效】燥湿化痰，降逆止呕，消痞散结，消肿止痛。

【主治】痰多咳喘，痰饮眩悸，风痰眩晕，痰厥头痛。

【用法用量】水煎服，3~10 g。

【使用注意】本品性温燥，有燥热者慎用。

【心病应用】

半夏辛开散结，化痰消痞，常用于治疗心下痞、结胸、梅核气。痰热阻滞致心下痞满者，常用半夏配干姜、黄连、黄芩，以苦辛通降、开痞散结，方如半夏泻心汤；痰热结胸者，可用半夏配瓜蒌、黄连，组成小陷胸汤；梅核气气郁痰凝者，可用半夏配紫苏、厚朴、茯苓等，以行气解郁、化痰散结，如半夏厚朴汤。

《灵枢·邪客》载，“饮以半夏汤一剂，阴阳已通，其卧立至”，是以半夏安神，以助睡眠。后世吴鞠通以半夏治疗失眠，剂量用至 75 g 方见效。仝小林考证《灵枢·邪客》半夏秫米汤中半夏用量“五合”，实物称重为 64 g，与吴鞠通医案剂量接近。[1] 法半夏治疗失眠，多与夏枯草配伍，因法半夏得至阴而生，夏枯草得至阳而长，二药同用可调和阴阳，有助于睡眠。

【心病相关药理】

半夏水提取物有效成分有肌苷、鸟苷、腺苷、琥珀酸、盐酸麻黄碱、甘草苷、甘草酸铵、6-姜辣素等。[2]

抗心律失常作用：法半夏水浸剂对实验性室性心律失常和室性期前收缩有明显的对抗作用；半夏有较明显的抗心律失常作用。给犬静脉注射半夏浸剂后，使氯化钡导致的室性期前收缩迅速消失且不复发，有效率 97. 15%；对肾上腺素导致的室性心动过速，可使其迅速转为窦性节律，有效率 96. 10%。[3]

对血栓的影响：半夏具有降低全血黏度、明显抑制红细胞聚集和提高红细胞变形能力的作用。半夏蛋白是目前已知的唯一只与甘露糖而不与葡萄糖结合的一种具有凝集素作用的蛋白质。除红细胞外，半夏蛋白亦凝集其他细胞，如小鼠脾细胞、人肝癌细胞和腹水型肝癌细胞，但不凝集大鼠附睾和猪大网膜脂肪细胞。这提示半夏蛋白的细胞凝集作用不仅具有动物种属专一性，还存在细胞类别专一性。[4]

【药论选录】

《神农本草经》："半夏，味辛平。主伤寒，寒热，心下坚，下气，喉咽肿痛，头眩胸胀，咳逆肠鸣，止汗。"

《名医别录》："生微寒、熟温，有毒。主消心腹胸中膈痰热满结，咳嗽上气，心下急痛坚痞，时气呕逆，消痈肿，胎堕，治萎黄，泽面目。生令人吐，熟令人下。"

《医学启源》："半夏，气微寒，味辛平，治寒痰，及形寒饮冷伤肺而咳，大和胃气，除胃寒，进饮食，治太阴痰厥头痛，非此不能除。《主治秘要》云：性温，味辛苦，气味俱薄，沉而降，阴中阳也。其用有四：燥脾胃湿一也；化痰二也；益脾胃之气三也；消肿散结四也。渴则忌之。"

参考文献：

[1] 仝小林．方药量效学［M］．北京：科学出版社．2013.

[2] 杨冰月，李敏，敬勇，等．半夏及其炮制品化学成分及功效的差异研究［J］．中草药，2018，49（18）：4349-4355.

[3] 李玉先，刘晓东，朱照静．半夏药理作用的研究述要［J］．辽宁中医学院学报，2004，6（6）：459-460.

[4] 姚军强．半夏的药理作用及其临床配伍运用［J］．中医研究，2013，26（2）：3-5.

天南星

《神农本草经》

【基源】本品为天南星科植物天南星、异叶天南星或东北天南星的干燥块茎。

【性味】苦、辛，温；有毒。

【归经】归肺、肝、脾经。

【功效】散结消肿。

【主治】内治顽痰咳嗽，胸膈胀满，风痰眩晕，中风痰壅。外治痈肿及蛇虫咬伤。

【用法用量】水煎服，3~10 g，多制用；入丸、散，每次 0.3~1 g。外用适量。

【使用注意】生品慎用，孕妇慎用。

【心病应用】

天南星专走经络，善祛风痰而止痉挛。风痰壅盛、闭塞清阳、眩晕呕吐者，常用天南星配天麻、半夏等，如《太平惠民和剂局方》化痰玉壶丸；中风痰壅、风痰留滞经络、半身不遂、口眼歪斜、手足顽麻者，多用天南星配半夏、川乌、白附子，如《太平惠民和剂局方》青州白丸子；破伤风牙关紧闭、身体强直、角弓反张者，用天南星配白附子、防风、天麻等，如《外科正宗》玉真散。

【心病相关药理】

天南星主要含三萜皂苷、多种氨基酸、多种生物碱等。

抗心律失常作用：生物碱氯仿能对抗乌头碱导致的实验性心律失常，并能延长心肌细胞动作电位的有效不应期。虎掌南星、一把伞南星和天南星的 60%乙醇提取物，对乌头碱诱发的大鼠心律失常有不同程度的对抗作用。其中虎掌南星生药和天南星生药最佳，它们既能延缓心律失常出现时间，又能缩短心律失常持续时间。[1]

抗凝血作用：从天南星中分解得到的一种外源性凝集素，在 2 mg/mL 浓度下就能凝聚兔的红细胞。各天南星炮制品的水煎液均有促凝血作用，水浸液则具有抗凝血作用，胆南星水浸液无促凝血作用。[1]

【药论选录】

《神农本草经》："味苦温。主心痛，寒热，结气，积聚，伏梁，伤筋，痿，拘缓，利水道。"

《景岳全书》："胆星……降痰因火动如神，治小儿急惊必用。总之实痰实火壅闭上焦而气喘烦躁焦渴胀满者，所当必用，较之南星味苦性凉，故善解风痰热滞。"

《医学启源》："天南星，苦辛，去上焦痰及头眩晕。"

参考文献：

[1] 陶荟竹，杨绍杰. 天南星的化学成分与药理作用研究综述 [J]. 黑龙江生态工程职业学院学报，2014，27（6）：31-32.

瓜蒌

《神农本草经》

【基源】 本品为葫芦科植物栝楼或双边栝楼的干燥成熟果实。

【性味】 甘、微苦，寒。

【归经】 归肺、胃、大肠经。

【功效】 清热涤痰，宽胸散结，润燥滑肠。

【主治】 胸痹心痛，结胸痞满，肺热咳嗽，痰浊黄稠，乳痈，肺痈，肠痈，大便秘结。

【用法用量】 水煎服：全瓜蒌 10~20 g，瓜蒌皮 6~12 g，瓜蒌仁 10~15 g（打碎入煎）。

【心病应用】

瓜蒌为常用中药，为中医治疗胸痹之要药，具清热涤痰、宽胸散结及润燥滑肠之功效，临床上广泛用于治疗肺热咳嗽、痰浊黄稠、胸痹心痛、结胸痞满、乳痈、肺痈、肠痈、大便秘结等。痰气互结、胸阳不通之胸痹疼痛、不得卧者，常用瓜蒌配薤白、半夏，如瓜蒌薤白白酒汤、瓜蒌薤白半夏汤；痰热结胸、胸膈痞满、按之痛者，用瓜蒌配黄连、半夏，如小陷胸汤。

国医大师张志远指出，用瓜蒌全在剂量上，无论开胸、散结、破积、行痹，用量轻者 30 g、重者 100 g，常据证合方用药。若胸内满闷，则投瓜蒌 60 g，加枳壳 20 g、半夏 10 g；胸痹心痛投瓜蒌 50 g，加砂仁 15 g、丹参 30 g、三七 10 g、薤白 15 g、郁金 15 g。[1]

【心病相关药理】

瓜蒌含三萜皂苷、有机酸、树脂、糖类和色素，皮含多种氨基酸及生物碱等。

瓜蒌皮可通过保护血管内皮细胞、抑制血栓形成、增强内皮细胞功能、抗肾素及血管紧张素、抗炎、抑制血管平滑肌增殖、稳定动脉粥样硬化等作用来发挥治疗心血管疾病的作用。临床应用中发现，瓜蒌皮在治疗心力衰竭、心肌梗死、心绞痛、缺血性脑卒中等方面疗效显著，且在改善经皮冠状动脉介入术后患者生活质量方面效果显著。瓜蒌皮成分复杂，其治疗心血管疾病的作用机制可能是多种活性成分共同作用的结果。[2]

赵生慧等通过搜集古代医籍及现代医家临床经验，总结出瓜蒌用量多为 6~40 g，最大剂量可至 120 g。治疗心血管疾病（冠心病、心律失常）时用量为 9~100 g，并配伍相应中药，如用于宽胸散结，常配伍薤白、桂枝、枳实；用于清热化痰，常配伍黄连、半夏、贝母等；用于润肠通便，常配伍玄明粉、枳壳、厚朴等。[3]

【药论选录】

《本草择要纲目》："降火润肺燥，涤痰结，利咽喉，消痈肿疮毒，凡肺受火逼，失其降下之令，则致胸中有痰，得栝蒌甘缓润下之助，则痰自降，又能洗涤胸膈中垢腻郁热，为治消渴之神药。"

《本草纲目》："张仲景治胸痹痛引心背，咳唾喘息，及结胸满痛，皆用栝蒌实。乃取其甘寒不犯胃气，能降上焦之火，使痰气下降也。成无己不知此意，乃云苦寒以泻热。盖不尝其味原不苦，而随文傅会尔。”

参考文献：
[1] 潘琳琳，王淞，孙君艺，等. 国医大师张志远活用瓜蒌经验 [J]. 江苏中医药，2019，51（12）：12-14.
[2] 郭玉洪，赵洋洋，刘原，等. 瓜蒌皮治疗心血管疾病的作用机制及临床应用概况 [J]. 中国药房，2019，30（21）：3013-3018.
[3] 赵生慧，张莉莉，安学冬，等. 瓜蒌的临床应用及其用量探究 [J]. 吉林中医药，2020，40（4）：536-538.

浙贝母

《神农本草经》

【基源】 本品为百合科植物浙贝母的干燥鳞茎。

【性味】 苦，寒。

【归经】 归肺、心经。

【功效】 清热化痰，开郁散结。

【主治】 痰气郁结，心胸痞闷，风热咳嗽，痰火咳嗽，肺痈，瘰疬，疮毒。

【用法用量】 水煎服，3~10 g。

【使用注意】 本品性寒，不宜用于湿痰、寒痰，不宜与乌头、附子同用。

【心病应用】

浙贝母苦寒降泻，长于清化热痰、开郁散结，适用于外感风邪、痰热郁肺导致的咳嗽痰黄黏稠及瘰疬痈肿。心病临床主要用于化痰散结。痰气郁结、精神忧郁、心胸郁闷者，单用浙贝母为末，姜汁捣糊为丸（《集效方》）；冠心病者，用浙贝母配伍海藻以散结消痰软坚。[1]

仝小林教授认为，瘀、闭、结是瘀血类疾病的发展过程。行血、活血、化瘀、破瘀、消症是根据血瘀的发展程度而定的治则。单以辛香行血之药，或桃红、藤类等活血之药恐难胜其病，需治以化瘀消症，配合祛痰散结之法，以达到化斑通脉的目的。莪术、三七、浙贝母三药相伍，化斑通脉作用较强，若恐对胃肠道有轻微刺激作用，可饭中或饭后服用，或加山药、石斛保护胃黏膜。仝小林教授认为，浙贝母是消坚散结的要药，用量多为9~30 g。[1]

【心病相关药理】

浙贝母含浙贝母碱、去氢浙贝母碱、浙贝宁、浙贝酮等。[2]

浙贝母动物实验显示具有降血压作用，其机制与抑制血管紧张素转换酶活性有关。浙贝母还可以明显降低全血黏度，抑制红细胞聚集，提高红细胞变形能力。[3]

【药论选录】

《本经逢原》："浙产者，治疝瘕、喉痹、乳难、金疮、风痉、一切痈疡。又同苦参、当归治妊娠小便难，同青黛治人面恶疮，同连翘治项上结核，皆取其开郁散结化痰解毒之功也。"

参考文献：

［1］于晓彤，邸莎，张培，等．莪术、三七、浙贝母治疗大血管不通经验——仝小林三味小方撷萃［J］．吉林中医药，2020，40（3）：289-291.

［2］樊俐慧，韦宇，朱向东，等．浙贝母的临床应用及其用量［J］．长春中医药大学学报，2020，36（1）：23-25.

［3］张明发，沈雅琴．浙贝母药理研究进展［J］．上海医药，2007，28（10）：459-461.

天竺黄

《日华子本草》

【基源】本品为禾本科植物青皮竹或华思劳竹等秆内的分泌液干燥后的块状物。

【性味】甘，寒。

【归经】归心、肝经。

【功效】清热豁痰，清心定惊。

【主治】热病神昏，中风痰迷，小儿痰热惊痫、抽搐、夜啼。

【用法用量】水煎服，3~9 g；研粉冲服，0.6~1 g。

【使用注意】本品甘寒，忌用于寒证。

【心病应用】

天竺黄性寒，可清热豁痰，长于定惊安神。热病神昏、神志恍惚者，常用天竺黄配牛黄、冰片、黄连等。

【心病相关药理】

天竺黄主要含硅酸盐、无机元素及少量氨基酸。天竺黄具有抗动脉粥样硬化、抑制血小板聚集、抗血栓生成、抗脂质过氧化及舒张血管的作用。[1]

改善心肌缺血：天竺黄能降低大鼠心肌缺血再灌注损伤，对未再通急性心肌梗死的远期有心功能保护作用，降低大鼠急性心肌梗死面积、血清心肌酶的水平，从而防治大鼠心肌缺血损伤。[2]

【药论选录】

《本草纲目》："治中风痰壅，猝失音不语，小儿客忤痫疾。"

《证类本草》："天竺黄，味甘，寒，无毒。主小儿惊风天吊，镇心明目，去诸风热，疗金疮，止血，滋养五脏。”

参考文献：

[1] 王春柳，李晔，张红，等．蒙药天竺黄的研究概况［J］．中国药业，2016，25（23）：1-5.

[2] 梁卓．冠心舒通胶囊防治大鼠心肌缺血性损伤的疗效及可能机制研究［D］．西安：第四军医大学，2012.

竹沥

《名医别录》

【基源】本品为禾本科植物淡竹等经加热后自然流出的淡黄色澄清液汁。

【性味】甘，寒。

【归经】归心、肺、肝经。

【功效】清热豁痰，定惊利窍。

【主治】痰热咳喘，中风痰迷，惊痫癫狂。

【用法用量】水煎服，30~50 mL。

【使用注意】本品性寒，脾虚者慎用。

【心病应用】

竹沥入心、肝经，甘寒而能清痰热，并能开窍定惊。痰热阻闭清窍、中风口噤、昏不知人者，予竹沥灌服（《备急千金要方》）；中风不语、半身不遂者，可用竹沥配天南星、半夏、枳实等；痰热蕴结而致癫狂惊痫者，用竹沥配伍青礞石、大黄、沉香等。

【心病相关药理】

竹沥中含丰富的氨基酸，愈创木酚、甲酚、苯酚等酚类，以及钙、铁、锰、锌等无机元素。[1]

【药论选录】

《本草分经》：“竹沥，甘苦寒滑，清痰降火，行经络、四肢、皮里、膜外之痰，凡痰因风热燥火者宜之，姜汁为使。虚者与参同用，使人参固其经，竹沥通其络，则甘寒气味相得益彰。”

参考文献：

[1] 江云，孙佳彬，张超．竹沥的研究现状与思考［J］．中国药房，2017，28（28）：4014-4018.

海藻

《神农本草经》

【基源】 本品为马尾藻科植物海蒿子或羊栖菜的干燥藻体。

【性味】 苦、咸，寒。

【归经】 归肝、胃、肾经。

【功效】 消痰软坚散结，利水消肿。

【主治】 瘿瘤，瘰疬，睾丸肿痛，痰饮水肿。

【用法用量】 水煎服，10~15 g。

【心病应用】

海藻具有抗凝血、降血压、降血脂等独特功效，可改善人体微循环，并用于预防和治疗高脂血症、动脉硬化等心血管疾病。[1] 仝小林治疗高血压“三期五态”中“老态”常用海藻。[2]

【心病相关药理】

海藻主要含多糖，如羊栖菜多糖 A、羊栖菜多糖 B、羊栖菜多糖 C 等。

褐藻酸硫酸酯有抗高血脂作用，并可降低血清胆固醇及减轻动脉粥样硬化。海藻水浸剂有降血压作用。海藻中所含的褐藻酸有类似肝素样作用，表现为抗凝血、抗血栓、降血黏度及改善微循环作用。[3]

【药论选录】

《本草便读》：“海藻生海中，其叶如发，即水藻之属也。咸寒润下之品，软坚行水，是其本功。故一切瘰疬瘿瘤顽痰胶结之证．皆可用之。然咸走血，多食咸则血脉凝涩，生气日削，致成废疾不起者多矣。”

《本草求真》：“海藻（专入肾），书载性反甘草，能治项颈一切瘰疬症瘕疝。”

《神农本草经》：“海藻，味苦寒。主治瘿瘤气，颈下核，破散结气，痈肿，症瘕坚气，腹中上下鸣，下十二水肿。”

参考文献：

［1］陈华，钟红茂，范洁伟，等．海藻中活性物质的心血管药理作用研究进展［J］．中国食物与营养，2007（10）：51-53.

［2］魏秀秀，仝小林，杨映映，等．仝小林院士辨治高血压病“三期五态”新视角［J］．中医学报，2020，35（1）：90-94.

［3］高学敏．中药学［M］．北京：中国中医药出版社，2007.

昆布

《名医别录》

【基源】本品为海带科植物海带或翅藻科植物昆布的叶状体。

【性味】咸，寒。

【归经】归肝、胃、肾经。

【功效】消痰软坚，利水消肿。

【主治】瘿瘤，瘰疬，睾丸肿痛，痰饮水肿。

【用法用量】水煎服，6~12 g。

【心病应用】

动脉粥样硬化临床多因痰瘀互结而发病。昆布消痰软坚，可配合化痰活血药物以治疗动脉粥样硬化。郭维琴教授治疗心病的临床经验方以益气活血法为主，常用对药组合有丹参与红花、郁金与片姜黄；特色组合有莪术、昆布与浙贝母，用于治疗严重的动脉硬化斑块。[1]

【心病相关药理】

昆布含有藻胶酸，昆布素，半乳聚糖，海带氨酸、谷氨酸、天门冬氨酸、脯氨酸等氨基酸，维生素 B_1、B_2 及胡萝卜素，碘、钾、钙等无机盐。海带氨酸及钾有降血压作用；藻胶酸和海带氨酸有降血清胆固醇作用。[2]

【药论选录】

《名医别录》："主十二种水肿，瘿瘤聚结气，瘘疮。"

《本草易读》："昆布，煮去咸味，焙干用。咸，寒，无毒。治水肿瘿瘤，……功同海藻。"

参考文献：

[1] 张洪嘉，高瑜倩，常佩芬，等. 郭维琴教授治疗心系疾病运用活血化瘀药特色及验案［J］. 现代中医临床，2021，28（5）：47-49，52.

[2] 刘圣. 昆布药理作用与临床应用概况［J］. 中国中医药信息杂志，1998，5（3）：24-25，33.

猪胆

《名医别录》

【基源】 本品为猪科动物猪的胆囊晾至干燥，或取胆汁鲜用。

【性味】 苦，寒。

【归经】 归肝、胆、肺经。

【功效】 清肺止咳，解毒，润燥。

【主治】 热病导致的燥渴，哮喘，目赤，喉痹，痢疾，便秘，痈疮肿毒。

【用法用量】 冲服，3~6 g；或入丸、散。

【化学成分】

猪胆主要含猪胆酸、猪去氧胆酸、鹅去氧胆酸、牛磺猪去氧胆酸、牛磺鹅去氧胆酸、甘氨猪去氧胆酸等。[1]

【心病应用】

清代赵其光在《本草求原》中对猪胆功效的描述有“清心通脉”，但临床有待深入研究。

【心病相关药理】

猪胆汁精制提取物（主要成分为甘氨猪去氧胆酸）对离体蟾蜍心脏有兴奋作用。给麻醉兔静脉注射猪胆汁精制提取物后出现了降血压反应，并能对抗肾上腺素的升血压作用。根据正常大鼠口服猪胆汁精制提取物的实验结果，猪胆汁精制提取物的降血压效果不及牛黄和胆酸钙。猪胆酸对离体蟾蜍心脏有兴奋作用，而同样浓度的牛磺鹅去氧胆酸则有明显抑制作用。

【药论】

《本草纲目》：“方家用猪胆，取其寒能胜热，滑能润燥，苦能入心，又能去肝胆之火也。”

《本草备要》：“故加猪胆汁，苦入心而通脉，寒补肝而和阴，不致格拒也。”

参考文献：

[1] 石岩，魏锋，马双成. 猪胆药用研究进展及质量控制概况［J］. 中国中药杂志，2018，43（4）：637-644.

第二节 止咳平喘药

桑白皮

《神农本草经》

【基源】 本品为桑科植物桑的干燥根皮。

【性味】 甘，寒。

【归经】 归肺经。

【功效】 泻肺平喘，利水消肿。

【主治】 肺热咳喘，水肿。

【用法用量】 水煎服，5~15 g。泻肺利水、平肝清火宜生用；肺虚咳嗽宜蜜炙用。

【心病应用】

心病临床应用桑白皮的报道较少，但其药理活性有一定的心血管效用。

【心病相关药理】

桑白皮含多种黄酮类衍生物（如桑根皮素、桑皮色烯素等）、伞形花内酯、东莨菪素，还含有作用类似乙酰胆碱的降血压成分。

桑白皮丙酮提取物可显著增加血浆一氧化氮、一氧化氮合酶、诱导型一氧化氮合酶含量，提示这可能是桑白皮发挥降血压作用的一个机制。[1] 桑白皮乙酸乙酯提取物、非丙酮提取物等均具有舒张心血管的作用。桑白皮30%乙醇洗脱组分能改善心力衰竭大鼠心功能，降低脑钠肽、肿瘤坏死因子-α水平；同时增加大鼠尿量，降低渗透压，且能够降低血管紧张素Ⅱ、醛固酮水平，提示桑白皮30%乙醇洗脱组分具有较好的抗心力衰竭作用。[2]

【药论选录】

《神农本草经》："桑根白皮，味甘寒。主伤中，五劳六极，羸瘦，崩中，脉绝，补虚益气。"

《珍珠囊补遗药性赋》："桑白皮，味甘性寒无毒。可升可降，阳中之阴也。其用有二：益元气不足而补虚劳；泻肺气有余而止咳嗽。"

参考文献：

[1] 侯宝林，施洋，赵俊芳，等. 桑白皮化学成分及药理作用研究进展［J］. 辽宁中医杂志 2020，47（8）：212-214.

[2] 刘红淼，李艳玲，黄志云. 桑白皮药理作用研究进展 [J]. 中国实验方剂学杂志，2019，25（20）：229-234.

葶苈子

《神农本草经》

【基源】 本品为十字花科植物独行菜或播娘蒿的干燥成熟种子。

【性味】 辛、苦，大寒。

【归经】 归肺、膀胱经。

【功效】 泻肺平喘，利水消肿。

【主治】 痰涎壅肺，喘咳痰多，胸胁胀满，不得平卧，胸腹水肿，小便不利。

【用法用量】 水煎服，3~10 g，包煎。

【心病应用】

心肺同居上焦，心主血，肺主气。心主血脉，上朝于肺，并凭借胸中宗气，贯通心脉，心主血必须依赖肺气的推动，两者相互配合，才能保证气血的正常运行，维持机体各脏腑组织的新陈代谢。葶苈子归肺、膀胱经，能泻肺而下行，调节水液代谢，利水而消痰，具有泻肺平喘、利水消肿之功，故而对心力衰竭咳喘、水肿等具有良好的临床疗效。[1]

卢尚岭临证擅用葶苈子治疗心功能不全之水肿、喘憋。临证所见水液停积为喘为肿，因于肺者，用葶苈子以泻肺利水。若遇心气不足、气化无力、水液内停者，常用葶苈子配人参等温化之品；水液停滞，因于肾气不化者，常用葶苈子泻肺，以利水之上源。[2]

【心病相关药理】

葶苈子主要含强心苷类、异硫氰酸类、脂肪油类等。

现代药理学研究表明，葶苈子对心力衰竭的各个环节均有作用，具有利尿、正性肌力、抑制心室重构及保护心肌细胞等作用。[3]

利尿作用：其利尿作用可能是通过抑制肾小管对钠离子、氯离子和水的重吸收，促进钠离子、氯离子和水的排泄。[4] 曾梦楠等对比葶苈子、薏苡仁、车前子利水功效，并观察其作用机制异同点。结论：3 味药材都具有显著的利尿效果，对肾脏无明显损害，主入肺经的葶苈子对利钠肽系统影响较大。[5]

强心作用：葶苈子中含有强心苷类物质，并在动物心力衰竭模型上证实其醇提取物能明显增加心输出量。吴晓玲等发现葶苈子水提取物静脉注射 0.2 mL/kg（含生药 2 g/mL）能显著增加狗左心室收缩期压力、左心室内压最大上升速率、每搏输出量、心脏指数、每搏功和每搏功指数、平均动脉压及冠状动脉血流量，与静脉注射异丙肾上腺素 10 μg/kg 作用相似，但对心率、动（静）脉氧分压及动（静）脉氧溶解度未见明显影响，提示其具有正性肌力作用，但未增加心肌耗氧量。[6] 张国顺等筛选葶苈子抗心力衰竭的有效组分，并对其机制进行初步探讨。结论：葶苈子有效组分水部位能够显著改善心力衰竭症状，其作用机制可能与改善心力衰竭大鼠体内氧化应激失衡状态，抑制神经内分泌系统过度激活密切相关。[7]

【药论选录】

《神农本草经》："味辛寒。主症瘕积聚，结气，饮食，寒热，破坚。"

《证类本草》："疗肺壅上气咳嗽，定喘促，除胸中痰饮。"

《丹溪手镜》："葶苈大寒性沉辛苦属阳走泄行水，通小肠膀胱留热，抽肺经上气喘急。"

参考文献：

[1] 周淑平．于作盈教授应用香加皮、葶苈子治疗心衰的经验研究［J］．中国中医急症，2014，23（2）：271，314.

[2] 丁元庆．卢尚岭大剂量用药经验总结与思考［J］．山东中医杂志，2020，39（2）：99-102，117.

[3] 曹雅雯，汤岐梅，侯雅竹，等．葶苈子治疗心力衰竭的药理研究进展［J］．中西医结合心脑血管病杂志，2019，17（20）：3123-3126.

[4] 张晓丹，范春兰，余迎梅，等．葶苈子水提液对 CHF 大鼠利尿作用的影响［J］．中国现代应用药学，2010，27（3）：210-213.

[5] 曾梦楠，李苗，张贝贝，等．葶苈子、薏苡仁、车前子的利水功效比较［J］．中成药，2018，40（1）：40-46.

[6] 吴晓玲，杨裕忠，黄东亮．葶苈子水提物对狗左心室功能的作用［J］．中药材，1998，21（5）：243-245.

[7] 张国顺，白义萍，王小兰，等．葶苈子抗心衰有效组分筛选及其作用机制分析［J］．中国实验方剂学杂志，2017，23（4）：118-125.

银杏叶

《本草品汇精要》

【基源】本品为银杏科植物银杏的干燥叶。

【性味】甘、苦、涩，平。

【归经】归心、肺经。

【功效】敛肺平喘，活血止痛。

【主治】胸闷心痛，肺虚咳喘。

【用法用量】水煎服，3~6 g；或入丸、散。

【使用注意】白果有毒成分是白果酸、白果醇、白果酚、银杏毒，尚有氰苷。白果中毒多因生食、炒食或煮食过量导致，常见于儿童，偶见于成人。

【心病应用】

近年来，银杏叶制剂被广泛运用于高脂血症、冠心病、高血压等心血管疾病，但古代文献记载较少。

朱中杰用银杏叶胶囊治疗高脂血症患者发现，银杏叶胶囊能降低总胆固醇、甘油三酯和低密度脂蛋白的水平，且能增加高密度脂蛋白的水平。[1]

银杏叶提取物可以减轻血胆固醇、甘油三酯、极低密度脂蛋白对人体的不利影响，降低血脂，改善微循环，抑制凝血，从而提高高血压的治疗效果。[2]

【心病相关药理】

银杏叶化学成分复杂，主要活性成分是银杏黄酮和银杏二萜内酯。

银杏叶提取物具有清除氧自由基，降低脂质过氧化物的形成，提高抗氧化酶的活性；降低钙离子内流，减少细胞内钙超载；舒张血管，改善微循环；调节血脂；抑制血小板活化因子与其受体结合而减少血小板聚集等作用。

改善冠心病心绞痛：银杏叶制剂能有效改善冠心病心绞痛的主要临床表现及心电图的缺血性改变。银杏叶滴丸不仅有益于老年高血压患者的降血压、降血脂治疗，还可减少心肌细胞凋亡，进而在改善高血压左心室重构方面发挥重要作用。[3]

抗缺血和缺血再灌注损伤：潘晓宏等研究发现银杏叶提取物能显著减少离体大鼠心脏再灌注导致的心律失常，可明显降低室性期前收缩的发生次数，减少室性心动过速、室颤的持续时间，降低心律失常分级，故认为银杏叶提取物对心肌缺血再灌注损伤有保护作用。[4] 银杏叶提取物通过抗氧化、清除自由基、降血脂及血液黏稠度、抗血小板激活因子、防止内皮功能失调、抗缺血及缺血再灌注损伤、抗心律失常等，以达到保护心血管系统功能的作用。[5]

对高血脂的治疗作用：柴露露对银杏叶制剂治疗高脂血症进行分析。本研究的 meta 分析结果显示：银杏叶制剂与他汀类药物合用能提高其治疗高脂血症的疗效，且单独使用银杏叶制剂对≤50 岁年龄段高脂血症患者的甘油三酯水平具有明显的治疗作用，对 50~60 岁年龄段高脂血症患者的总胆固醇水平具有明显的治疗作用。[6]

【药论选录】

《中药大辞典》："治胸闷心痛，心悸怔忡，痰喘咳嗽，泻痢，白带。"

参考文献：

[1] 朱中杰. 银杏叶胶囊联合辛伐他汀治疗高脂血症临床疗效观察［J］. 海峡药学，2012，24（11）：113-114.

[2] 杨扬，周斌，赵文杰. 银杏叶史话：中药/植物药研究开发的典范［J］. 中草药，2016，47（15）：2579-2591.

[3] 朱燕梅，黄玉珊，王秋林. 银杏叶制剂在心血管疾病中的应用进展［J］. 江西中医药，2015，46（4）：64-67.

[4] 潘晓宏，傅国胜，单江，等. 银杏叶提取物 EGb 761对离体大鼠心脏再灌注心律失常的影响［J］. 中国药理学通报，1998，14（3）：283-284.

[5] 谭华炳，贺琴. 银杏叶提取物保护心血管系统功能的作用 [J]. 中国临床康复，2006，10（19）：155-157.
[6] 柴露露. 银杏叶制剂治疗高脂血症的疗效及作用机制研究 [D]. 北京：中国中医科学院，2019.

第十七章　安神药

朱砂

《神农本草经》

【基源】本品为硫化物类矿物辰砂族辰砂，含硫化汞（HgS）。

【性味】甘，微寒；有毒。

【归经】归心经。

【功效】清心镇惊，安神，明目，解毒。

【主治】心悸易惊，失眠多梦，癫痫发狂，小儿惊风，视物昏花，口疮，喉痹，疮疡肿毒。

【用法用量】0.1~0.5 g，多入丸、散服，不宜入煎剂。

【使用注意】朱砂用于心病，主要在于安神。中药处方用朱砂、朱茯苓等有析汞之弊。临床应用可按《中华人民共和国药典》推荐剂量冲服，中病即止。

【心病应用】

朱砂甘寒质重，既可重镇安神，又能清心安神。心火亢盛、内扰神明之心神不宁、心悸、失眠者，常用朱砂安神丸。

【心病相关药理】

朱砂的主要成分为硫化汞（HgS）、氯化汞、醋酸汞等。

朱砂具有镇心安神、抗焦虑、保护损伤的脑等药理作用。[1]

李钟文等研究了朱砂、朱砂安神丸及去朱砂之安神丸的抗心律失常作用与镇心安神作用的关系。观察家兔分别口服朱砂、朱砂安神丸及去朱砂之安神丸对氯仿-肾上腺素和草乌注射液导致的心律失常的对抗作用，发现其作用强度依次为朱砂安神丸>朱砂>去朱砂之安神丸。结论：肯定了朱砂在朱砂安神丸中的君药地位，并认为朱砂的抗心律失常作用是其镇心安神功效的基础。[2]

【药论选录】

《神农本草经》："味甘、微寒。主身体五脏百病，养精神，安魂魄，益气，明目，杀精魅邪恶鬼。久服，通神明不老。能化为汞，生山谷。"

《本草纲目》："治惊痫，解胎毒痘毒，驱邪疟，能发汗。"

《景岳全书》："朱砂，味微甘性寒有大毒，通禀五行之气，其色属火也，其液属水也，其体属土也，其气属木也，其入属金也。故能通五脏，其入心可以安神而走血脉，入肺可以降气而走皮毛，入脾可逐痰涎而走肌肉，入肝可行血滞而走筋膜，入肾可逐水邪而走骨髓，或上或下，无处不到。"

参考文献：

[1] 陈现民，魏立新，杜玉枝，等. 朱砂对脑及神经系统药理作用的研究进展［J］. 安徽农业科学，2009，37（8）：3372-3373，3375.

[2] 李钟文，董桂兰，蒋传富，等. 朱砂及朱砂安神丸镇心安神功效的研究［J］. 中国中药杂志，1993，18（7）：436-437.

磁石

《神农本草经》

【基源】本品为氧化物类矿物尖晶石族磁铁矿，主要含四氧化三铁（Fe_3O_4）。

【性味】咸，寒。

【归经】归肝、心、肾经。

【功效】镇静安神，平肝潜阳，聪耳明目，纳气平喘。

【主治】惊悸失眠，头晕目眩，视物昏花，耳鸣耳聋，肾虚气喘。

【用法用量】水煎服，9~30 g，先煎；入丸、散，每次1~3 g。

【使用注意】本品重镇，脾胃虚寒者忌用。

【心病应用】

磁石质重沉降，入心经，能镇惊安神；味咸入肾，又有益肾之功；性寒清热，能清泻心肝之火，故能顾护真阴、镇摄浮阳、清热泻火、安定神志。肾虚肝旺，肝火上炎，扰动心神，或惊恐气乱，神不守舍导致的心神不宁、惊悸、失眠及癫痫，常用磁石配朱砂、神曲等；神经衰弱、贫血、心悸怔忡、失眠者，常用磁石配熟地黄、当归、白芍、酸枣仁等补血安神药；肝阳上亢之头晕目眩、急躁易怒者，可用磁石配石决明、珍珠母、牡蛎等平肝潜阳药；阴虚甚者，可用磁石配生地黄、白芍、龟板等滋阴潜阳药；热盛者，又可用磁石配钩藤、菊花、夏枯草等清热平肝药。

【心病相关药理】

磁石含四氧化三铁，具有协同戊巴比妥钠、抗惊厥、抗炎、止凝血等作用。[1]

镇静安神作用：王汝娟等研究发现，磁石能显著抑制醋酸诱发小鼠的扭体反应，降低戊巴比妥钠的阈剂量，拮抗戊四氮致小鼠惊厥，延长盐酸二甲弗林致惊潜伏期时间，降低角叉莱胶引起的小鼠足肿，缩短出血、凝血时间。[2] 李光华等研究发现，磁石水煎剂对小鼠的自主活动有明显的抑制作用，能明显增加阈下剂量戊巴比妥钠小鼠的入睡率，可显著缩短戊巴比妥钠小鼠的入睡时间并能延长其睡眠时间，说明磁石有镇静催眠作用。[3]

【药论选录】

《本草纲目》："磁石法水，色黑而入肾，故治肾家诸病而通耳明目。一士子频病目，渐觉昏暗生翳。时珍用东垣羌活胜风汤加减法与服，而以磁朱丸佐之。两月遂如故。盖磁石入肾，镇养真精，使神水不外移；朱砂入心，镇养心血，使邪火不上侵；而佐以神曲，消化滞气，生熟并用，温养脾胃发生之气。"

《得配本草》："得朱砂、神曲，交心肾，治目昏内障。配人参，治阳事不起。佐熟地、萸肉，治耳聋。和面糊调涂囟上，治大肠脱肛。……诸石有毒，不宜久用。独磁石性禀冲和，常服亦可。"

参考文献：

[1] 刘淑花，李世纪，于开明．磁石赭石微量元素及药理作用研究［J］．微量元素与健康研究，2008，25（4）：18-20.

[2] 王汝娟，黄寅墨，朱武成，等．磁石的药理作用研究［J］．中国中药杂志，1997，22（5）：305-307.

[3] 李光华，周旭，贺弋．龙骨、磁石对小鼠镇静催眠作用的研究［J］．宁夏医学院学报，2001，23（2）：82-83，87.

龙骨

《神农本草经》

【基源】本品为古代大型哺乳类动物如象类、犀类、三趾马等骨骼的化石。

【性味】甘、涩，平。

【归经】归心、肝、肾经。

【功效】镇静安神，平肝潜阳，收敛固涩。

【主治】心神不宁，心悸失眠，惊痫癫狂，健忘多梦，自汗盗汗，遗精淋浊，吐衄便血，崩漏带下，泻痢脱肛，溃疡久不收口。

【用法用量】水煎服，15~30 g，宜先煎。外用适量。镇静安神、平肝潜阳多生用。

【使用注意】本品收涩，内有实邪积滞者慎用。

【心病应用】

龙骨入心经，质重可镇静安神，常用于治疗心神不宁、心悸失眠、惊痫癫狂等，为常用重镇安神药。心神不宁、心悸失眠、健忘多梦者，临床常用龙骨配酸枣仁、柏子仁、琥珀等安神之品以加强安神效用。

龙骨性重入肝而沉降，故可平肝潜阳，常用于治疗肝阴不足、肝阳上亢导致的头晕目眩、烦躁易怒等。眩晕肝阳上亢者，多用龙骨配生赭石、生牡蛎以重镇安神。

【心病相关药理】

龙骨主要含碳酸钙、磷酸钙、五氧化二磷、氧化镁、三氧化二铁以及少量的铝、镁、氯等。[1]

促凝血：龙骨中所含的磷酸钙和碳酸钙等能降低血管通透性、加快血液凝固。[2]

【药论选录】

《药性切用》："龙骨，甘涩咸平，入手足少阴、手阳明、足厥阴，涩精敛汗，收脱安神。龙非蜕骨，不能升。龙齿：性味涩平，镇心安魂；治惊痫癫疾，俱煅研用。龙角：辟邪治心病，亦可生用者。"

《本草经解》："龙骨，气平味甘，无毒。主心腹鬼疰，精物老魅，咳逆，泄痢脓血，女子漏下，症瘕坚结，小儿热气惊痫。"

《丹溪手镜》："龙骨，甘平微寒涩，可去脱，固气，安定神志，涩肠。"

参考文献：

[1] 李娜，高昂，巩江，等. 龙骨药材的鉴别及药学研究进展［J］. 安徽农业科学，2011，39（15）：8922-8923，8925.

[2] 吴淑芳. 龙骨药材的鉴别及药学研究进展［J］. 世界最新医学信息文摘，2016，16（84）：30.

琥珀

《名医别录》

【基源】本品为古代松科植物的树脂埋藏地下经久凝结而成的碳氢化合物。

【性味】甘，平。

【归经】归心、肝、膀胱经。

【功效】镇静安神，活血散瘀，利尿通淋。

【主治】心神不宁，惊悸失眠，多梦，癫痫，瘀血阻滞引起的痛经、闭经、血瘀肿痛等。

【用法用量】研末冲服，1.5~3 g。

【使用注意】无瘀滞者忌用。

【心病应用】

琥珀质重，入心、肝经，具有镇静安神的功效。心神不宁、心悸失眠、健忘者，常用琥珀配菖蒲、远志、茯神等，如琥珀定志丸；心血亏虚、惊悸怔忡、夜卧不安者，常用琥珀配酸枣仁、人参、当归以补养心血。

琥珀入肝，可活血通经、散瘀止痛。心血瘀阻、胸痹心痛者，常用琥珀配三七，研末内服。

刘竹凤等用琥珀与人参、三七配伍，共成胶囊，可以益心气、通脉络、利水道，用于治疗心力衰竭。[1]

【心病相关药理】

琥珀主要含树脂、挥发油，还含琥珀氧松香酸、琥珀松香酸、琥珀银松酸、脂醇、琥珀松香醇及琥珀酸等。[2]

金园等对琥珀酸进行研究，发现其具有中枢抑制作用，能明显减少小鼠自主活动，延长戊巴比妥钠诱导的睡眠时间，而且对大白鼠听源性惊厥与小白鼠电休克反应有保护作用，对印防己毒素、士的宁、氨基脲引起的惊厥可延长其出现时间。[3]

【药论选录】

《本草纲目》："安五脏，定魂魄，杀精魅邪鬼，消瘀血，通五淋。"

《本草害利》："甘平，入心、肝、肺、膀胱四经，安神而鬼魅不侵。色赤入血分，故能消瘀血、破症瘕、生肌。能清肺而利小便。甘淡上行，能使肺气下降，而通膀胱，故能治五淋。又能散瘀血，而生新血，去翳障而能明目。"

参考文献：

[1] 倪士峰，巩江，侯宝龙，等. 琥珀的药学研究［J］. 安徽农业科学，2009，37（12）：5482-5483.

[2] 刘竹凤，刘竹华. 人参三七琥珀末治疗老年性冠心病心绞痛116例疗效观察［J］. 新中医，2005，37（10）：44-45.

[3] 金园，张士善. 琥珀酸的中枢抑制作用［J］. 河北医学院学报，1980，1（1）：38-41.

酸枣仁

《神农本草经》

【基源】本品为鼠李科植物酸枣的干燥成熟种子。

【性味】甘、酸，平。

【归经】归心、肝、胆经。

【功效】养心益肝，安神，敛汗。

【主治】虚烦不眠，惊悸多梦，体虚多汗，津伤口渴。

【用法用量】水煎服，10~15 g。

【心病应用】

酸枣仁为治疗失眠要药，并能敛汗；味甘，入心、肝经，能养心阴、益肝血，为养心安神要药。心肝阴血亏虚、心神失养导致的心悸、怔忡、健忘、失眠、多梦、眩晕者，常用酸枣仁配当归、白芍、何首乌、龙眼肉等补血、补阴药，方如张锡纯定心汤、安魂汤；

肝虚有热之虚烦不眠者，常用酸枣仁配知母、茯苓、川芎等，方如酸枣仁汤；心脾气血亏虚引起的惊悸不安、体倦失眠者，常用酸枣仁配黄芪、当归、党参等补养气血药；心肾不足、阴亏血少引起的心悸失眠、健忘梦遗者，常用酸枣仁配麦门冬、生地黄、远志等；体虚自汗、盗汗者，常用酸枣仁配五味子、山茱萸、黄芪等益气固表止汗药。

【心病相关药理】

酸枣仁主要含酸枣仁皂苷A、酸枣仁皂苷B、斯皮诺素、当药素、白桦脂酸、白桦脂醇等，还富含大量维生素C、脂肪油、挥发油、蛋白质等。[1]

改善心肌缺血：酸枣仁醇提取物的水溶液静脉注射能明显改善乌头碱诱发的大鼠心律失常的心电图变化，也能明显改善垂体后叶素引起的大鼠心肌缺血的心电图变化。[2] 酸枣仁皂苷A预处理可以减轻心肌的损伤，降低乳酸脱氢酶、肌酸激酶、丙二醛水平，升高超氧化物歧化酶水平，减少再灌注心律失常，改善心功能，减少心肌细胞凋亡。[3]

抗心律失常：酸枣仁水提取物具有预防及治疗乌头碱、氯仿、氯化钡诱发的动物心律失常作用，能抑制离体蛙心率和心肌收缩力，也能抑制兔心率及豚鼠心率、左心室内压峰值、左心室内压变化速率，且切断迷走神经不能消除其对心脏的作用。[4]

对血压的影响：不同剂量的酸枣仁总皂苷水溶液对原发性高血压大鼠的血压均有明显降低作用。[5]

【药论选录】

《神农本草经》："酸枣，味酸平。主心腹寒热，邪结气聚，四肢酸疼，湿痹。久服安五藏，轻身延年。"

《名医别录》："酸枣，无毒。主治烦心不得眠，脐上下痛，血转，久泄，虚汗，烦渴，补中，益肝气，坚筋骨，助阴气，令人肥健。"

《医经小学》："酸枣仁平安五脏，除风去痹骨能坚，补中益气宁心志，更治虚烦不得眠。"

《石室秘录》："盖枣仁乃安心上不寐之圣药，生用使其日间不卧，熟用使其夜间不醒也。日夜既安，则怔忡自定，又何必用虎睛、琥珀、丹砂之多事哉。"

参考文献：

[1] 宁宏. 中药酸枣仁的药理作用及现代临床应用［J］. 内蒙古中医药，2017（6）：98.

[2] 刘菊芳，古维新，杨素勤，等. 酸枣仁抗大鼠实验性心律失常和心肌缺血作用的研究［J］. 第一军医大学学报，1985，5（1）：31-33.

[3] 黄宜生. 酸枣仁皂苷A对大鼠心肌缺血再灌注的保护作用及机制研究［D］. 广州：南方医科大学，2011.

[4] 许顺尧，陶静仪，田巧莲，等. 酸枣仁提取物抗心律失常的实验观察［J］. 中草药，1987，18（12）：18-20.

[5] 张典，袁秉祥，孙红. 酸枣仁总皂苷对原发性高血压大鼠的降压作用［J］. 西安交通大学学报：医学版，2003，24（1）：59-60.

柏子仁

《神农本草经》

【基源】本品为柏科植物侧柏的干燥成熟种仁。

【性味】甘，平。

【归经】归心、肾、大肠经。

【功效】养心安神，润肠通便。

【主治】阴血不足，虚烦失眠，心悸怔忡，肠燥便秘，阴虚盗汗。

【用法用量】水煎服，10~20 g。

【使用注意】本品通便，便溏者忌用。

【心病应用】

柏子仁味甘质润，性平，入心经，具有养心安神之功效。心阴不足、心血亏虚以致心神失养之心悸怔忡、虚烦不眠、头晕健忘者，常用柏子仁配人参、五味子、白术等，如《普济本事方》柏子仁丸，也可用柏子仁配酸枣仁、当归、茯神等，如《校注妇人良方》养心汤；心肾不交之心悸不宁、心烦少寐、梦遗健忘者，常用柏子仁配麦门冬、熟地黄、石菖蒲等以补肾养心、交通心肾；阴虚盗汗者，临床常用柏子仁配牡蛎、麻黄根等止汗药，如《普济本事方》柏子仁丸以止盗汗、退虚热。

柏子仁也入肾经，可补血益精，而发为肾之余，故其可滋润毛发、助发生长，用于治疗血虚精亏引起的头发脱落。

【心病相关药理】

柏子仁主要含脂肪油，并含少量挥发油、皂苷及植物甾醇、维生素 A、蛋白质等。[1]

镇静安眠作用：孙付军等研究了柏子仁不同部位对睡眠的改善作用，发现柏子仁油能不同程度地增加小鼠睡眠指数，柏子仁皂苷能明显延长小鼠睡眠时间。[2] 李彦灵等研究了二氧化碳超临界制备的柏子仁油及柏子仁霜的安神功效，结果显示柏子仁油及柏子仁霜虽然不能引起小鼠直接睡眠，但能显著减少小鼠自主活动次数，增加戊巴比妥钠阈下剂量引起小鼠睡眠个数，而对入睡潜伏期无明显影响。[3] 马欣悦等研究了柏子仁中总萜类成分的镇静催眠和耐缺氧作用，发现其总萜类成分能抑制小鼠自发活动，延长戊巴比妥钠诱导的小鼠睡眠时间，增加小鼠睡眠个数，延长缺氧小鼠的存活时间。[4]

【药论选录】

《神农本草经》："柏实，味甘平。主惊悸，安五藏，益气，除湿痹。久服，令人悦泽美色，耳目聪明，不饥不老，轻身延年。"

《本草纲目》："养心气，润肾燥，安魂定魄，益智宁神……柏子仁性平而不寒不燥，味甘而补，辛而能润，其气清香，能透心肾，益脾胃盖仙家上品药也，宜乎滋养之剂用之。"

参考文献：

[1] 周静，许一凡．柏子仁化学成分与药理活性研究进展［J］．化学研究，2019，30（4）：429-433.

[2] 孙付军，陈慧慧，王春芳，等．柏子仁皂苷和柏子仁油改善睡眠作用的研究［J］．世界中西医结合杂志，2010，5（5）：394-395.

[3] 李彦灵，叶雪兰，李卫民，等．CO_2 超临界制备的柏子仁油及柏子仁霜的安神功效研究［J］．北方药学，2011，8（9）：30-31.

[4] 马欣悦，李瑞海，贾天柱．柏子仁总萜类成分药理活性及提取工艺研究［J］．实用药物与临床，2017，20（1）：65-68.

远志

《神农本草经》

【基源】 本品为远志科植物远志或卵叶远志的干燥根。

【性味】 苦、辛，温。

【归经】 归心、肾、肺经。

【功效】 安神益智，祛痰开窍，消散痈肿。

【主治】 失眠多梦，健忘惊悸，神志恍惚，咳痰不爽，疮疡肿毒，乳房肿痛。

【用法用量】 水煎服，3～10 g。

【使用注意】 本品温燥，实热及痰火内盛者忌用。

【心病应用】

远志味苦、辛，性温，善宣泄通达，能开心气宁心神，通肾气强智力，为交通心肾、安定神志、益智之品。心肾不交之心神不宁、失眠、惊悸者，常用远志配茯神、龙齿、朱砂等镇静安神药；健忘者，常用远志配人参、茯苓、菖蒲等；痰阻心窍导致的神志异常者，可用远志配半夏、天麻以化痰，配全蝎以息风。

远志辛温宣泄，开郁通痹，故可治胸痹心痛。如《圣济总录》远志汤，用远志、石菖蒲各 30 g 煎服治疗久心痛。

【心病相关药理】

远志主要含皂苷类、远志酮类、糖酯类等，还含少量生物碱、木质素、香豆素等。

抗心肌缺血：远志提取物有抗心肌缺血效应，可能与抑制细胞内钙的增加有关。远志乙醇提取物及提取物的正丁醇萃取部分都可以减轻缺血再灌注时对脑的损伤，还能防止脂质过氧化、维持能量代谢。远志皂苷可以抑制大鼠血清肌酸激酶的升高和心肌组织中一氧化氮的形成，提高超氧化物歧化酶的活力，减小大鼠心肌梗死的范围。[1]

改善高脂血症：远志提取物能抑制肥胖小鼠脂质积累，还能治疗由高脂肪饮食引起的低度慢性肥胖症，并改善高脂肪饮食肠道中相对较低的拟杆菌/硬杆菌比率，减轻肥胖的低度慢性炎症。这表明，远志有潜力被开发成为一种抗肥胖食品。[2]

安神作用：远志醇提取物乙酸乙酯萃取物小孔树脂凝胶柱 70%乙醇洗脱物是助眠的有效部分。[3]

【药论选录】

《神农本草经》：“远志，味苦温。主咳逆，伤中，补不足，除邪气，利九窍，益智慧，耳目聪明，不忘，强志倍力。久服，轻身不老。”

《名医别录》：“远志，无毒。主利丈夫，定心气，止惊悸，益精，去心下隔气，皮肤中热、面目黄。久服好色，延年。”

《证类本草》：“治心神健忘，安魂魄，令人不迷，坚壮阳道，主梦邪。”

《景岳全书》：“远志……功专心肾，故可镇心止惊，辟邪安梦，壮阳益精，强志助力。以其气升，故同人参、甘草、枣仁，极能举陷摄精，交接水火。但可为佐，用不宜多。神气上虚者所宜，痰火上实者当避。”

《明医指掌》：“远志气温，能宁心志，久服聪明，令人多记。”

参考文献：

[1] 刘大伟，康利平，马百平. 远志化学及药理作用研究进展［J］. 国际药学研究杂志，2012，39（1）：32-36，44.

[2] 陈其润，张旭. 远志三萜类成分及其药理作用研究进展［J］. 中国民族民间医药，2019，28（19）：49-56.

[3] 陈丽欢，徐德平，孔佳美，等. 远志助眠功效成分提取及分析［J］. 食品与机械，2018，34（8）：119-122，182.

合欢皮

《神农本草经》

【基源】 本品为豆科植物合欢的干燥树皮。

【性味】 甘，平。

【归经】 归心、肝、肺经。

【功效】 解郁安神，活血消肿。

【主治】 心神不安，忧郁失眠，肺痈疮肿，跌打损伤。

【用法用量】 水煎服，6~12 g。外用适量，研末调敷。

【使用注意】 本品可以活血，孕妇忌用。

【心病应用】

合欢皮甘平，入心、肝经，善解肝郁，为安神解郁的要药。情志不遂、忧郁愤怒、烦躁失眠、心神不宁者，可单用合欢皮，或与柏子仁、酸枣仁、夜交藤、郁金等安神解郁药配伍应用。

翟磊教授认为失眠病位在心，治法总不离安神，而现代生活方式多致耗伤气血，而失眠又以虚为主，故治以养心安神为主，重镇安神为辅。喜用酸枣仁、合欢皮、夜交藤等，认为凡是失眠，皆可应用。[1]

【心病相关药理】

合欢皮含皂苷、黄酮类化合物、鞣质、多种木脂素及其糖苷等。[2]

可能诱发心肌毒性：有研究发现，合欢皮总皂苷致死小鼠的心脏出现明显瘀血及心肌松弛，且病理学检查显示死亡小鼠心肌有大片变性坏死灶，生化检测则显示合欢皮总皂苷可致小鼠心脏超氧化物歧化酶和谷胱甘肽过氧化酶等抗氧化酶活性明显下降。这提示合欢皮总皂苷能够诱发心脏毒性，其机制可能与致心肌抗氧化能力下降有关，临床应予重视。[3]

【药论选录】

《神农本草经》："合欢，味甘平。主安五脏，利心志，令人欢乐无忧。久服轻身，明目，得所欲。"

《药性切用》："合欢皮，性味甘平，入心脾而怡神悦志；令人欢乐无忧，故曰。"

参考文献：

[1] 王维峰，翟磊，陈红云. 翟磊治疗失眠经验探析 [J]. 亚太传统医药，2015，11（24）：83-84.

[2] 杨磊，李棣华. 合欢皮化学成分与药理活性及毒理学研究进展 [J]. 中国中西医结合外科杂志，2019，25（6）：1061-1064.

[3] 赵建国，刘玲艳，朱颖越，等. 合欢皮总皂苷急性毒理学研究 [J]. 天然产物研究与开发，2010，22（4）：582-586.

缬草

《科学的民间药草》

【基源】本品为败酱科植物缬草的根及根茎。

【性味】辛、甘，温。

【归经】归心、肝经。

【功效】安神，理气，活血止痛。

【主治】心神不安，惊风，癫痫，脘腹疼痛，血瘀经闭，痛经，腰腿痛，跌打损伤。

【用法用量】水煎服，3~6 g。外用适量。

【心病应用】

缬草味甘，入心经，可养心安神。心神不安、失眠少寐、心悸怔忡者，常用缬草配酸枣仁、合欢皮、夜交藤等养心安神药；心脾两虚、气血双亏、心神失养者，可用缬草配伍当归、黄芪、党参、龙眼肉等补养气血药。

【心病现代药理】

缬草主要含缬草三酯，还含有挥发油（主要成分为乙酸龙脑酯、异戊酸龙脑酯及龙脑等），并含生物碱、黄酮类、多种氨基酸等。[1]

抗心律失常：缬草挥发性成分具有抗心律失常的作用。[2] 缬草提取物能显著降低慢性心力衰竭心室肌电生理易损性和室性心律失常易感性，拮抗慢性心力衰竭室性心律失常；其机制可能与缬草提取物可增加心室肌细胞 L 型钙通道电流有关。[3] 王茹静等建立以氯仿诱导心律失常的小鼠模型，分别灌胃给予缬草不同的提取部位。以小鼠室颤发生率为观察指标，筛选缬草抗心律失常的活性部位。结果显示缬草提取物中水液部位和缬草油有抗心律失常作用。[4]

改善睡眠：应用含缬草素的药物对睡眠障碍的患者进行临床试验，发现患者的慢波睡眠时间显著增加，K 形复合波的密度有所提高，但对 β 波影响较小，表明缬草素可以缩短患者的睡眠潜伏期，显著改善睡眠质量。[4]

【药论选录】

《陕西中草药》："安神镇静，驱风解痉。"

《科学的民间药草》："用于神经衰弱，精神不安。"

参考文献：

［1］樊浩，严淑婷，梁小飞，等. 缬草化学成分及生理活性研究进展［J］. 辽宁中医药大学学报，2019，21（12）：172-175.

［2］刘军锋，方颖，龚占峰，等. 缬草抗心律失常有效部位的血清药物化学初步研究［J］. 湖北中医杂志，2013，35（12）：72-73.

［3］杨淑红，曹红，胡河，等. 缬草提取物对慢性心力衰竭室性心律失常兔电生理指标的影响［J］. 微循环学杂志，2016，26（3）：11-15.

［4］王茹静，黄青，雍妍，等. 缬草属植物的化学成分及生物活性研究概况［J］. 中国中药杂志，2016，41（8）：1405-1414.

灵芝

《神农本草经》

【基源】本品为多孔菌科真菌赤芝或紫芝的干燥子实体。

【性味】甘，平。

【归经】归心、肺、肝、肾经。

【功效】安神补虚，止咳祛痰。

【主治】心神不宁，失眠心悸，肺虚咳喘，虚劳短气，纳呆。

【用法用量】水煎服，3~15 g；研末吞服，每次 1.5~3 g。

【使用注意】本品药食同源，无毒，使用无明显禁忌。

【心病应用】

灵芝作为一种食药两用菌，具有调节免疫力、预防高血压及高脂血症等疾病的功效。

灵芝味甘性平，入心经，能补心血、益心气、安心神。气血不足、心神失养导致的心神不安、失眠、惊悸、多梦、健忘、体倦神疲、食欲不振等，临床可单用灵芝研末吞服，或用灵芝配当归、白芍、酸枣仁、柏子仁、龙眼肉等补气血、安心神药。

临床研究提示：灵芝菌液具有降血脂的作用。[1]

全国名老中医郑梅生教授经验方灵芝调脂茶［组成：灵芝 15 g、决明子 20 g、山楂 25 g、罗布麻 15 g、菊花 15 g、茉莉花 20 g，制成茶包（每包 30 g）水冲服，每次 1 包，每日 3 次］用于治疗痰湿壅盛型高血压合并高脂血症，其不仅能够积极改善患者的临床症状，有效控制血压、血脂，还能够延缓和减轻动脉硬化程度。[2]

张国平等采用灵芝合并降血压药治疗 40 例难治性高血压患者后发现，当常规降血压药使用无效时，加服灵芝 3 个月后，患者大动脉压、小动脉压和毛细血管压均显著下降，同时毛细血管密度增加，毛细血管襻口径扩大，血流加快，微循环改善；血黏度、血糖也明显降低。降血压药加灵芝可用于治疗难治性高血压患者，尤对合并高血糖和高黏血症者最适合。[3]

龙建军等研究发现，高血压伴胰岛素抵抗患者降血压治疗辅以灵芝后，大动脉压、小动脉压、毛细血管压明显降低，毛细血管密度、口径增大，全血黏度、血浆黏度降低，血糖、胰岛素曲线下面积缩小而比例增大，胰岛素敏感指数升高。说明灵芝具有调节高血压患者微循环，增加毛细血管密度、降低血浆黏度，协同降血压，调节血糖、改善胰岛素抵抗的作用。[4]

【心病相关药理】

灵芝的主要活性成分为灵芝多糖、灵芝三萜、灵芝酸等。

改善缺氧动物心肌代谢：灵芝发酵液能增加缺氧家兔的动脉血与静脉血氧分压差，使缺氧大鼠心肌三磷酸腺苷和糖原的含量维持在较高水平，表明灵芝有改善缺氧动物心肌代谢的作用。[5]

对血小板的影响：陶军等给家兔静脉注射灵芝注射液 1.5 g/kg，10 min 后，其能明显抑制二磷酸腺苷和胶原诱导的血小板聚集作用，并可使血小板聚集速度变慢。[6] 灵芝浸膏对大鼠动脉血在体外形成的血栓长度和湿重有减少作用。[7]

对血压的影响：刘冬等采用灌胃给药的方式，观察灵芝三萜类物质对原发性高血压大鼠和正常大鼠血压的影响。结果表明：灵芝三萜类物质对原发性高血压大鼠具有明显的降血压作用。[8] 灵芝的多种制剂静脉注射对多种麻醉动物有短暂的降血压作用，或有先降后升的双相作用。[9]

【药论选录】

《神农本草经》："赤芝，味苦平。主胸中结，益心气，补中，增慧智，不忘。久食，轻身不老，延年神仙。……紫芝，味甘温。主耳聋，利关节，保神，益精气，坚筋骨，好颜色。久服，轻身不老延年。”

《本草纲目》：“久食益色，至老不改，令人不饥，大小便少，……明目益精。”

参考文献：

[1] 唐占府，李鲁扬，王秀琴，等. 灵芝菌液治疗原发性高脂血症30例［J］. 陕西中医，2001，22（8）：464-465.

[2] 邹静，王婷，朱琳，等. 灵芝调脂茶治疗高血压合并高脂血症的临床观察［J］. 中医临床研究，2017，9（27）：37-39.

[3] 张国平，龙建军，钱睿哲，等. 灵芝加降压药治疗难治性高血压时血糖、血脂、微循环和血液流变性的变化及意义［J］. 微循环学杂志，1997，7（3）：34-36.

[4] 龙建军，郭秀玲，杨磊，等. 灵芝对高血压病胰岛素抵抗干预作用的研究［J］. 海南医学，2001，12（1）：55-56.

[5] 梅学仁，张振伦，刘厚孝，等. 灵芝对心血管系统药理作用的研究［J］. 中草药，1982，13（7）：25-28，10.

[6] 陶军，冯克燕. 灵芝对家兔血小板聚集作用的影响［J］. 中西医结合杂志，1989（12）：733.

[7] 王珏英，陈滨凌，卢静，等. 灵芝浸膏对实验性血栓形成及对人体红细胞变形能力的影响［J］. 中成药，1992，14（3）：28-29，53.

[8] 刘冬，孙海燕，李世敏. 灵芝三萜类物质抗高血压实验研究［J］. 时珍国医国药，2007，18（2）：307-309.

[9] 章灵华，肖培根. 近十年灵芝研究的进展［J］. 西北药学杂志，1993，8（1）：31-35.

松针

《神农本草经》

【基源】本品为松科植物西伯利亚红松、黑松、油松、红松、华山松、云南松、思茅松、马尾松等的针叶。

【性味】苦，温。

【归经】归心、脾经。

【功效】安神，益气，祛风湿。

【主治】痹证，头痛，水肿，湿痒，跌打损伤，冻疮，肋间神经痛，神经衰弱，失眠。[1]

【用法用量】水煎服，10~30 g，最大可用60 g单品煎服。

【心病应用】

松针苦温，归心、脾经，可益气安神。心脾气虚、心神不宁者，单用松针 30～60 g 煎服。[2]

【心病相关药理】

松针富含糖类、氨基酸、粗纤维、粗蛋白、不饱和脂肪酸、多种维生素、多种矿物质、黄酮类、木脂素、莽草酸等。[3]

对血脂的影响：松针中含有大量黄酮类物质，具有降血脂和抗氧化的作用。郑晓珂等发现，松针的多糖提取物具有显著降低血浆中的甘油三酯、总胆固醇和低密度脂蛋白水平的作用，说明松针可以有效降低血脂。松针提取物还可抗血小板聚集。[4]

降血压作用：王俊杰等研究松针的不同活性部位对家兔动脉血压的影响。结论提示：松针环己烷部位组、松针乙酸乙酯部位组降血压活性最强，松针正丁醇部位组降血压活性次之，松针水部位组、松针多糖部位组降血压作用弱。松针降血压活性成分集中在水提取物极性小的部位。[5]

对心肌细胞的保护作用：曾明等研究松针提取液对力竭运动小鼠心肌组织自由基代谢和超微结构的影响。用 40 只昆明种小鼠随机分成安静组和训练组，两组又分设对照组和松针提取液组。服药组小鼠短期连续服用松针提取液，20 天后小鼠游泳力竭造成疲劳后测定心肌组织超氧化物歧化酶、总抗氧化能力和丙二醛指标。结果显示：心肌组织超氧化物歧化酶和总抗氧化能力的活性均有显著升高，心肌组织丙二醛含量显著降低。结论：松针提取液具有保护心肌组织免受自由基损伤的功能，同时还对心肌细胞超微结构具有明显保护作用。[6]

【药论选录】

《本草纲目》："风湿疮，生毛发，安五脏，守中，不饥延年……去风痛脚痹，杀米虫。"

《全国中草药汇编》："祛风活血，明目，安神，解毒，止痒。用于流行性感冒，风湿关节痛，跌打肿痛，夜盲症，高血压病，神经衰弱；外用治冻疮。"

参考文献：

[1] 王锦鸿，陈仁寿．临床实用中药辞典［M］．北京：金盾出版社，2003.

[2] 张廷模，彭成．中华临床中药学［M］．北京：人民卫生出版社，2015.

[3] 聂瑞馨，李涛，陈晶晶，等．马尾松松针主要活性成分提取及应用研究进展［J］．农产品加工，2020（3）：79-81，84.

[4] 邱冰，胡惠静．松针在医药中的研究进展［J］．中医药信息，2017，34（6）：130-133.

[5] 王俊杰，龙婷，刘静，等．松针降压活性部位的筛选［J］．湘南学院学报（医学版），2017，19（3）：14-16.

[6] 曾明，李守汉，郭层城，等．松针提取液对力竭运动小鼠心肌组织自由基代谢和超微结构的影响［J］．食品科学，2009，30（11）：237-239.

第十八章　平肝息风药

羚羊角

《神农本草经》

【基源】 本品为牛科动物赛加羚羊的角。

【性味】 咸，寒。

【归经】 归肝、心经。

【功效】 平肝息风，清肝明目，清热解毒。

【主治】 肝风内动，头痛眩晕，惊痫抽搐，妊娠子痫，高热痉厥，癫痫发狂，目赤翳障，温毒发斑，痈肿疮毒。

【用法用量】 水煎服，1~3 g，宜另煎 2 h 以上；磨汁或研粉服，每次 0.3~0.6 g。

【使用注意】 本品性寒，脾胃虚寒者忌用。

【心病应用】

羚羊角咸寒质重，入肝经，能清泻肝热、平肝息风、镇惊解痉。肝阳上亢导致的头晕目眩、烦躁失眠、头痛如裂者，常用羚羊角配石决明、龟甲、生地黄、菊花等，如《医醇剩义》羚羊角汤；高血压者，可用羚羊角入复方，如复方羚羊降血压片。

【心病相关药理】

对血压的影响：羚羊角醇提取液静脉注射可使麻醉狗、麻醉猫血压分别降低 20%和40%。给麻醉猫静脉注射 50%羚羊角水煎液 2 mL/kg，血压很快下降，继而回升，随后又下降，约维持 10 min；静脉注射羚羊角提取液 1 g/kg 亦可引起麻醉大鼠血压明显下降。[1]

【药论选录】

《神农本草经》：“羚羊角，味咸寒。主明目，益气起阴，去恶血注下，辟蛊毒恶鬼不祥，安心气，常不厌寐。”

《医经小学》：“羚羊角苦寒无毒，益气安心辟不祥，明目去风兼易产，更宜时气治惊狂。”

《本草新编》：“羚羊角，味咸、苦，气寒，无毒。专走肝经。解伤寒寒热在肌肤，散温风注毒伏于骨内，安心气，除魇寐惊梦狂越，辟邪气，祛恶鬼。小儿惊痫，产妇败血，皆能治之。此物亦备用，以待变者也。”

参考文献：

[1] 陈长勋，周京滋，陶建生. 藏羚羊角的部分药理作用研究［J］. 中成药，1990，12（11）：27-28.

石决明

《名医别录》

【基源】 本品为鲍科动物杂色鲍、皱纹盘鲍、羊鲍、澳洲鲍、耳鲍或白鲍的贝壳。

【性味】 咸，寒。

【归经】 归肝经。

【功效】 平肝潜阳，清肝明目。

【主治】 头痛眩晕，目赤翳障，视物昏花，青盲雀目。

【用法用量】 水煎服，15~30 g，宜先煎。

【心病应用】

石决明咸寒清热，质重潜阳，入肝经，为凉肝、镇肝之要药。阴虚阳亢者，常用石决明配白芍、生地黄、牡蛎等养阴、平肝药；肝阳独亢而有热象、头晕头痛、烦躁失眠者，则宜用石决明配夏枯草、黄芩、菊花等清热、平肝药。

高血压多因肝肾阴虚或肝阴血虚，以致阴不敛阳、肝阳亢盛、头目眩晕，故常用石决明治疗。

【心病相关药理】

石决明含无机盐（以碳酸钙为主）及微量元素镁、铁、锌、铜、铅等。

降血压作用：刘爽等研究石决明给药对正常麻醉大鼠血压的影响及对清醒自发性高血压大鼠血压的影响。结果：两种实验给药后血压均迅速下降，但停药后血压恢复正常，表明石决明具有明显的降血压效果。由此可见，石决明在中医临床上应用几千年治疗高血压引起的头昏眩晕等是比较科学的。石决明对长期紧张引发的高血压效果更佳。[1] 盛英坤等评价介类中药牡蛎、石决明、瓦楞子煅制前后对肝阳上亢型高血压大鼠的降血压作用，并探讨“介类潜阳”的药效组分及作用机制。结果显示：牡蛎、石决明生品有降低肝阳上亢型高血压大鼠血压及改善一般症状的作用，且平肝潜阳作用优于瓦楞子生品；三者煅品无明显降血压作用；三者煅制前后降血压作用的差异性提示有机成分可能是“介类潜阳”药物的药效组分。[2]

【药论选录】

《本草易读》：“咸，寒，无毒。降肺肝风热，退青盲内障，解骨蒸劳热，通五般淋沥。”

《证类本草》："石决明，味咸，平，无毒。主目障翳痛，青盲。久服益精轻身。"

《本草从新》："咸凉，除肺肝风热。内服，疗青盲内障；外点，散赤膜外障；亦治骨蒸劳热，通五淋。"

参考文献：

[1] 刘爽，肖云峰，李文妍. 石决明药理作用研究［J］. 北方药学，2011，8（11）：21，12.

[2] 盛英坤，张杰，洪寅，等. 牡蛎、石决明、瓦楞子生品与煅品对肝阳上亢型高血压大鼠降压作用机制的研究［J］. 新中医，2019，51（7）：5-9.

牡蛎

《神农本草经》

【基源】本品为牡蛎科动物长牡蛎、大连湾牡蛎或近江牡蛎的贝壳。

【性味】咸、涩，微寒。

【归经】归肝、肾经。

【功效】重镇安神，平肝潜阳，软坚散结，收敛固涩。

【主治】惊悸失眠，眩晕耳鸣，瘰疬痰核，症瘕肿块，自汗盗汗，遗精或滑精，崩漏带下，胃痛吞酸。

【用法用量】水煎服，9~30 g，先煎。

【心病应用】

心神不安、惊悸怔忡、失眠多梦等者，常以牡蛎与龙骨相须为用，可配五味子、琥珀、酸枣仁等安神之品，以加强安神效果；水不涵木、阴虚阳亢而见头目眩晕、烦躁不安、耳鸣者，常用牡蛎配龙骨、龟甲、白芍等，如《医学衷中参西录》镇肝息风汤；自汗、盗汗者，常用牡蛎配麻黄根、浮小麦等，亦可予牡蛎粉扑撒出汗处以止汗。

【心病相关药理】

牡蛎含有丰富的糖原、蛋白质、氨基酸、微量元素及维生素等。[1]

保护血管内皮细胞：王海桃等采用人脐静脉内皮细胞株 ECV304 体外培养的方法，复制过氧化氢诱导的血管内皮细胞氧化损伤模型，应用硝酸还原酶法检测一氧化氮的含量，采用化学比色法分别检测谷胱甘肽过氧化物酶活性、总抗氧化能力、总一氧化氮合酶和诱导型一氧化氮合酶的活性。结果表明：牡蛎糖胺聚糖可以提高受损血管内皮细胞的抗氧化能力，具有合成、释放一氧化氮的功能，对过氧化氢诱导的血管内皮细胞氧化损伤有保护作用。[2]

【药论选录】

《长沙药解》："牡蛎咸寒降涩，秘精敛神，清金泻热，安神魂而保精液。凡心悸神惊、遗精盗汗之证皆医，崩中带下，便滑尿数之病俱疗。善消胸胁痞热，缘少阳之经，逆而不降，则胸胁硬满，而生瘀热，牡蛎降摄君相之火，甲木下行，经气松畅，硬满自消。一切痰血症瘕、瘿瘤瘰疬之类，得之则化，软坚消痞，功力独绝，粉身止汗最良。"

《医经小学》："牡蛎咸寒治便滑，除荣卫虚往来热，女人赤白带崩中，男子梦寐精遗泄。"

《本草纲目》："主治伤寒寒热，温疟洒洒，惊恚怒气，除拘缓，鼠瘘，女子带下赤白。久服，强骨节，杀邪鬼，延年。……除留热在关节营卫，虚热去来不定，烦满心痛气结，止汗止渴，除老血，疗泄精，涩大小肠，止大小便，治喉痹咳嗽，心胁下痞热。"

参考文献：

[1] 杨韵，徐波. 牡蛎的化学成分及其生物活性研究进展 [J]. 中国现代中药，2015，17 (12)：1345-1349.

[2] 王海桃，刘赛. 牡蛎糖胺聚糖对损伤的血管内皮细胞功能的影响 [J]. 海洋水产研究，2007，28 (5)：105-109.

珍珠母

《本草图经》

【基源】 本品为蚌科动物三角帆蚌、褶纹冠蚌或珍珠贝科动物马氏珍珠贝的贝壳。

【性味】 咸，寒。

【归经】 归肝、心经。

【功效】 平肝潜阳，清肝明目，镇惊安神。

【主治】 头痛眩晕，惊悸失眠，目赤翳障，视物昏花。

【用法用量】 水煎服，10~25 g，先煎。

【使用注意】 本品重镇降逆，脾虚下陷者慎用。

【心病应用】

珍珠母咸寒入肝，可平肝潜阳、清泻肝火。肝阴不足、肝阳上亢导致的头痛眩晕、耳鸣、心悸失眠等者，常用珍珠母配白芍、生地黄、龙齿等；肝阳上亢导致的眩晕、头痛者，又常用珍珠母配石决明、牡蛎、磁石等平肝药，以增强平肝潜阳之功；肝阳上亢导致的烦躁易怒者，可用珍珠母配菊花、夏枯草等清肝火药；心悸失眠、心神不宁者，可用珍珠母配朱砂、龙骨、琥珀等安神药。

鲁卫星教授治疗冠心病以瘀-郁立论，临床常使用丹参和珍珠母配伍。[1]

【心病相关药理】

珍珠母富含钙、铁、钠、钾等，药理研究主要集中在对睡眠的改善作用上。

珍珠母对实验小鼠具有镇静安眠作用，其寡肽类成分可能是药效的物质基础之一，并通过调节促肾上腺皮质激素来镇静催眠。[2] 珍珠母有效组分能使5-羟色胺浓度增加，这可能跟脑内5-羟色胺合成酶抑制剂对氯苯丙氨酸相关，最终达到镇静催眠的作用。[3]

珍珠母所含的微量元素可抑制神经和骨骼肌兴奋，作用于睡眠期，主要影响快速眼动睡眠期。[4]

【药论选录】

《中国医学大辞典》："此物（珍珠母）兼入心、肝两经，与石决明但入肝经者不同，故涉神志病者，非此不可。"

《饮片新参》："平肝潜阳，安神魂，定惊痫，消热痞、眼翳。"

参考文献：

[1] 姜洁．基于数据挖掘探讨鲁卫星教授中医治疗冠心病的经验及用药规律［D］．北京：北京中医药大学，2018.

[2] 刘侗，康馨元，任伯颖，等．珍珠母超微粉蛋白及寡肽对小鼠镇静安眠作用比较［J］．吉林中医药，2014，34（2）：172-173，176.

[3] 刘冬，代婷婷，查荣博，等．珍珠母镇静催眠作用及其不同炮制品对小鼠脑内5-羟色胺浓度的影响［J］．吉林中医药，2014，34（1）：61-63.

[4] 范中有，任文，赵峥．滋阴活血安神法治疗慢性失眠症178例［J］．浙江中医杂志，2009，44（4）：257.

代赭石

《神农本草经》

【基源】 本品为氧化物类矿物赤铁矿的矿石。

【性味】 苦，寒。

【归经】 归心、肝经。

【功效】 平肝潜阳，重镇降逆，凉血止血。

【主治】 眩晕耳鸣，呕吐，噫气，呃逆，喘息，吐血，衄血及崩漏下血等。

【用法用量】 水煎服，10~30 g，打碎先煎。

【使用注意】 本品质重，脾虚便溏者忌用。本品含有少量砷，临床上避免长期应用。

【心病应用】

代赭石为矿石类药物，质重沉降，长于镇潜肝阳；又味苦性寒，善清肝火，故为重镇潜阳常用之品。肝阳上亢导致的头目眩晕、目胀耳鸣等者，常用代赭石配怀牛膝、生龙骨、生牡蛎、生白芍等滋阴潜阳药，如《医学衷中参西录》建瓴汤、镇肝息风汤。肝阳上亢、肝火上升导致的头晕头痛、心烦不寐，或高血压见气血冲逆者，可用代赭石配珍珠母、磁石。

《名医别录》谓代赭石能“养血气”，张锡纯谓其大能养血，皆因代赭石含多量的铁，故兼有养血之功，临床有用治脱发而取效者。

【心病相关药理】

代赭石主要化学成分是氧化铁（Fe_2O_3），还含有多种微量元素。

熊南燕等比较不同性状的代赭石、代赭石生品及其制品的药理作用，结果：代赭石有显著的止血、凝血、镇静、抗惊厥、抗炎等药理作用。[1]

【药论选录】

《丹溪手镜》：“代赭石苦甘性寒重，为镇固之剂，其气虚逆而上则噫，故仲景用重以镇虚逆。”

《本草纲目》：“代赭乃肝与包络二经血分药也，故所主治皆二经血分之病。”

《医学衷中参西录》：“赭石：色赤，性微凉。能生血兼能凉血，而其质重坠，又善镇逆气，降痰涎，止呕吐，通燥结，用之得当，能建奇效。……生研服之不伤肠胃，即服其稍粗之末亦与肠胃无损。且生服则养气纯全，大能养血，故《神农本草经》谓其治赤沃漏下；《日华诸家本草》谓其治月经不止也。若煅用之即无斯效，煅之复以醋淬之，尤非所宜。”。

参考文献：

[1] 熊南燕，王永艳，姜燕. 3种不同性状赭石的药理作用研究［J］. 时珍国医国药，2010，21（5）：1133-1134.

钩藤

《名医别录》

【基源】 本品为茜草科植物钩藤、大叶钩藤、毛钩藤、华钩藤或无柄果钩藤的干燥带钩茎枝。

【性味】 甘，微寒。

【归经】 归肝、心包经。

【功效】 息风定惊，清热平肝。

【主治】 肝风内动，惊痫抽搐，高热惊厥，感冒夹惊，小儿惊啼，妊娠子痫，头痛眩晕。

【用法用量】 水煎服，10~15 g。有效成分钩藤碱加热后易被破坏，故应后下。

【使用注意】 本品味甘性微寒，故虚者勿投、无火者勿服。

【心病应用】

肝火上攻或肝阳上亢之头胀头痛、眩晕等者，常用钩藤配夏枯草、龙胆草、栀子、黄芩等以清肝火，如天麻钩藤饮。高血压属于肝阳上亢者，常用钩藤配夏枯草、菊花、桑叶、石决明等。

沈英森教授对于因痰致眩，常引用朱丹溪推崇的“无痰不作眩”观点，沿用其“治痰降火”的思路；因火致眩，遵从“六气皆从火化”的观点；因风致眩，引《素问·至真要大论》之“诸风掉眩，皆属于肝”的观点。因钩藤入手厥阴心包经，又清肝热、平肝阳，沈英森教授紧扣风痰夹杂的特点，根据临证经验，在息风止晕方中必用钩藤。[1]

【心病相关药理】

钩藤含多种吲哚类生物碱，主要有钩藤碱、异钩藤碱、柯诺辛因碱、异柯诺辛因碱、柯楠因碱、二氢柯楠因碱，尚含黄酮类化合物、三萜类化合物、儿茶素类化合物等。

对高血压及其靶器官损害的药理研究：从大叶钩藤中提取的异钩藤碱、钩藤碱、钩藤总碱及非生物碱部分对麻醉大鼠均有降血压作用。[2] 李运伦探讨钩藤碱和异钩藤碱对血管紧张素Ⅱ诱导的血管平滑肌细胞增殖的抑制效应。结论：钩藤碱和异钩藤碱对血管紧张素Ⅱ诱导的血管平滑肌细胞增殖有明显抑制效应。[3] 孙敬昌等探讨钩藤提取物对自发性高血压大鼠胸主动脉和肠系膜动脉形态学的影响及初步机制。结论：钩藤提取物能够改善自发性高血压大鼠动脉形态学损害，部分机制与降低血管壁血管紧张素Ⅱ含量、抑制肾素-血管紧张素系统活性有关。[4]

对冠状动脉的药理研究：李鹏云等观察钩藤碱对离体猪冠状动脉血管的作用，并探讨其作用机制。结论：钩藤碱可明显舒张离体猪冠状动脉血管，而对全细胞大电导钙激活钾通道具有明显的抑制作用，钾离子通道的激活在钩藤碱的舒血管机制中所起的作用不大。[5]

保护心肌细胞：何娜等研究钩藤碱对血管紧张素Ⅱ诱导心肌细胞肥大的抑制作用及其可能的作用机制。结论：钩藤碱可抑制血管紧张素Ⅱ诱导的心肌细胞肥大，其作用机制可能与促进一氧化氮释放、抑制心肌细胞钙调神经磷酸酶 mRNA 和细胞外信号调节激酶 2 mRNA 表达有关。[6]

【药论选录】

《本草易读》：“钩藤……甘，苦，微寒，无毒。手足厥阴药也。除心热，平肝风。治大人头旋目眩，疗小儿惊痫寒热。发斑疹而止内钓，除客忤而息胎风。”

《本草择要纲目》：主治“惊痫眩晕，皆肝风相火之病。钩藤通心包于肝木，风静火熄，则诸症自除。大人头旋目眩，亦可兼疗”。

参考文献：

[1] 黄嘉伟，李绮雯，李秋露，等. 沈英森临证配伍运用钩藤经验 [J]. 中医药通报，2017，16 (4)：22-24.

[2] 宋纯清，樊懿，黄伟晖，等. 钩藤中不同成分降压作用的差异 [J]. 中草药，2000，31 (10)：762-764.

[3] 李运伦. 钩藤碱和异钩藤碱抑制血管紧张素Ⅱ诱导血管平滑肌细胞增殖及相关机制 [J]. 中国药理学通报，2008，24 (1)：53-58.

[4] 孙敬昌，周洪雷，齐冬梅，等. 钩藤提取物对自发性高血压大鼠动脉形态学及血管紧

张素Ⅱ的影响［J］．山东中医药大学学报，2011，35（4）：351-353.
［5］李鹏云，杨艳，程俊，等．钩藤碱对猪冠状动脉平滑肌舒缩作用的影响及其机制［J］．重庆医学，2012，41（16）：1561-1563，1566.
［6］何娜，孙安盛，吴芹，等．钩藤碱对血管紧张素Ⅱ诱导的心肌细胞肥大的抑制作用［J］．中国药理学与毒理学杂志，2010，24（4）：255-260.

天麻

《神农本草经》

【基源】本品为兰科植物天麻的干燥块茎。

【性味】甘，平。

【归经】归肝经。

【功效】息风止痉，平抑肝阳，祛风通络。

【主治】头痛眩晕，手足不遂，肢体麻木，风湿痹痛，小儿惊风，癫痫抽搐，破伤风。

【用法用量】水煎服，3～10 g；研磨冲服，每次1～1.5 g。

【心病应用】

肝阳上亢者，用天麻配钩藤、石决明、牛膝、黄芩等，如天麻钩藤饮；痰湿眩晕者，用天麻配法半夏、陈皮、茯苓、白术等，如半夏白术天麻汤。柳荣等通过对古籍及现代医家临床经验的总结，认为天麻治疗循环系统疾病（高血压、心律失常等）用量为3～30 g。[1]

汪涛等将全天麻胶囊联合硝苯地平缓释片治疗原发性高血压。全天麻胶囊配合硝苯地平缓释片不仅能很好的控制原发性高血压，还能有效地保护高血压患者心、脑等靶器官。[2]

天麻更多的报道集中在天麻联合降血压药物的临床应用，其可改善高血压临床症状。

【心病相关药理】

天麻的主要有效成分是天麻素，其具有保护心肌、降低血压、改善心肌供血、改善血液黏度、调节脂质代谢和延缓动脉粥样硬化形成、抗炎和增强免疫力等作用。[3]

对缺血心肌的保护：姜永良观察天麻素预处理大鼠在体心肌缺血再灌注损伤中对心肌的保护作用，探索天麻素对心肌缺血再灌注损伤可能的保护机制。结果证实了天麻素预处理能改善大鼠在体心肌缺血再灌注损伤后心肌的收缩和舒张功能，缩小心肌缺血再灌注损伤后心肌梗死面积；初步证实了天麻素对大鼠在体心肌缺血再灌注损伤中的保护作用可能与降低自噬及改善自噬小体的清除受损，减少细胞凋亡有关。[4]

血管保护作用：陈湖海等探讨天麻素对高血压大鼠血压变化、血管保护作用及氧化应激反应机制。结论：天麻素可明显降低高血压大鼠血压，且可达到血管保护作用及抗脂质过氧化损伤，故而值得进一步研究。[5]

抗动脉粥样硬化：许晓龙观察了天麻素调血脂及抗早期动脉粥样硬化的临床及实验研究。结果：天麻素具有一定的降血脂作用，能够显著降低高脂血症患者及高脂血症模型小鼠血清中总胆固醇、甘油三酯、低密度脂蛋白胆固醇水平，但对高密度脂蛋白胆固醇水平无明显改善；天麻素对高脂血症模型小鼠体重具有一定控制作用，而在临床试验中，高脂血症患者药物治疗前后，体重指数变化无明显差异，考虑由于药物治疗周期较短导致；天麻素能够缓解组织及细胞内脂质蓄积，从缓解脂质沉积角度发挥抗早期动脉粥样硬化损伤的作用；天麻素能够减少高脂血症模型中白细胞介素-1β、肿瘤坏死因子-α 及细胞间黏附分子-1 等促炎性细胞因子的分泌，缓解局部及整体的炎症反应，从调节炎症反应角度，对早期动脉粥样硬化损伤有保护作用。[6]

【药论选录】

《增广和剂局方药性总论》："天麻，味辛，平，无毒。主诸风湿痹，四肢拘挛，小儿风痫惊气，利腰膝，强筋力。"

《本草经解》："天麻味辛，辛则润血气平，平则镇惊也。辛平之品，润肝、血而平肝气，肝主筋而位居下，故能利腰膝而强筋力也。久服辛平益肺，肺主气，所以益气，气充身自轻，而年自长也。"

参考文献：

[1] 柳荣，朱向东，王燕，等. 天麻的量效关系及其临床应用 [J]. 吉林中医药，2020，40 (4)：533-535.

[2] 汪涛，徐强，孙兰军，等. 中西医结合治疗肝阳上亢型高血压临床研究 [J]. 山西中医，2012，28 (2)：26-28.

[3] 孙楠楠，杨传华，郭金昊，等. 天麻及其有效成分治疗心血管疾病研究进展 [J]. 山西中医，2017，33 (5)：57-58.

[4] 姜永良. 天麻素对心肌缺血再灌注损伤中的心肌保护作用研究 [D]. 昆明：昆明医科大学，2018.

[5] 陈湖海，黄涛，刘辉. 天麻素对高血压大鼠血压变化、血管保护作用及氧化应激反应机制研究 [J]. 世界中医药，2016，11 (11)：2385-2388.

[6] 许晓龙. 天麻素调脂及抗早期动脉粥样硬化的临床及实验研究 [D]. 武汉：湖北中医药大学，2015.

刺蒺藜

《神农本草经》

【基源】 本品为蒺藜科植物蒺藜的干燥成熟果实。

【性味】 辛、苦，微温，有小毒。

【归经】归肝经。

【功效】平肝解郁，活血祛风，明目，止痒。

【主治】头痛眩晕，胸胁胀痛，乳闭乳痈，目赤翳障，风疹瘙痒。

【用法用量】水煎服，6~15 g。

【使用注意】本品辛散，气血不足者慎用；孕妇慎用。

【心病应用】

刺蒺藜味苦降泄，主入肝经，有平肝潜阳之功。肝阳上亢之头晕眼花者，常用刺蒺藜配菊花、生白芍等；高血压之头晕目眩、失眠多梦者，可用刺蒺藜配钩藤、珍珠母、菊花、牛膝等，以增强本品平肝潜阳之功。刺蒺藜配菊花、决明子、甘草泡水代茶饮，用于高血压患者的日常调理。

【心病相关药理】

刺蒺藜主要活性成分为甾体皂苷，还含有机酸、氨基酸等。

降血压作用：刺蒺藜果实水浸液和3%乙醇浸出液对麻醉动物有降血压作用。章怡祎等采用雄性自发性高血压大鼠进行实验，观察发现与模型组相比，刺蒺藜组收缩压明显下降，左心室肥厚程度减轻。[1]

强心作用：刺蒺藜中的总皂苷具有显著的强心作用，对猫和兔的心血管系统显示有类似迷走神经样作用，可增强心肌收缩力、减慢心率、改善心功能，还可舒张冠状动脉，增加冠状动脉血流量，改善心肌的供血、供氧进而改善心功能。张爽等观察蒺藜皂苷对心肌缺血再灌注损伤大鼠心功能的影响，发现与模型组相比，再灌注后 5 min、10 min、15 min、20 min、30 min 蒺藜皂苷组心率和左心室收缩压均明显升高。[2]

抗动脉粥样硬化：蒺藜皂苷有较强的抗动脉硬化作用，还具有抑制动脉、心肌及肝脏的脂质沉着作用。张明远等观察蒺藜总皂苷对家兔主动脉内膜粥样硬化病变的影响，发现蒺藜总皂苷治疗组家兔的主动脉内膜受损程度明显减轻，提示蒺藜总皂苷具有保护主动脉内膜、减缓动脉粥样硬化病变的作用。[3]

降血脂作用：王显刚等观察蒺藜皂苷对高血脂大鼠心肌梗死后血脂的影响，治疗前后对比显示，蒺藜皂苷能降低总胆固醇和低密度脂蛋白水平，大剂量组还能使总胆固醇与高密度脂蛋白比值降低，提示蒺藜皂苷能改善心肌梗死大鼠的血脂水平。[4]

【药论选录】

《药性切用》：“刺蒺藜，一名白蒺藜。辛苦微温，入肝而疏肝明目，解散风邪。”

参考文献：

[1] 章怡祎，刘宇，潘志强，等. 白蒺藜有效组分对自发性高血压大鼠心肌纤维化的影响 [J]. 上海中医药杂志，2009，43（2）：63-65.

[2] 张爽，李红，魏征人，等. 蒺藜皂苷预适应对心肌缺血再灌注损伤大鼠心功能的影响 [J]. 中草药，2010，41（6）：959-963.

[3] 张明远，张波，王淑秋. 蒺藜总皂苷对家兔主动脉内膜粥样硬化病变的影响 [J]. 黑龙江医药科学，2007，30（1）：8-9.

[4] 王显刚，殷惠军，郭艳，等. 白蒺藜皂苷对高血脂大鼠心肌梗死后血脂及炎性因子表达影响的研究 [J]. 中医药信息，2005，22 (5)：85-86.

全蝎

《蜀本草》

【基源】 本品为钳蝎科动物东亚钳蝎的干燥体。

【性味】 辛，平，有毒。

【归经】 归肝经。

【功效】 息风止痉，通络止痛，攻毒散结。

【主治】 肝风内动，痉挛抽搐，小儿惊风，中风口㖞，半身不遂，破伤风，风湿顽痹，偏正头痛，疮疡，瘰疬。

【用法用量】 水煎服，2~5 g；研磨吞服，每次 0.6~1 g。

【使用注意】 孕妇禁用。

【心病应用】

全蝎功效长于平肝息风、搜风通络，可息风止痉。李士懋认为高血压可因寒凝血脉而引起外周血管痉挛，使外周阻力升高而发病，临床特点是脉弦紧，治法上予温阳解痉的同时，予蜈蚣、全蝎息风止痉，则血脉舒缓，血压自降。[1]

【心病相关药理】

全蝎含蝎毒（一种类似蛇毒神经毒的蛋白质），并含三甲胺、甜菜碱、牛磺酸、棕榈酸、软硬脂酸、胆甾醇、卵磷脂等，尚含镁、铁、铜、锌、锰等微量元素。[2]

抑制血栓形成：郝晓云等报道，全蝎提取液能抑制血栓形成，其机制可能为抑制体外血小板聚集、显著减少纤维蛋白原含量及缩短优球蛋白溶解时间。[3] 王洪平报道全蝎中脂肪酸能抑制静脉血栓形成、延缓动脉粥样硬化，表现出抗凝血活性，其机制是脂肪酸能降低胆甾醇和甘油三酯在血液中的含量、降低血液黏稠度和改善血液微循环。[4]

抗凝作用：吴萍等发现全蝎提取液还能拮抗凝血酶、抑制组织因子抑制剂释放，保护血管内皮细胞损伤。此外，全蝎对心血管的作用还与其含有丰富的蛋白质、亚油酸、脂肪酸、牛磺酸等密不可分。[5]

【药论选录】

《证类本草》：“蝎，味甘、辛，有毒。疗诸风瘾疹及中风，半身不遂，口眼㖞斜，语涩，手足抽掣。”

《本草纲目》：“蝎产于东方，色青属木，足厥阴经药也，故治厥阴诸病。诸风掉眩搐掣，疟疾寒热，耳聋无闻，皆属厥阴风木。故东垣李杲云：凡疝气、带下，皆属于风。蝎乃治风要药，俱宜加而用之。”

参考文献：
[1] 李士懋，田淑霄. 平脉辨证治专病 [M]. 北京：中国中医药出版社，2014.
[2] 杨志欣，汲丽丽，刘慧，等. 全蝎化学成分和药理作用的研究进展 [J]. 中南药学：2020，18 (9)：1523-1529.
[3] 郝晓云，彭延吉，肖长江. 全蝎提取液对血液凝固的影响 [J]. 血栓与止血学，2001，7 (4)：158-159.
[4] 王洪平. 全蝎中脂溶性化学成分的研究 [D]. 济南：山东中医药大学，2010.
[5] 吴萍，谭茜，罗亚君，等. 全蝎纯化液对凝血酶诱导血管内皮细胞释放 NO、TFPI 及表达 TF 的影响 [J]. 中西医结合心脑血管病杂志，2013，11 (10)：1227-1228.

僵蚕

《神农本草经》

【基源】 本品为蚕蛾科昆虫家蚕 4~5 龄的幼虫感染（或人工接种）白僵菌而致死的幼虫干燥体。

【性味】 咸、辛，平。

【归经】 归肝、肺、胃经。

【功效】 息风止痉，祛风止痛，化痰散结。

【主治】 肝风夹痰，惊痫抽搐，小儿急惊风，破伤风，中风口㖞，风热头痛，目赤咽痛，风疹瘙痒，发颐痄腮。

【用法用量】 水煎服，5~10 g。

【心病应用】

僵蚕性平无毒，能息内风、散外风，且可化痰散结，故临床可以用于肝阳上亢夹痰湿动风的病人。

高血压脑病临床多见头胀痛剧烈，视物模糊，目赤，抽搐，呕吐，烦躁，甚则神志不清，舌质红，苔黄，脉弦。治宜平肝潜阳、降逆息风。朱良春教授常用僵蚕、菊花、枸杞、石斛、天麻、地龙各 15 g，钩藤、怀牛膝各 20 g，当归、白芍各 10 g，全蝎、蜈蚣各 3 g（研末分 2 次冲服），生牡蛎、代赭石、生石膏各 30 g，甘草 5 g，每日 1 剂，水煎 2 次，分 2 次服用。[1]

【心病相关药理】

僵蚕含蛋白质、氨基酸、草酸铵、酶类、核苷碱基、微量元素等，其中蛋白质含量最高。

赵建国以体外活性凝血酶时间为评价指标，研究了生品、炮制僵蚕的抗凝活性大小和不同流动相对凝胶色谱法分离工艺的影响。实验结果表明，无论是僵蚕提取液还是凝胶分离液，添加草酸铵溶液均使其凝血酶时间增加。[2] 彭延古等研究结果表明，僵蚕提取液分离所得抗凝活性部位中主要成分是多肽、氨基酸和草酸铵，不含草酸铵但含氨基酸、多肽的部分也具有抗凝活性。根据结果推论，僵蚕中的多肽或氨基酸成分很有可能也是抗凝活性成分。[3]

【药论选录】

《玉楸药解》："僵蚕驱逐风邪，治中风不语、头痛胸痹、口噤牙痛、隐疹风瘙、瘰疬疔毒……痔瘘金疮、崩中便血，治男子阴痒、小儿惊风诸证。"

《本草纲目》："僵蚕，蚕之病风者也。治风化痰，散结行经，所谓因其气相感，而以意使之者也。又人指甲软薄者，用此烧烟熏之则浓，亦是此义。盖厥阴、阳明之药，故又治诸血病、疟病、瘖病也。"

参考文献：

[1] 杨铭，付海强. 朱良春教授妙用僵蚕经验 [J]. 中医研究，2014，27 (7)：46-48.
[2] 赵建国. 僵蚕抗凝活性部位的定量研究 [D]. 长沙：湖南中医药大学，2005.
[3] 彭延古，葛金文，邓奕辉，等. 僵蚕抗凝活性成分的研究 [J]. 湖南中医药大学学报，2000，20 (4)：18-19.

地龙

《神农本草经》

【基源】 本品为巨蚓科动物参环毛蚓、通俗环毛蚓、威廉环毛蚓或栉盲环毛蚓的干燥体。

【性味】 咸，寒。

【归经】 归肝、脾、膀胱经。

【功效】 清热息风，通络，平喘，利尿。

【主治】 高热神昏，惊痫抽搐，关节痹痛，肢体麻木，半身不遂，肺热喘咳，水肿尿少。

【用法用量】 水煎服，4.5~9 g。外用适量。

【心病应用】

地龙性走窜，长于通行经络，兼可息风。中风后经络不利、半身不遂、口眼㖞斜者，常用地龙配黄芪、当归、川芎等；高血压肝阳上亢者，常用地龙配黄芩、石决明、夏枯草等。

【心病相关药理】

地龙主要含氨基酸类化合物、核苷类化合物、二肽类化合物、有机酸类化合物、无机元素（如铝、钡、汞、锰、铅、镉、镍）、蛋白质类化合物（如脂类蛋白、溶血蛋白、蚯蚓新钙结合蛋白、地龙降血压蛋白肽）等。[1]

抑制血小板聚集和血栓形成：地龙酒制剂可明显抑制由二磷酸腺苷、花生四烯酸、血小板活化因子诱导的血小板聚集作用，其中高、中剂量组抑制作用均强于临床常用药阿司匹林，但其酒制品对血小板抑制作用的有效成分及机制需进一步研究。[1] 地龙的肠和体液中有与尿激酶一样能溶解纤维蛋白形成血栓的酶，提取后可精制成注射剂、口服胶囊，用来预防和治疗血栓形成取得了很好的效果。[2]

对血压的影响：用地龙针剂、干粉混悬液、热浸液、煎剂等给麻醉犬、麻醉大鼠、麻醉猫及慢性肾性高血压大白鼠注射，结果均表现出缓慢而持久的降血压作用。其降血压机制可能与直接作用于脊髓以上中枢神经系统有关，因在第二颈椎处切断猫脊髓后，其降血压作用即消失。地龙对用氯仿-肾上腺素、乌头碱、氯化钡造成的心律失常动物有明显的拮抗作用，并有抑制心脏传导作用。[3]

【药论选录】

《得配本草》："蚯蚓，畏葱、盐。咸，寒。能引诸药直达病所。解时行热毒，除风湿痰结。利小便，疗黄疸，除香港脚，治跌扑，祛虫瘕，破血结。"

《本草便读》："地龙，性下行，利水通经，皆取咸寒退火热。"

参考文献：

［1］黄敬文，高宏伟，段剑飞．地龙的化学成分和药理作用研究进展［J］．中医药导报，2018，24（12）：104-107.
［2］孙秀英，王富珍，王福星．中药地龙研究进展［J］．中国中医药信息杂志，2009，16（S1）：102，105.
［3］刘亚明，郭继龙，刘必旺，等．中药地龙的活性成分及药理作用研究进展［J］．山西中医，2011，27（3）：44-45.

罗布麻

《救荒本草》

【基源】 本品为夹竹桃科植物罗布麻的干燥叶。

【性味】 甘、苦，凉。

【归经】 归肝经。

【功效】 平肝安神，清热利水。

【主治】 肝阳眩晕，心悸失眠，浮肿尿少。

【用法用量】 水煎服，或开水泡服，6~12 g。

【使用注意】 大剂量使用可导致消化道不良反应，临床应避免长期大量使用。

【心病应用】

罗布麻专入肝经，可平肝清热。肝阳上亢之头晕目眩者，可用罗布麻配牡蛎、石决明、代赭石等；肝火上攻之头晕目眩者，可单用罗布麻煎服，或用罗布麻配钩藤、夏枯草、野菊花等。罗布麻还能养心安神，若神经衰弱、心悸、失眠，可用本品冲泡代茶饮。

【心病相关药理】

罗布麻叶中主要含黄酮类、鞣质、低分子有机酸类、长链脂肪酸酯、醇类、甾体类等成分。

治疗高血压：裴媛等通过网络药理学研究罗布麻治疗高血压的作用靶点及信号通路，明确其治疗高血压的作用机制。结论：罗布麻活性成分主要通过抑制炎症反应、改善血管内皮功能、影响血液流变学而治疗高血压。[1]

抗心肌缺血：王斐等研究罗布麻总黄酮抗心肌缺血再灌注损伤作用。结论：罗布麻总黄酮具有显著的抗心肌缺血再灌注损伤作用，作用机制可能与抗氧化、抗炎和抗凋亡作用相关。[2]

【药论选录】

《陕西中草药》："清凉泻火，强心利尿，降血压，治心脏病，高血压，神经衰弱，肾炎浮肿。"

《中国药用植物图鉴》："嫩叶，蒸炒揉制后代茶，有清凉去火、防止头晕和强心的功用。"

参考文献：

[1] 裴媛，王瑞，周贺伟．罗布麻治疗高血压作用机制的网络药理学研究［J］．中南药学，2019，17（11）：1997-2001.

[2] 王斐，韩吉春，李德芳，等．罗布麻总黄酮提取物抗心肌缺血再灌注损伤作用及其机制［J］．药学服务与研究，2018，18（1）：16-20.

第十九章　开窍药

麝香

《神农本草经》

【基源】 本品为鹿科动物林麝、马麝或原麝成熟雄体香囊中的干燥分泌物。麝为国家一级保护动物，今以人工麝香代替。

【性味】 辛，温。

【归经】 归心、脾经。

【功效】 开窍醒神，活血通经，消肿止痛。

【主治】 热病神昏，中风痰厥，气郁暴厥，中恶昏迷，经闭，症瘕，难产死胎，胸痹心痛，心腹暴痛，跌打伤痛，痹痛麻木，痈肿瘰疬，咽喉肿痛。

【用法用量】 0.03~0.1 g，入丸、散用，不宜入煎剂。外用适量。

【使用注意】 孕妇禁用。

【心病应用】

麝香辛温、气极香，走窜之性甚烈，属于温开药，为醒神回苏的要药，故可用于各种原因引起的闭证神昏，如温热病邪陷心包、中风痰厥、气郁暴厥、中恶昏迷等。因其开窍通关作用最强，临床常配伍清热药用于治疗热闭神昏证，如至宝丹、安宫牛黄丸、紫雪丹、小儿回春丹、苏合香丸。

心痛急症者，常用麝香配木香、桃仁等行气活血药，如《圣济总录》麝香汤。麝香保心丸为治疗冠心病心绞痛（气滞血瘀寒凝）的急救中成药，广泛用于稳定型心绞痛。

周超凡以麝香治疗冠心病心绞痛，常在辨证基础上予麝香 0.1 g，以达通脉止痛之效。麝香临床应用常耗气伤阳、夺血伤阴，应中病即止；如病势缓，可用冰片代替。[1]

【心病相关药理】

麝香主要含麝香大环化合物（如麝香酮等），甾族化合物（如睾酮、雌二醇、胆甾醇），多种氨基酸（如天门冬氨酸、丝氨酸），以及无机盐和其他成分（如尿囊素、蛋白激酶激活剂）等。

麝香具有明显的强心作用，能兴奋心脏，增强心肌功能；对因血栓引起的缺血性心脏障碍有预防和治疗作用。

促进治疗性血管新生：血管新生可以改善冠心病冠状动脉微循环，而服用含麝香药物能调节血管生长因子水平，可以帮助建立侧支循环。近年来，大量研究发现麝香保心丸具有促进治疗性血管新生的作用。[2]

【药论选录】

《证类本草》："除百邪魅鬼，疰心痛，小儿惊痫客忤，镇心安神，以当门子一粒，丹砂相似，细研，熟水灌下。止小便利，能蚀一切痈疮脓。入十香丸服，令人百毛九窍皆香，疗鬼疰腹痛。"

《景岳全书》："麝香……味苦辛，性温。能开诸窍，通经络，透肌骨，解酒毒，吐风痰，消积聚症瘕，散诸恶浊气，除心腹暴痛胀急，杀鬼物邪气魇寐，脏腑虫积，蛇虫毒、蛊毒、瘴毒、沙虱毒，及妇人难产，尤善堕胎。用热水研服一粒，治小儿惊痫客忤，镇心安神。疗鼻塞不闻香臭，目疾可去翳膜，除一切恶疮，痔漏肿痛，脓水腐肉，面䵟斑疹。凡气滞为病者，俱宜用之。若鼠咬虫咬成疮，但以麝香封之则愈。欲辨真假，但置些许于火炭上，有油滚出而成焦黑炭者，肉类也，此即香之本体。若燃火而化白灰者，木类也，是即假搀。"

参考文献：

[1] 周超凡，孙彩珍. 周超凡临证用药经验集锦 [M]. 北京：人民卫生出版社，2017.
[2] 周杰，缪国斌. 促血管新生：缺血性心血管疾病治疗新思路——麝香保心丸可促进冠心病患者治疗性血管新生 [J]. 中国社区医师，2020，36（12）：7.

冰片
《新修本草》

【基源】 本品为龙脑香科植物龙脑香树脂的加工品，或为樟脑、松节油等用化学方法合成的加工制成品。

【性味】 辛、苦，微寒。

【归经】 归心、脾、肺经。

【功效】 开窍醒神，清热止痛。

【主治】 胸痹心痛，热病神昏、惊厥，中风痰厥，气郁暴厥，中恶昏迷，目赤，口疮，咽喉肿痛，耳道流脓。

【用法用量】 入丸、散，0.15~0.3 g。外用，研粉点敷患处。

【使用注意】 本品芳香走窜，孕妇忌用。

【心病应用】

冰片辛香，善走窜，可以配伍人参、黄芪之类的补气药，通过扩张冠状动脉以增加冠状动脉血流量和心肌收缩力等来达到治疗心脑血管疾病的目的；配合丹参、三七、红花等活血药，能改善血液流变学，改变血管中红细胞的变性能力；配合陈皮、薤白、川楝子、乌药等宽胸行气药，又能使行气止痛之功增强。[1]

【心病相关药理】

天然冰片主要含右旋龙脑，同时含有草烯、石竹烯等倍半萜，还含有齐墩果酸、麦珠子酸等三萜化合物。

改善心肌缺血：江文德等的实验表明，单味冰片对急性心肌梗死的麻醉犬能产生与冠心苏合丸类似的作用，能使冠状窦血流量回升，减慢心率，降低心肌耗氧量。提示冰片有利于冠状动脉痉挛的防治，并可减轻缺血引起的心肌损伤。[2] 另有实验表明，由冰片和苏合香组成的苏冰滴丸对小鼠游泳所致的心肌缺血性亚微结构改变及垂体后叶素所致的心肌缺血损伤均有明显保护作用；还能直接对抗去甲肾上腺素或肾上腺素所致家兔离体主动脉的收缩作用。[3]

改善睡眠：江光池等的研究表明，龙脑、异龙脑均能延长小鼠耐缺氧的时间。龙脑、异龙脑能显著延长戊巴比妥引起的小鼠睡眠时间，与戊巴比妥产生协同作用，异龙脑的这一作用尤为显著（可能与异龙脑的脂溶性较大有关）。[4] 方永奇等在实验中发现，冰片等芳香开窍药能缩短戊巴比妥钠持续睡眠时间，表现出醒脑和兴奋作用，以冰片的作用为强。冰片还能延长苯巴比妥钠入睡时间；对抗印防己毒素兴奋中枢神经的作用，延长惊厥潜伏期，减少惊厥死亡率，起镇静抗惊厥作用；能延长小鼠耐缺氧存活时间。可见冰片对中枢神经兴奋性有双向调节作用，既能镇静安神，又有醒脑作用。[5]

【药论选录】

《本草便读》："冰片……辛温香烈，宣窍散气，凡一切风痰诸中内闭等证，暂用以开闭搜邪。然辛香走窜之极，服之令人暴亡。唯外证点眼吹喉等药用之，或借其辛散，或赖其香开耳。"

《本草分经》："冰片，辛香善走，体温用凉，先入肺传于心脾，而透骨通窍散郁火，辟邪消风化湿，风病在骨髓者宜之，若在血脉肌肉，辄用冰麝反引风入骨，莫之能出。"

参考文献：

[1] 朱婷婷，寇冠军，王保和. 芳香开窍中成药在心血管系统中应用的临床进展［J］. 中国药物评价，2015，32（3）：151-154.
[2] 江文德，徐端正，胡国钧，等. 冠心苏合丸的药理研究及其简化制剂——苏冰滴丸的理论基础［J］. 药学学报，1979，14（11）：655-661.
[3] 邓文龙. 开窍方药的临床及实验研究进展［J］. 中成药研究，1985（3）：33-38.
[4] 江光池，冯旭军，黄岚，等. 龙脑和异龙脑对小鼠和家兔的药理作用［J］. 华西药学杂志，1989，4（1）：23-25.
[5] 方永奇，邹衍衍，李羚，等. 芳香开窍药和祛痰药对中枢神经系统兴奋性的影响［J］. 中医药研究，2002，18（3）：40-42.

苏合香

《名医别录》

【基源】 本品为金缕梅科枫香属植物苏合香树的树干渗出的香树脂，经加工精制而成。

【性味】 辛，温。

【归经】 归心、脾经。

【功效】 开窍醒神，辟秽，止痛。

【主治】 胸痹心痛，胸腹冷痛，中风痰厥，猝然昏倒，惊痫。

【用法用量】 0.3～1 g，宜入丸、散服。

【使用注意】 本品芳香走窜、耗伤正气，虚证神昏者忌用。

【心病应用】

苏合香芳香温通走窜，香可化浊开郁，温则祛寒止痛，长于治疗冠心病心绞痛。痰浊、血瘀或寒凝气滞导致的胸痹心痛者，常用苏合香与冰片等配伍，以苏合香丸为代表，是中医心病急救制剂。近年，在苏合香丸基础上精简制成的冠心苏合丸和苏冰滴丸，用于治疗冠心病心绞痛，能较快缓解疼痛。

【心病相关药理】

苏合香含海松酸、异海松酸、脱氢松香酸、松香三烯-3β-醇、齐墩果酸、齐墩果酮酸、对羟基桂皮酸、香草醛、香草酸、5-羟甲基糠醛等。[1]

改善心肌缺血：有学者用小鼠耐缺氧实验、麻醉狗冠状窦血流量及心脏动-静脉血氧差的实验研究冠心苏合丸及其成分的作用，发现冠心苏合丸能延长小鼠耐缺氧的时间；冠心苏合丸能使心肌梗死狗的冠状窦血流量回升，减少心率和心脏动-静脉血氧差，对非心肌梗死狗不能提高冠状窦血流量但亦能减少心率和心脏动-静脉血氧差；在本实验条件下，苏合香脂和冰片似为冠心苏合丸中起作用的两个成分，其余成分如檀香、青木香、乳香或其油均未能证实其效果。根据此理论，已制成一种新型制剂苏冰滴丸，治心绞痛有效。[2]王宇等分析苏合香对大鼠心肌缺血再灌注损伤的潜在心脏保护作用及其可能的作用机制。苏合香通过抑制乳酸脱氢酶和肌酸激酶的释放以及心肌细胞凋亡来改善大鼠心肌缺血再灌注损伤。[3]

抗血小板、抗凝血：苏合香可使兔血栓形成长度缩短和重量（湿重和干重）减轻；能提高血小板内环磷酸腺苷含量。体内外实验表明，苏合香还能明显延长血浆复钙时间、凝血酶原时间、白陶土部分凝血活酶时间，降低纤维蛋白原含量和促进纤溶酶活性。这些结果提示苏合香治疗冠心病有效，并与其抗血小板、抗凝血、促纤溶活性和抗血栓形成作用有关。[4]

【药论选录】

《名医别录》："苏合香，味甘，温，无毒。主辟恶，杀鬼精物，温疟，蛊毒，痫痓，去浊，除邪，不梦，通神明。久服轻身长年。”

《本经逢原》：“苏合香聚诸香之气而成，能辟恶杀鬼精物，治温疟蛊毒……凡痰积气厥，必先以此开导，治痰以理气为本也。”

参考文献：

［1］王峰，崔红花，王淑美．苏合香化学成分研究［J］．中国实验方剂学杂志，2011，17（8）：89-91．

［2］江文德，徐端正，胡国钧，等．冠心苏合丸的药理研究及其简化制剂——苏冰滴丸的理论基础［J］．药学学报，1979，14（11）：655-661．

［3］王宇，苟定芬．苏合香抗心肌缺血模型大鼠的疗效及剂量关系［J］．中医学报，2019，34（10）：2157-2163．

［4］朱亮，冷红文，谭力伟，等．苏合香抗血栓作用［J］．中成药，1990，12（9）：31-32．

石菖蒲

《神农本草经》

【基源】本品为天南星科植物石菖蒲的干燥根茎。

【性味】辛、苦，温。

【归经】归心、胃经。

【功效】开窍宁神，化湿和胃。

【主治】健忘失眠，耳鸣耳聋，脘痞满闷，神昏癫痫。

【用法用量】水煎服，3～10 g。

【使用注意】阴虚阳亢者慎用。

【心病应用】

石菖蒲味辛、苦，性温，能宽胸通脉止痛，可治疗气滞血瘀之胸痹心痛。如《本草图经》曰：“又蜀人用治心腹冷气痛者，取一二寸棰碎，同吴茱萸煎汤饮之良。黔、蜀蛮人，亦常将随行，卒患心痛，嚼一二寸，热汤或酒送亦效。”

石菖蒲气香，味辛苦能化痰湿，性温通故能通关开窍并辟秽浊、祛痰湿。痰湿秽浊上蒙清窍所致神志昏乱者，常用石菖蒲与半夏、天南星、橘红等燥湿化痰药合用，如《济生方》涤痰汤。石菖蒲能开心窍、安心神、益心智、聪耳明目。心神失养之失眠、多梦、心悸怔忡者，常用石菖蒲与人参、白术、龙眼肉、酸枣仁、茯神、朱砂等配伍；健忘者，常用石菖蒲与人参、茯苓、菖蒲等配伍，如“不忘散”；劳心过度、心肾两虚之耳鸣耳聋、头昏、心悸者，常用石菖蒲与菟丝子、女贞子、旱莲草、丹参、夜交藤等配伍。

周超凡以石菖蒲治疗神经衰弱，常与郁金配伍；如合并胸闷，配伍藿香、佩兰；伴有失眠，可配伍茯神、琥珀；伴有腰膝酸软，可配伍女贞子、杜仲。[1]

徐景藩教授认为不寐可据证加入石菖蒲，白昼服药，通脑醒神；睡前服药，怡心宁神，对调节中枢神经系统的兴奋和抑制具有良好的作用。治郁证，尤其是状如脏躁证者，用石菖蒲与甘麦大枣汤相配，解郁而畅心神，可增其疗效，临床用之，屡有佳效。[2]

【心病相关药理】

石菖蒲中含挥发油、糖类、有机酸、氨基酸等多种化学成分。其挥发油中已经发现34种成分，主要成分为β-细辛醚、α-细辛醚。[3]

抗心律失常：石菖蒲挥发油对乌头碱、肾上腺素及氯化钡诱发的心律失常有对抗作用，治疗量的石菖蒲挥发油能使大鼠心率明显减慢、P-R间期延长，并发现挥发油能使体外培养的心肌细胞搏动频率减慢。[4]

降血脂作用：石菖蒲挥发油中的二聚细辛醚对小鼠以蛋黄快速造型法形成的高脂血症有显著的降血脂效果。[5]

【药论选录】

《本草备要》："辛苦而温，芳香而散。补肝益心，开心孔，利九窍，明耳目，发音声。去湿逐风，除痰消积，开胃宽中。"。

《本草害利》："芳香利窍，辛温达气，宣五脏，开心孔，利九窍，明耳目，发声音，去湿除风，逐痰消结，开胃宽中，疗噤口毒痢。"

《药笼小品》："石菖蒲，气辛性窜，唯痰火结于包络用之，以开蒙塞。若小儿小有惊痫，自当散风清热，平肝消食，此味不可轻用，因走窜真气。"

参考文献：

[1] 周超凡，孙彩珍. 周超凡临证用药经验集锦［M］. 北京：人民卫生出版社，2017.

[2] 陆为民. 徐景藩教授临床应用石菖蒲的经验［J］. 中国中药杂志，2006，31（5）：430-431.

[3] 吴启端，吴清和. 石菖蒲的药理研究进展［J］. 中药新药与临床药理，2006，17（6）：477-480.

[4] 申军，肖柳英，张丹. 石菖蒲挥发油抗心律失常的实验研究［J］. 广州医药，1993（3）：44-45.

[5] 袁倚盛，王承炜，周晓鹰. 石菖蒲降脂有效成分的研究［J］. 中草药，1982，13（9）：3-4，8.

第二十章　补虚药

第一节　补气药

人参
《神农本草经》

【基源】本品为五加科植物人参的干燥根。

【性味】甘、微苦，微温。

【归经】归肺、脾、心、肾经。

【功效】大补元气，补脾益肺，生津，安神益智。

【主治】体虚欲脱，肢冷脉微，脾虚食少，肺虚喘咳，津伤口渴，内热消渴，气血亏虚，久病虚羸，惊悸失眠，阳痿宫冷。

【用法用量】水煎服，5~10 g，宜文火另煎，将参汁兑入其他药汤内服；急救可用至30 g。

【使用注意】正气不虚者忌用。人参反藜芦，畏五灵脂，恶皂荚。人参不良反应有血压升高、心率加快或减慢、心律失常，甚至心力衰竭，其可能的机制是通过垂体或垂体以上部位来兴奋肾上腺皮质功能、增强甲状腺功能。小剂量能收缩血管，大剂量能扩张冠状动脉、脑血管、眼底血管；小剂量能提高心肌收缩力，大剂量能减弱心肌收缩力并减慢心率。[1]

美国洛杉矶加利福尼亚大学神经精神病研究所 Siegel 医生对 13 例连续服用人参 1 个月至 2 年者进行了调查，发现不少病人表现有过度用人参的兴奋效应，出现中枢神经系统兴奋和易醒、震颤等“人参滥用综合征”，14 %表现为晨间腹泻，其平均剂量为每天 3 g，最多 15 g。有的精神欣快、易激动，但也有少数表现为性情抑郁。[2]

人参用之不当，可出现心烦、胸闷、呕吐、厌食、烦躁、失眠、血压升高等不良反应，临床可用萝卜汁、绿豆汤等以解毒。[3]

【心病应用】

人参味甘性微温，大补元气，能回阳气于垂绝，为治疗虚劳内伤第一要药，其功效为诸参所不及，故凡大失血、大汗、大吐泻以及一切疾病导致的元气虚极欲脱之证，单用本品即效，如独参汤。

气虚常致阳虚，气脱常伴阳脱，而亡阳者，当用人参与回阳救逆的附子配伍，以补气固脱、回阳救逆，方如参附汤；气阴两伤之虚脱，又常与麦门冬、五味子同用，以益气敛阴救脱，方如生脉散。

人参大补元气，气足则神旺，故能安精神、定魂魄。心气不足、失眠多梦、心神不宁、惊悸怔忡者，常用人参配茯神、龙齿、远志等，以养心安神；心脾两伤、气虚血亏、失眠健忘、体倦少气者，用人参配黄芪、龙眼肉、当归等益气健脾药以补血养心；心肾不足、阴亏血少、虚烦不眠者，用人参配滋阴养血的生地黄、五味子、当归、丹参、玄参等，如天王补心丹。

人参为补气要药，临床备受医家重视。

张锡纯所创制的参萸汤中人参配伍大量山茱萸，用量至少 1 两（约 30 g）。山茱萸味酸、涩，微温，归肝、肾经，功善补益肝肾、收敛固涩，其性温而不燥，质润，补而不峻，既能益精，又可助阳，为平补阴阳之要药。且大量的山茱萸有回阳纳气、挽救肾中元气的功效。[4]

明代医家万全创立人参安神汤，由人参、茯神、当归、枣仁、麦门冬、生地黄、黄连组成。夏鼎认为“心乃一身之主，通身皆心司之，专主血，专司神”。从人参安神汤的药物引经来看，人参入心、脾、肺经，枣仁入心、肝、胆经，茯神入心、脾、肾经，当归入心、肝、脾经，麦门冬入心、肺、胃经，生地黄入心、肝、肾经，黄连入心、脾、胃、胆、大肠经。方中诸药都能入心经，直达病所，共奏益心气、养心阴、化瘀血、清热毒之效，调理失衡脏腑的气血阴阳而调养心神。[5]

朱良春突破古人“中药十九畏”之说，以人参 6 g、五灵脂 10 g 为药对治疗冠心病心绞痛病情缠绵、反复发作、常呈气虚血瘀或本虚标实之证者。[6]

岳美中谓“仲景在《伤寒》绝不用黄芪，《金匮》则罕用四逆”。人参能大补元气，所主之病常有危急或易传变为其他重症的特点，非一般补气之品能胜任。此外，气乃无形，“无形生有形”，补气后可有生津、生血之效。如徐大椿所言“凡补气之药皆属阳，唯人参能补气而体质属阴，故无刚燥之病，而又能入于阴分最为可贵”。[7]

周超凡以人参治疗心力衰竭，认为心力衰竭多见五脏俱病，气血阴阳失衡，因而病变复杂而症状多样。临证时只要抓住“心虚”为主，就是抓住了治疗本病的关键。盖心虚为气阳营阴均受损，心气心阳亏虚，无力鼓动心脉，血行失畅，五脏失养，脏腑功能失调。治疗上可用人参大补元气，以期心气心阳恢复正常，则心脉通、血行畅，五脏得养，诸症自除。常以人参配炙甘草治疗心气虚；以人参配黄芪、五味子治疗肺气虚；以人参配白术、生姜治疗脾气虚；以人参配附子、肉桂治疗肾气虚。[8]

刘敏等认为人参补益心、肺、脾（胃）之气，以鼓运血行，而能通经活血；补益真元，扶正祛邪，兼导达经脉，使荣卫流通，而有磨积消坚之功，可使积块自消。凡心肺气虚及气阴两虚之血行瘀滞，症积日久而脾胃之气日衰者，用之皆有良效。[9]

【心病相关药理】

人参含有人参皂苷、挥发油、氨基酸、微量元素、有机酸、糖类、维生素等成分。

人参在改善血流动力学、抗氧化、抑制心肌细胞凋亡、抑制心肌肥大、改善心室重构、降血压、改善血管内皮功能、抗心律失常、改善高脂血症、保护心源性休克等方面有显著药理作用。[10]

治疗心肌梗死：人参皂苷具有治疗心肌梗死的作用，其机制可能是通过调节血管功能、促进血管再生。[11]

调节血压：人参总皂苷可使麻醉大鼠血压呈双相变化。人参总皂苷 27 mg/kg 静脉注射可使大鼠和狗血压先降低后升高，以降血压为主；但可降低狗椎动脉和股动脉血管阻力，且减慢心率。二醇组皂苷（30 mg/kg）可引起血压明显下降。[12] 人参皂苷能明显增加心源性休克犬的平均动脉压、左心室内压、最大变化速率、心输出量，明显降低总外周阻力，抬高心电图 ST 段，缩小心肌梗死范围，减少血清肌酸激酶、乳酸脱氢酶和谷草转氨酶的活性，增加动脉和静脉血氧含量，降低心肌耗氧指数和心肌氧摄取率，减轻心肌细胞及其线粒体的损伤，对心源性休克犬缺血心肌有明显的保护作用。[13]

改善认知功能：人参皂苷改善认知功能的作用已被大量的相关实验所证实，并已从突触可塑性与长时记忆、胆碱能系统与神经递质、神经毒性、抗氧化、过度磷酸化 Tau 蛋白的影响、抗细胞凋亡等多个方面进行了广泛研究和探讨。由此，可证实人参皂苷在预防和改善认知功能障碍方面具有广阔的前景。[14]

【药论选录】

《神农本草经》："人参，气味甘、微寒，无毒。主补五脏，安精神，定魂魄，止惊悸，除邪气，明目开心益智。久服轻身延年。"

《本草易读》："味甘，微苦，无毒。入脾胃二经。续气通脉，止渴生津。汗后肤热，痢久身凉，非此莫疗；脉微欲绝，血脱欲死，非此罔救。回阳于气几息，益气于热所伤。面赤黑，气壮肺热，脉长实滑数有力者无用；面白黄，气微肺寒，脉虚大细弱无力者，宜用也。"。

《本草新编》："人参，味甘，气温、微寒、气味俱轻，可升可降，阳中有阴，无毒。乃补气之圣药，活人之灵苗也。"

参考文献：

[1] 王林艳，谭喜莹，钱娜，等. 心内科常用中药饮片对心血管、神经系统不良反应分析 [J]. 中成药，2020，42（6）：1676-1680.

[2] 陈可冀. 人参、人参滥用综合征及其他 [J]. 中级医刊，1980（7）：4-5.

[3] 王欣，刘桂荣. 张志远临床方药运用经验 [J]. 山东中医药大学学报，2018，42（4）：283-285，295.

[4] 曾圆圆，梁腾霄. 姜良铎教授论人参在急诊的应用 [J]. 现代中医临床，2017，24

(4)：24-26.
[5] 周萍萍，诸毅晖，李娜，等.《幼科铁镜》人参安神汤探微［J］. 中国中医基础医学杂志，2018，24（8）：1130-1131.
[6] 郑晓丹，高想，朱良春. 朱良春"培补肾阳治其本，虫药活血治其标"法论治心系疾病经验［J］. 山东中医药大学学报，2016，40（3）：255-257.
[7] 徐泳芳，刘敏. 人参、黄芪在仲景方中应用探析［J］. 中国中医急症，2013，22（9）：1557-1559.
[8] 周超凡，孙彩珍. 周超凡临证用药经验集锦［M］. 北京：人民卫生出版社，2017.
[9] 刘敏，王均宁. 试论人参通血脉、破坚积之功用［J］. 山东中医药大学学报，2009，33（5）：369-371.
[10] 孙莹莹，刘玥，陈可冀. 人参皂苷的心血管药理效应：进展与思考［J］. 中国科学：生命科学，2016，46（6）：771-778.
[11] 杨敏，陈广玲，陈畅，等. 人参皂苷 Rg1 对心肌梗死大鼠心脏的促血管生成作用研究［J］. 中国中医急症，2009，18（3）：403-405.
[12] 陈修. 人参总皂苷对心血管系统的作用［J］. 湖南医学院学报，1983，8（4）：418.
[13] 崔新明，李艳茹，吕文伟，等. 人参皂苷 Rg2 对急性心源性休克犬心肌的保护作用［J］. 吉林大学学报：医学版，2003，29（4）：392-394.
[14] 刘敏，王立娜，李勇枝，等. 人参改善认知功能研究综述［J］. 辽宁中医药大学学报，2014，16（12）：111-114.

西洋参

《本草纲目拾遗》

【基源】本品为五加科植物西洋参的干燥根。

【性味】甘、微苦，凉。

【归经】归心、肺、肾、脾经。

【功效】补气养阴，清热生津。

【主治】气虚阴亏，虚热烦倦，咳喘痰血，内热消渴，口燥咽干。

【用法用量】水煎服，3~6 g，应另煎兑服。

【使用注意】本品性凉，脾胃阳虚者忌用。

【心病应用】

西洋参能益脾气，养心阴，滋脾阴。气阴两虚之心悸心痛、失眠多梦，常用西洋参配炙甘草以加强补心气之用，配麦门冬以养心阴，配生地黄以清心热，尤其适宜气阴两虚、虚火内扰者。故张锡纯认为"西洋参因性凉而补，凡欲用人参而不受人参之温者，皆可以此代之”。

【心病现代药理】

西洋参主要的活性成分为皂苷类，另外还含多糖、挥发油、微量元素及氨基酸等多种活性成分。

西洋参茎叶皂苷是从西洋参茎叶中提取分离的有效组分，且证实西洋参茎叶中皂苷的含量高于其根部皂苷的含量。近 10 年来相关研究表明，西洋参茎叶皂苷具有抗心肌缺血、抗休克、抗心律失常、抗氧化、调脂、抗动脉粥样硬化、优化缺血心肌能量代谢、保护心肌等多方面心血管药理作用。[1]

对缺血心肌的保护：西洋参叶 20S-原人参二醇组皂苷对缺血心肌的保护作用可能与其纠正心肌缺血时非梗死区游离脂肪酸代谢紊乱，对抗氧自由基引发的脂质过氧化反应，增强体内抗氧化酶活性以及增加心肌供血有关，并通过减少左心室做功、降低心肌耗氧量、增加缺血心肌供血等环节发挥抗心肌缺血作用。[2]

改善心肌细胞动作电位：王尚农、马欣等研究发现西洋参茎叶皂苷 50~800 mg/L 能使离体豚鼠心室乳头肌快反应动作电位的振幅和最大速度降低，动作电位时程缩短而有效不应期延长，心肌收缩力降低。[3]

改善心肌细胞的代谢：王承龙、缪宇等证实西洋参茎叶皂苷具有抑制缺血心肌细胞三磷酸腺苷降解或增加三磷酸腺苷合成的作用，进而增加心肌细胞的能量储备。[4]

【药论选录】

《医学衷中参西录》：“西洋参：味甘微苦，性凉。能补助气分，兼能补益血分，为其性凉而补，凡欲用人参而不受人参之温补者，皆可以此代之。惟白虎加人参汤中之人参，仍宜用党参而不可代以西洋参，以其不若党参具有升发之力，能助石膏逐邪外出也。”

《本草纲目拾遗》：“西洋参……似辽参之白皮泡丁，味类人参，惟性寒，宜糯米饭上蒸用，甘苦，补阴退热，姜制，益元扶正气。”

《本草从新》：“西洋人参，苦寒微甘，味浓气薄，补肺降火，生津液，除烦倦，虚而有火者相宜。”

参考文献：

[1] 王承龙，殷惠军，史大卓，等．西洋参茎叶皂苷心血管药理研究概述［J］．中药新药与临床药理，2006，17（1）：76-78.

[2] 刘尚裕，睢大员，于小风，等．西洋参叶 20S-原人参二醇组皂苷对急性心肌梗死犬血流动力学和氧代谢的影响［J］．中国药学杂志，2001，36（1）：25-29.

[3] 王尚农，马欣，赵东科．西洋参茎叶皂苷对豚鼠心室乳头状肌动作电位和收缩力的影响［J］．西安医科大学学报，1994，15（2）：122-124.

[4] 王承龙，缪宇，殷惠军，等．西洋参茎叶总皂苷对急性心肌梗死大鼠心肌能量代谢的影响［J］．中华老年心脑血管病杂志 2005，7（5）：341-343.

党参
《增订本草备要》

【基源】本品为桔梗科植物党参、素花党参（西党参）或川党参的干燥根。

【性味】甘，平。

【归经】归脾、肺经。

【功效】健脾益肺，养血生津。

【主治】脾肺气虚，食少倦怠，咳嗽虚喘，气血不足，面色萎黄，心悸气短，津伤口渴，内热消渴。

【用法用量】水煎服，9~30 g。

【使用注意】不宜与藜芦同用。

【心病应用】

党参属于桔梗科，人参属于五加科，党参并不能取代人参。党参补益脾肺之功与人参相似而力较弱，但在治疗脾肺气虚轻证时，常用以代替人参。党参益气健脾，能促进精微化生气血，配合黄芪、当归、熟地黄等可治血虚，与黄芪、白术、炙甘草同用可气血双补。

临床上心力衰竭本虚以气虚为主，标实以血瘀为主，常兼痰、饮。按“治病必求于本”的原则，党参可作为治疗心力衰竭的主要中药。

【心病相关药理】

党参是我国常用的药食两用补益类中药，主要含生物碱、炔类、萜类、黄酮类、糖类等化学成分，对神经系统、内分泌系统、免疫系统、消化系统等均具有药理作用。[1]

党参作为临床常用益气中药，常用于心血管系统疾病的治疗方药中，具有保护心肌细胞、抑制心肌细胞氧化、改善心肌能量代谢、改善心功能、提高运动耐量、抗凝血、抑制血小板聚集、改善微循环、调节血脂等多种作用。[2]

强心作用：党参能缩短心力衰竭小鼠心肌细胞钙瞬变回落时间，而提高钙瞬变峰值，这可能是其治疗心力衰竭的作用机制之一。[3] 王硕仁等对党参在冠心病治疗中的益气强心、活血化瘀作用及其机制和有效部位分别进行了临床药理和实验研究。经动物实验证实，党参可明显提高小白鼠心肌糖原、琥珀酸脱氢酶的含量，这是党参改善心肌能量代谢、补气强心作用的机制之一。[4]

改善心肌代谢：林谦等应用细胞化学和定量细胞化学技术，对冠心病心气虚患者服用党参前后外周血细胞中的糖原及琥珀酸脱氢酶的含量和活性，以及党参对小鼠心肌中糖原、琥珀酸脱氢酶、乳酸脱氢酶的影响进行了分析研究。结果发现：党参可明显提高冠心病患者外周血细胞中糖原和琥珀酸脱氢酶的含量和活性；同时，灌服党参液的小鼠心肌中糖原、琥珀酸脱氢酶、乳酸脱氢酶的含量和活性亦明显高于生理盐水组。这说明党参可改善冠心病患者的心肌代谢，对冠心病的治疗是十分有利的。[5] 王振富探讨党参对大强度耐力训练大鼠心肌线粒体抗氧化能力的影响。结论：党参可明显提高大强度耐力训练大鼠心肌线粒体抗氧化能力。[6]

对实验动物心肌缺血再灌注损伤的保护：钟灵探讨党参对家兔心肌缺血再灌注损伤的保护作用及其机制。建立急性心肌缺血再灌注模型，观察急性心肌缺血和再灌注状态下血流动力学及心肌组织中酶的变化。结果与对照组比较：心肌缺血再灌注损伤组心脏舒缩功能减退，丙二醛含量升高，超氧化物歧化酶、谷胱甘肽过氧化物酶和细胞能源钠-钾 ATP 酶及钙 ATP 酶活性降低，乳酸脱氢酶、肌酸激酶大量释放。而与心肌缺血再灌注损伤组比较：党参组能不同程度的恢复左心室收缩压、心室内压最大变化速率，降低左心室舒张末期压，抑制丙二醛、乳酸脱氢酶、肌酸激酶升高，增强超氧化物歧化酶、谷胱甘肽过氧化酶、钠-钾 ATP 酶及钙 ATP 酶活力。结论：党参对心肌缺血再灌注损伤具有明显的保护作用。[7] 郭自强等在大鼠离体工作心脏缺血再灌注损伤模型上，观察党参对缺血再灌注心脏的保护作用。研究表明，党参能提高缺血再灌注损伤心肌超氧化物歧化酶活性，降低丙二醛含量，减少肌酸激酶的释放，使心肌的收缩和舒张功能得到明显改善，并能促进心输出量、冠状动脉血流量、每搏输出量及心率的恢复。提示：党参对缺血再灌注导致的心肌脂质过氧化损伤有一定的保护作用，并以此改善心脏的功能。[8]

【药论选录】

《本草从新》："党参……甘平补中，益气，和脾胃，除烦渴，中气微虚，用以调补，甚为平妥。按古本草云：参须上党者佳。今真党参久已难得，肆中所卖党参，种类甚多，皆不堪用。唯防风党参，性味和平硬纹者伪也。"

《得配本草》："上党参，甘，平。入手足太阴经气分。补养中气，调和脾胃。得黄芪，实卫。配石莲，止痢。君当归，活血。佐枣仁，补心。补肺，蜜拌蒸熟。补脾，恐其气滞，加桑皮数分，或加广皮亦可。气滞怒火盛者禁用。"

《药性切用》："潞党参，味甘微温，补益中气。脏平无火，元气微虚者宜之。有一种西党参，微甘带辛，宜托药用。白党参：气味辛劣，用之发散虚邪，不入补剂。红党参：味甘性润，益血补虚为平稳，但力薄耳。"

参考文献：

[1] 谢琦，程雪梅，胡芳弟，等. 党参化学成分、药理作用及质量控制研究进展 [J]. 上海中医药杂志，2020，54（8）：94-104.

[2] 李浅予，汤岐梅，侯雅竹，等. 中药党参的心血管药理研究进展 [J]. 中西医结合心脑血管病杂志，2019，17（17）：2604-2606.

[3] 高群，李思耐，林谦. 黄芪、党参对心力衰竭小鼠心肌细胞钙瞬变的影响 [J]. 中医杂志，2017，58（16）：1408-1411.

[4] 王硕仁，徐西，林谦，等. 党参益气强心、活血化瘀作用的研究 [J]. 中药药理与临床，1994（1）：32-37.

[5] 林谦，于友华. 党参对冠心病心绞痛患者的血液细胞及对小鼠心肌作用的定量细胞化

学观察［J］．中国组织化学与细胞化学杂志，1994，3（4）：398-402.
［6］王振富．党参对大强度耐力训练大鼠心肌线粒体抗氧化能力的影响［J］．江苏医药，2011，37（13）：1515-1516.
［7］钟灵．党参对心肌缺血/再灌注损伤家兔血流动力学和心肌酶的影响［J］．中国老年学杂志，2012，32（5）：966-968.
［8］郭自强，朱陵群，张立平，等．党参对大鼠离体工作心脏缺血/再灌注损伤的保护作用［J］．北京中医药大学学报，1995，18（5）：39-41，73.

黄芪

《神农本草经》

【基源】本品为豆科植物蒙古黄芪或膜荚黄芪的干燥根。

【性味】甘，微温。

【归经】归脾、肺经。

【功效】补气升阳，益卫固表，利水消肿，托疮生肌。

【主治】脾气虚证，表虚自汗证及肺虚咳喘，血虚证及气血亏虚，疮疡难溃或溃久难敛。

【用法用量】水煎服，10~15 g，大剂量可用30~60 g。

【使用注意】凡表实邪盛、内有积滞、阴虚阳亢、疮疡阳证或实证等，均不宜使用。

【心病应用】

黄芪甘温，性升提，长于甘温补气。心病应用主要表现在以补气为基础的益气养血、益气活血、益气固表止汗。

气血亏虚、脏腑失于濡养以致心悸乏力、头晕目眩、少气懒言、面色萎黄者，常用黄芪大补脾肺之气以资生血之源，并配当归以使阳生阴长、气旺血生，如《兰室秘藏》当归补血汤。

表虚自汗、阴虚盗汗者，常用黄芪补脾而健肌肉、益肺而固腠理；若表虚自汗，常用黄芪配牡蛎、麻黄根等收敛止汗药，如《太平惠民和剂局方》牡蛎散；若卫表不固、易感外邪，常用黄芪配白术、防风，如《丹溪心法》玉屏风散。

气虚血痹、肌肤麻木者，常用黄芪益气以助血行，配桂枝、生姜等药温经行血利痹，如《金匮要略》黄芪桂枝五物汤。气虚血瘀、中风偏瘫、胸痹心痛者，常配用黄芪，因其性虽温补，但能通调血脉。对于瘀血中风偏瘫者，黄芪虽无活血之力，但补气之力较强，“气行则血行”，常配当归、川芎、红花、地龙等药以补气活血、祛瘀通络，如《医林改错》补阳还五汤。胸痹心痛者，常用黄芪配人参、红花、丹参、水蛭等以补益心气、活血化瘀，使心气充而瘀滞除，经脉通而血运复。

张仲景在《金匮要略》中用黄芪，其义有三：一是补虚理劳，如黄芪建中汤治疗

“虚劳里急，诸不足”等；二是通阳逐痹，如黄芪桂枝五物汤治疗“血痹”等；三是护卫除湿，如防己黄芪汤、防己茯苓汤、黄芪芍药桂枝苦酒汤、桂枝加黄芪汤及乌头汤治疗“风水”“皮水”“黄汗”“历节”等。[1]

陈可冀教授认为，随着黄芪有效成分及其活性研究的进展，发现黄芪具有改善心功能、保护心肌等作用。黄芪为补气之圣药，益气并能活血逐瘀，在冠心病治疗中应用非常广泛。陈可冀教授总结多年的临床经验，创立了治疗病毒性心肌炎的验方“新补心丹”，该方以西洋参益气养阴清热，生黄芪补益脾肺之气而固表，共为主药；辅以元参、天门冬、麦门冬、生地黄协助西洋参滋阴清热，丹参补血活血养心，使心血充足而心神自安，柏子仁、酸枣仁宁心安神，佐以鹅不食草苦寒清热解毒，使热毒清而神明，经临床验证具有很好的疗效。

陈可冀和郭士魁教授通过临床观察发现：急性心肌梗死的患者常表现出气虚血瘀征象，用黄芪、党参、丹参、黄精、赤芍、郁金、红花、川芎等益气活血方剂治疗，对改善症状、稳定病情有很好的作用。于是他们与有关合作单位研究，创立了“抗心梗合剂”，该方以黄芪 30 g 为君药，配伍党参、黄精、丹参、赤芍、郁金，共同起到益气养阴、活血通络的作用，用于治疗急性心肌梗死后气阴两虚、心脉瘀阻、胸闷气短、心前区作痛、舌质紫黯、脉细涩者。20 世纪 90 年代，陈可冀教授又进一步创立了愈梗通瘀汤，方中人参、黄芪并用，扶正益气生肌；当归、丹参并用，调气养血活血，使气血各有所归；延胡索、川芎并用，可增强理气定痛、化瘀抗栓通脉之功。

国医大师邓铁涛在总结前人经验的基础上，将黄芪的功效归纳为：陷者举之，升者平之，攻者补之，瘫者行之，表虚固之。升者平之，升者血压升高也。邓铁涛治疗气虚痰湿型高血压，重用黄芪和温胆汤治之。邓铁涛的体验是黄芪轻用则升血压，重用则降血压。治疗低血压，他喜用补中益气汤，方中黄芪不超过 15 g；治疗气虚痰湿型高血压，他喜用黄芪合温胆汤，方中黄芪必在 30 g 以上。表虚固之，固表就是“实卫”。凡属气虚之盗汗、自汗者，均可用玉屏风散，其用量为黄芪 12 g、防风 3 g、白术 15 g；可加生龙骨、生牡蛎各 30 g，或浮小麦、糯稻根各 30 g。邓铁涛认为，使用黄芪的指征应为舌淡胖有齿印，脉虚大或寸弱。

岳美中擅长用黄芪治疗老年疾患。如治疗慢性支气管炎与冠心病用保元生脉饮加味；治疗高血压用大剂量黄芪与生龙骨、生牡蛎配伍；治疗慢性肾炎用经方黄芪剂（如防己黄芪汤、防己茯苓汤等）；治疗产后血痹用经方黄芪桂枝五物汤；治疗慢性肝炎用当归补血汤合柴芍六君子汤；治疗偏枯用含有黄芪的三痹汤；治疗表虚自汗用玉屏风散；治疗肥胖症用防己黄芪汤加味；特别是他用补阳还五汤治疗帕金森病，首剂黄芪 60 g，逐渐加至 240 g，服用半年而缓解。

张锡纯称黄芪“补气之功最优”。他说黄芪“能补气，兼能升气，善治胸中大气”。其功效以补气升陷为主，用之得当，还可回阳、理郁、醒脾、滋阴等。张锡纯针对胸中大气下陷创立的升陷汤，至今仍然是补气升陷之良方。由此所派生的回阳升陷汤、理郁升陷汤、醒脾升陷汤等，均以黄芪为主药。用于升陷，则多配以柴胡、升麻、桔梗；而于回阳，则配以干姜、桂枝；于理郁，则配以乳香、没药；于醒脾，则配以白术、甘草等。若配以知母，黄芪温升补气，知母寒润滋阴，二药并用，“大具阳升阴应，云行雨施之妙”。

【心病相关药理】

黄芪所含的化学成分主要有黄酮类化合物、皂苷类化合物、黄芪多糖以及生物碱类等，具有增强机体免疫力和造血功能、抗应激、延缓衰老、抗肿瘤、抗溃疡、抗辐射、抗菌、抗病毒、提高记忆力、利尿，以及保护心脑血管系统、肝脏、肾脏、肺脏等药理作用。

黄芪在心血管疾病的治疗中具有显著的应用效果，可明显提高心血管疾病患者的临床疗效，尤其是在心力衰竭和冠心病心绞痛的治疗中优势明显。

对血压的双向调节作用：黄芪可以扩张周围血管，降低动脉压及右心前负荷，从而改善心功能，其机制可能是通过一氧化氮-可溶性鸟苷酸环化酶-环磷酸鸟苷介导的信号转换通道，调节血管平滑肌细胞的功能，从而调整血压。

对冠状动脉有直接扩张作用：黄芪可改善具有代谢综合征的绝经后高血压妇女无症状性左心室舒张功能不全，可通过加强心肌收缩、舒张功能起到强心作用，其发挥作用的主要活性成分为黄芪皂苷。

抗血栓作用：黄芪皂苷可显著延缓电刺激大鼠颈总动脉血栓形成，抑制血小板聚集，升高前列环素和一氧化氮水平，降低血栓素 A_2 与前列环素的比例，从而表现出显著的抗血栓形成的作用。

降血脂作用：黄芪水提取物可通过增加高脂血症大鼠循环和肝脏的抗氧化能力，显著降低高脂血症大鼠血清总胆固醇、低密度脂蛋白胆固醇及丙二醛水平，发挥降血脂作用。

促进血管新生：黄芪水提取物中含有糖蛋白组成的活性组分，其通过上调血管内皮因子及其酪氨酸激酶受体来刺激斑马鱼胚胎中的血管生成，并通过增加细胞活力、DNA 合成和细胞群体向细胞周期 S 期转移，激活 DNA 复制来刺激人微血管内皮细胞-1 的增殖。

对血管平滑肌的影响：在研究黄芪注射液对高脂血症大鼠冠状小动脉平滑肌的作用及机制的实验中发现，黄芪对去氧肾上腺素和氯化钾预收缩的高脂血症大鼠的冠状小动脉有舒张作用，且呈浓度依赖性。黄芪舒张高脂血症大鼠冠状小动脉的机制可能是其影响细胞内钙离子浓度的结果，通过阻断血管平滑肌细胞内质网上肌醇三磷酸敏感性钙离子通道开放，抑制细胞内钙离子的释放，进而舒张高脂血症大鼠的冠状动脉平滑肌；对特异性电压依赖性钾通道阻断剂 4-氨基吡啶预收缩的高脂血症大鼠的冠状小动脉平滑肌具有舒张作用，并呈浓度依赖性，而与 ATP 敏感性钾离子通道无关。[2]

增强心肌收缩力：黄芪对心力衰竭患者具有增强心肌收缩力、改善心肌代谢、扩血管、利尿、抑制心肌重构、抑制纤维化等作用，并且越来越多的基础及临床研究证实，联合使用黄芪可进一步抑制肾素-血管紧张素-醛固酮系统，这有助于心功能的改善。[3] 黄芪可以抑制体外培养心肌成纤维细胞血管紧张素Ⅱ系统激活导致的转化生长因子-β1 表达增多，从而可能起到抑制心肌纤维化、改善心功能的作用。[4] 黄芪可减轻血管紧张素Ⅱ诱导的血管重塑，其机制可能是通过上调血管紧张素转换酶 2 和下调血管紧张素Ⅱ1 型受体而发挥作用。[5]

【药论选录】

《医学真传》："黄芪助三焦之气，从经脉以达肌腠，若三焦内虚不能从经脉而达肌腠者，必用之。"

《本草纲目》："耆，长也。黄耆色黄，为补药之长，故名。今俗通作黄芪。"

《医学启源》："肌热亦用黄芪。虚热，用黄芪，亦止虚汗。"

《本草求真》："为补气诸药之最，是以有耆之称。……然与人参比较，则参气味甘平，阳兼有阴；耆则秉性纯阳，而阴气绝少，盖一宜于中虚，而泄泻痞满倦怠可除，一更宜于表虚，而自汗亡阳溃疡不起可治，且一宜于水亏而气不得宣发，一更宜于火衰而气不得上达之为异耳。"

参考文献：

[1] 毛德西．古今名医用黄芪经验［N/OL］．中国中医药报，2019-07-15［2022-08-10］．http://www.cntcm.com.cn/news.html?aid=140080

[2] 吴娇，王聪．黄芪的化学成分及药理作用研究进展［J］．新乡医学院学报，2018，35（9）：755-760.

[3] 朱莉萍．黄芪的药理研究及进展［J］．内蒙古中医药，2018，37（3）：98-99.

[4] 阮滔，何学华，刘丽萍，等．黄芪对心肌成纤维细胞增殖及分泌转化生长因子-β1的影响［J］．临床儿科杂志，2015，33（3）：284-286.

[5] 裴芳，王新全，岳荣川，等．黄芪减轻血管紧张素Ⅱ诱导的小鼠血管重塑［J］．基础医学与临床，2014，34（12）：1606-1610.

甘草

《神农本草经》

【基源】本品为豆科植物甘草、胀果甘草或光果甘草的干燥根。

【性味】甘，平。

【归经】归心、肺、脾、胃经。

【功效】生用清热解毒，祛痰止咳，缓急止痛，调和诸药；炙用补脾益气。

【主治】脾胃虚弱，倦怠乏力，心悸气短，咳嗽痰多，脘腹、四肢挛急疼痛，痈肿疮毒，缓解药物毒性、烈性。炙用温而补中，益气健脾。

【用法用量】水煎服，2~10 g。

【使用注意】甘草味甘，令人中满，易助湿，湿盛胸腹胀满者忌用。反大戟、芫花、海藻。甘草心血管副作用有头痛、胸闷、血压升高、浮肿、腹胀、尿多口干、血钾明显降低、心律失常；其机制可能与盐皮质激素样作用有关，可导致水钠潴留、低血钾。[1] 左艇等探析“十八反”中甘草药组临床应用规律，发现与甘草配伍应用最多的为海藻，而与甘遂、大戟等的配伍在临床上也均有应用，说明“十八反”同方应用在临床中也是客观存在的，并非绝对的配伍禁忌。[2] 由于11β-氢化类固醇脱氢酶抑制剂存在个体差异，故甘草导致血压升高也存在个体差异性。[3]

【心病应用】

甘草用于心病多炙用。炙甘草味甘入心经，能补益心气，鼓动血脉。心气不足、心动悸、脉结代者，用炙甘草配人参、生地黄、阿胶等药，共奏益气复脉、滋阴养血之效，方如炙甘草汤。心虚肝郁、心神失主、喜悲伤欲哭之妇人脏躁，常用甘草配小麦、大枣以益气养血、宁心安神，如甘麦大枣汤。

周超凡治疗室性期前收缩者，常以炙甘草配泽泻；各类心律失常者，可予炙甘草配党参、阿胶；心率较快者，予炙甘草配磁石；心神不宁者，可予炙甘草配酸枣仁、五味子；心率较缓者，可予炙甘草配香附、红花；心阳虚者，常予炙甘草配附子或炙甘草配桂枝；阴血虚者，常予炙甘草配熟地黄；心气虚者，常予炙甘草配人参。[4]

生甘草味甘性平，得中和之性，表现在毒药得之解其毒，刚药得之和其性，表药得之助其外，下药得之缓其峻，如与附子、干姜同用，能缓和干姜、附子之温热燥性。

【心病相关药理】

甘草主要生物活性成分是三萜类皂苷类（甘草酸）、黄酮类、香豆素类、多糖、生物碱、氨基酸等。

抗心律失常：甘草酸在肠道细菌作用下水解产生其主要活性成分甘草次酸，其活性在体内为甘草酸的10倍~50倍。有研究显示甘草次酸可浓度依赖性的抑制钠电流峰值及持续钠电流，通过抑制钾电流通道，延长动作电位时程及有效不应期从而起到抗心律失常的作用。[5]

改善心肌细胞代谢：基于心脏细胞色素P450系统考察附子与甘草配伍后对正常大鼠心脏的减毒机制的研究。结论：附子与甘草配伍后可调控心脏细胞色素P450酶的表达，使环氧-二十碳三烯酸生成量增加，20-羟基二十碳四烯酸含量减少，从而起到减毒的作用。[6]

抗动脉粥样硬化：周强等利用网络药理学方法探讨甘草在抗动脉粥样硬化中的分子机制。结论：甘草具有多成分、多靶点、多途径的作用特点，主要通过PI3K-Akt通路途径、MAPK信号途径、NOD样受体信号通路调控细胞增殖和凋亡，同时发挥免疫调控作用，从而影响动脉粥样硬化的发展。甘草苷对大鼠动脉粥样硬化具有治疗作用，能显著降低动脉粥样硬化大鼠主动脉胆固醇含量并调节血脂代谢。[7]

解毒作用：甘草临床应用广泛，可解百药毒、调和诸药。甘草解毒的有效成分主要为甘草苷、甘草酸、甘草次酸等。甘草对药物、食物、重金属等中毒具有良好的解毒效果。[8]

【药论选录】

《名医别录》：“甘草，无毒。主温中，下气，烦满，短气，伤脏，咳嗽，止渴，通经脉，利血气，解百药毒。为九土之精，安和七十二种石，一千二百种草。”

《本经逢原》：“甘草气薄味浓，升降阴阳，大缓诸火。生用则气平，调脾胃虚热，大泻心火，解痈肿金疮诸毒。炙之则气温，补三焦元气，治脏腑寒热，而散表邪，去咽痛，缓正气，养阴血，长肌肉，坚筋骨，能和冲脉之逆，缓带脉之急。凡心火乘脾，腹中急痛，腹皮急缩者宜倍用之。”

参考文献：

[1] 王林艳，谭喜莹，钱娜，等. 心内科常用中药饮片对心血管、神经系统不良反应分析［J］. 中成药，2020，42（6）：1676-1680.

[2] 左艇，田硕，李艳，等. 中药十八反甘草组临床应用调查研究［J］. 中国实验方剂学杂志，2015，21（15）：213-216.

[3] 王强，霍艳明. 甘草升高血压的机制及应用注意事项［J］. 医学综述，2020，26（12）：2402-2405，2410.

[4] 周超凡，孙彩珍. 周超凡临证用药经验集锦［M］. 北京：人民卫生出版社，2017.

[5] 魏华民，吴红金. 中药抗心律失常的临床与基础研究进展［J］. 中西医结合心脑血管病杂志，2015，13（2）：152-158.

[6] 李晗，张广平，马梦，等. 心脏药代酶的附子-甘草配伍减毒机制［J］. 中国实验方剂学杂志，2020，26（1）：59-64.

[7] 周强，杜芬. 甘草抗动脉粥样硬化机制的网络药理学研究［J］. 生物资源，2020，42（2）：194-204.

[8] 李鹏杰，邓毅，曼琼，等. 甘草解毒现代研究进展［J］. 中国中医药信息杂志，2019，26（3）：137-140.

大枣

《神农本草经》

【基源】本品为鼠李科枣属植物枣的干燥成熟果实。

【性味】甘，温。

【归经】归脾、胃、心经。

【功效】补中益气，养血安神。

【主治】脾虚食少，乏力便溏，妇人脏躁。

【用法用量】水煎服，6~15 g。

【使用注意】本品助湿生热，令人中满，故痰湿、积滞、热证不宜。

【心病应用】

大枣甘温，健运脾胃，化精微以生营血。脾虚气血两虚、面色萎黄、心悸失眠者，常用大枣配人参、白术、当归、熟地黄等补气养血之品。妇人脏躁、情志抑郁、心神不安者，常用大枣配甘草、小麦以甘缓滋补、养心安神，即甘麦大枣汤；又如《证治准绳》治脏躁自悲自哭自笑，以红枣烧存性，米饮调下，并可随证配伍生龙骨、炒枣仁、柏子仁等养心安神之品，以提高疗效。

大枣味甘能缓和药性，使攻邪而不伤正，故常与药性峻烈或有毒之品同用，以缓和药性。如大枣配葶苈子，能泻肺行水、下气平喘，兼护肺气，即葶苈大枣泻肺汤；十枣汤中大枣与药性峻烈、攻下逐水的甘遂、大戟、芫花同用，既能泻水逐痰以驱邪，又能固护脾胃以护正，斡旋诸将，故能为君。

大枣甘温，入脾、胃经，能补中益气以扶正，常和生姜作为药对。大枣、生姜与解表药同用，生姜助卫发汗驱邪，大枣养血和营防过汗伤阴，共奏调和营卫之功。若大枣、生姜与补益药相配，能调补脾胃，促进药力吸收，提高滋补效果。

【心病相关药理】

大枣含有机酸、三萜苷类、生物碱类、黄酮类、糖类、维生素、氨基酸、挥发油、微量元素等。[1]

大枣中提取出来的多糖、蛋白质、氨基酸等成分对现代高发性的疾病如冠心病、高血压有良好的治疗作用。[2] 高剂量大枣多糖可有效抑制高脂膳食导致的小鼠血清总胆固醇、甘油三酯和动脉硬化指数的升高，同时抑制高密度脂蛋白胆固醇的降低，表明大枣多糖能抑制高脂膳食所致小鼠血脂的升高，因此具有降血脂作用。[3] 大枣的补血作用是多糖、维生素、无机盐等多种活性成分综合作用的结果。[4]

【药论选录】

《神农本草经》：“大枣，味甘平。主心腹邪气，安中养脾肋十二经，平胃气，通九窍，补少气，少津液，身中不足，大惊，四肢重，和百药。久服轻身长年，叶覆麻黄，能令出汗。”

《本草从新》：“大枣，补脾胃、润心肺、调营卫、和百药。”

参考文献：

[1] 牟德华，朱艳丽，张艳芳，等. 大枣环腺苷酸及其生物学功能 [J]. 食品科技，2007（5）：273-275.

[2] 吴国泰，何小飞，牛亭惠，等. 大枣的化学成分、药理及应用 [J]. 中国果菜，2016，36（10）：25-28.

[3] 李小平. 红枣多糖提取工艺研究及其生物功能初探 [D]. 西安：陕西师范大学，2004.

[4] 张雅利，郭辉. 红枣补血作用的物质基础探讨 [J]. 中国食物与营养，2005（2）：45-47.

绞股蓝

《救荒本草》

【基源】本品为葫芦科植物绞股蓝的全草。

【性味】甘、苦，寒。

【归经】归脾、肺、心、肾经。

【功效】补气养阴，清肺化痰，养心安神。

【主治】气虚血瘀之胸痹心痛，气阴两虚之消渴、乏力，痰浊阻肺之咳喘，肿瘤、溃疡等热毒证，高脂血症等。

【用法用量】水煎服，5~15 g；或研末吞服，3~6 g；或泡茶服。

【使用注意】本品药食同源，使用相对禁忌较少，有少数恶心、呕吐、腹胀、腹泻等不良反应。

【心病应用】

绞股蓝功于补益气阴、养心安神，常用于治疗心气、心阴亏损及气血双亏导致的心悸失眠、健忘多梦、倦怠乏力。

名中医沈力运用绞股蓝治疗血虚型失眠。失眠以脏腑机能紊乱、气血阴阳平衡失调为基本病因，而绞股蓝中具有与人参皂苷相类似的化学成分和生理活性，镇静作用明显，可用于治疗失眠。[1]

【心病相关药理】

绞股蓝含有皂苷、多糖、黄酮类化合物及无机元素等多种化学成分。[2]

绞股蓝具有降血糖、降血脂、抗肿瘤、调节免疫功能、抗氧化等作用。[3] 绞股蓝还具有保护心肌、保护血管、抗脑缺血、抗血栓形成、抑制血小板功能等作用。[4] 绞股蓝总皂苷的多种心血管作用均与其抗氧化作用有关。[5]

【药论选录】

《临床中药辞典》："化痰止咳，健脾理气，益气活血，生津止渴，解毒利湿。"

《中华本草》："清热；补虚；解毒。主体虚乏力；虚劳失精；白细胞减少症；高脂血症；病毒性肝炎；慢性胃肠炎；慢性气管炎。"

参考文献：

[1] 余文亚，沈力．沈力名中医运用绞股蓝经验［J］．新中医，2015，47（1）：21-23.

[2] 薛晶晶，高建德，陈正君，等．绞股蓝化学成分及药理作用研究进展［J］．甘肃中医药大学学报，2018，35（6）：86-89.

[3] 杨詹詹，鲁道旺，卢忠英．绞股蓝的药理活性研究进展［J］．山东化工，2017，46（21）：77-78.

[4] 谭华炳，赵世印，贺琴. 绞股蓝心血管相关药理作用研究及组方临床应用 [J]. 中药研究与信息，2005，7（4）：23-25.
[5] 倪受东，徐先祥，高建. 绞股蓝皂苷心血管系统药理作用的研究进展 [J]. 中国中医药科技，2002，9（2）：127-128.

红景天

《神农本草经》

【基源】本品为景天科植物大花红景天的干燥根和根茎。

【性味】甘、苦，平。

【归经】归肺、心经。

【功效】益气活血，通脉平喘。

【主治】气虚血瘀，胸痹心痛，中风偏瘫，倦怠气喘。

【用法用量】水煎服，3~6 g。

【使用注意】无明显临床禁忌。

【心病应用】

红景天味甘性平，入心经，能益气活血通脉，可用于治疗胸痹心痛气虚血瘀证。

红景天治疗慢性心肌梗死合并心力衰竭，可有效抑制患者左心室重构，减轻炎症反应。[1] 有临床研究以左西孟旦联合红景天治疗心肌梗死并发心力衰竭临床效果显著，能显著改善左心室重构，患者血流动力学指标更优，炎症因子水平更低。[2]

【心病相关药理】

红景天中分离得到40多种化学成分，其主要药理活性成分为红景天苷及其酪醇、酪萨维、二苯甲基六氢吡啶、红景天素。[3]

【药论选录】

《中华本草》："补气清肺；益智养心；收涩止血；散瘀消肿。主气虚体弱；病后畏寒；气短乏力；肺热咳嗽；咯血；白带腹泻；跌打损伤；烫火伤；神经症；高原反应。"

参考文献：

[1] 杨泽. 红景天治疗慢性心肌梗死合并心力衰竭患者的临床效果 [J]. 中国药物经济学，2019，14（7）：86-88.
[2] 王秀艳，刘俊蕊. 左西孟旦联合红景天治疗心肌梗死并发心力衰竭的临床效果 [J]. 检验医学与临床，2018，15（14）：2146-2148.
[3] 杨文婷，张伟，杨一丁，等. 红景天化学成分研究 [J]. 首都食品与医药，2015（22）：90-91.

沙棘

《晶珠本草》

【基源】本品系蒙古族、藏族习用药材，为胡颓子科沙棘属植物沙棘的干燥成熟果实。

【性味】酸、涩、微甘，温。

【归经】归肺、脾、胃、大肠、肝经。

【功效】益气生津，祛痰止咳，消食止泻，活血散瘀。

【主治】气阴不足，津伤口渴，肺虚久咳，寒痰湿痰，脾虚泻痢，食积腹痛，血瘀经闭，跌打瘀肿。

【用法用量】水煎服，3~10 g。

【心病应用】

沙棘能温经活血、散瘀止痛，但心病临床应用报道较少。

【心病相关药理】

沙棘含多种维生素、黄酮类、萜类、蛋白质及氨基酸、脂肪及脂肪酸、糖类等。[1] 沙棘具有抗心肌缺血、缺氧，改善心肌细胞功能，抗心律失常，调血脂，抗氧化等作用。

改善心肌微循环：沙棘黄酮能改善心肌微循环，降低心肌耗氧量，抗血管硬化等作用；沙棘油及其果汁有降血脂作用。[1]

抗心肌缺血、缺氧：沙棘提取物可增加犬冠状血管血流量，同时减少心肌摄氧率和心肌耗氧量，提示具有一定抗心肌缺血、缺氧作用。[2]

改善心肌收缩力：沙棘总黄酮可明显增强心力衰竭犬心脏泵功能和心肌收缩力，并可明显改善心肌舒张力，降低外周血管阻力和心肌耗氧量。[3]

改善血脂：实验性高脂血症大鼠经用沙棘叶提取物后血脂水平基本恢复正常，可见沙棘叶提取物具有有效的调血脂、控制体重的作用，可用于预防和治疗高脂血症。[4]

【药论选录】

《本草纲目》："沙棘实，气味酸、温，无毒，主治血瘀胸痛、咳嗽肺热、久痢不瘥、胸腹胀满、黄瘦。"

参考文献：

[1] 雷鸣鸣，沈异，周建全，等. 沙棘的药用成分及其对心血管系统影响的研究进展［J］. 四川中医，2004，22（9）：26-28.

[2] 崔慧玲，任永珍，邹元生，等. 沙棘心血康口服液对犬冠脉流量和心肌耗氧的作用［J］. 沙棘，2000，13（3）：35-37.

[3] 吴英，王毅，王秉文，等. 沙棘总黄酮对急性心衰犬心功能和血流动力学的影响［J］. 中国中药杂志，1997，22（7）：429，431，448.

[4] 于云，曲树明，何跃生. 沙棘叶提取物的调血脂作用 [J]. 中草药，2002，33（9）：824-825.

刺五加

《神农本草经》

【基源】本品为五加科植物刺五加的干燥根及根茎或茎。

【性味】辛、微苦，温。

【归经】归脾、肾经。

【功效】益气健脾，补肾安神。

【主治】脾肺气虚之体虚乏力、食欲不振，肺肾两虚之久咳虚喘，肾虚之腰膝酸痛，心脾不足之失眠多梦。

【用法用量】水煎服，15~45 g。

【心病应用】

刺五加性温，能补心脾之不足，但其补益力量和缓。脾肾阳气不足之腰膝酸软、体虚乏力、失眠多梦、食欲不振等，常用刺五加浸膏、刺五加冲剂等。

【心病相关药理】

刺五加根茎主要含苷类、黄酮类、多糖类、香豆素、木脂素、多种微量元素及氨基酸等，具有改善心脑血管系统及中枢神经系统功能、降血糖、抗辐射、抗肿瘤、抗疲劳等药理作用。[1]

通过刺五加对相关心脏病及高脂血症模型大鼠的实验研究，研究人员发现刺五加具有明显的抑制血小板聚集，减少过氧化脂质在血清和肝组织中的含量，缩小心肌梗死面积，增强抗氧化酶活性，从而起到改善心律失常等的作用。[1]

【药论选录】

《神农本草经》："主心腹疝气，腹痛，益气疗躄，小儿不能行，疽创阴蚀。"（古代本草典籍未记载刺五加，此处记载为五加皮）

参考文献：

[1] 高彦宇，李文慧，寇楠，沈芳玲，李冀. 刺五加化学成分和药理作用研究进展 [J]. 中医药信息，2019，36（2）：113-116.

第二节 补阳药

杜仲

《神农本草经》

【基源】本品为杜仲科植物杜仲的干燥树皮。

【性味】甘，温。

【归经】归肝、肾经。

【功效】补肝肾，强筋骨，安胎。

【主治】肝肾不足之腰膝酸痛，筋骨无力，头晕目眩，妊娠漏血，胎动不安。

【用法用量】水煎服，10~15 g。

【心病应用】

杜仲为补益肝肾药物，现代研究发现其具有降血压作用，如在天麻钩藤饮中作为具有降血压作用的药物进行组方。周超凡用杜仲配伍潜阳药（如石决明、牡蛎、龙骨）治疗阴阳两虚型高血压。[1]

【心病相关药理】

杜仲主要含木脂素类、环烯醚萜类、苯丙素类、黄酮类等。目前，从杜仲中分离得到约 32 种木脂素类成分，主要是单环及双环氧木脂素类、倍半木脂素类等。[2]

杜仲提取物具有舒张血管、降血压、预防动脉粥样硬化等心血管保护作用。[3] 从杜仲中分离出的已知降血压成分主要分为 4 大类：木脂素类、苯丙素类、环烯醚萜类和黄酮类。[4] 杜仲木脂素降血压作用可能与升高一氧化氮和抑制肾素-血管紧张素-醛固酮系统及舒张血管有关。[5] 杜仲木脂素舒血管作用的机制与内皮依赖性有关，同时 ATP 敏感性钾离子通道也参与舒血管作用。[6] 杜仲多糖对兔心肌缺血再灌注损伤能够产生较好的保护作用。[7]

【药论选录】

《神农本草经》："杜仲，味辛平。主腰脊痛，补中，益精气，坚筋骨，强志，除阴下痒湿，小便余沥。久服轻身耐老。"

《本草新编》："杜仲，味辛、甘，气平温，降也，阳也，无毒。入肾经，补中强志，益肾添精，尤治腰痛不能屈伸者神效，亦能治足、阴囊湿痒，止小水梦遗。"

参考文献：

[1] 周超凡，孙彩珍．周超凡临证用药经验集锦［M］．北京：人民卫生出版社，2017.

[2] 穆文碧，陈启洪，段灿灿，等．杜仲的活性成分及其药动学研究进展［J］．中国现代应用药学，2019，36（20）：2598-2604.

[3] 杨丹，李明聪，郭英，等．杜仲对心血管保护的研究进展［J］．辽宁中医杂志，2011，38（11）：2298-2301.

[4] 姜凌宇，姜月华，郭金昊，等．杜仲治疗高血压研究进展［J］．山东中医杂志，2017，36（3）：249-252.

[5] 罗丽芳，王杉博，吴卫华，等．杜仲木脂素抗高血压作用机制研究［J］．医药导报，2007，26（增刊）：69.

[6] 许激扬，宋妍，季晖．杜仲木脂素化合物舒张血管作用机制［J］．中国中药杂志，2006，31（23）：1976-1978.

[7] 邬晓臣，欧阳辉，张近宝，等．杜仲多糖对兔心肌缺血再灌注损伤的保护作用［J］．药物评价研究，2014，37（1）：34-36.

益智仁

《本草拾遗》

【基源】本品为姜科植物益智的干燥成熟果实。

【性味】辛，温。

【归经】归脾、肾经。

【功效】温肾壮阳，固精缩尿，温脾止泻，摄涎止唾。

【主治】肾虚遗尿，小便频数，遗精白浊，脾寒泄泻，腹中冷痛，口多唾涎。

【用法用量】水煎服，3~10 g。

【使用注意】本品性温，阴虚者不宜。

【心病应用】

益智仁能开心益智，但心病临床应用较少，有待深入研究。

【心病相关药理】

益智仁水提取物、醇提取物、醚提取物、氯仿提取物均具有改善认知功能的作用。[1]

益智仁甲醇提取物能够拮抗家兔主动脉钙离子活性，随后通过柱色谱分离得到了化合物益智醇。此外，还发现益智仁甲醇提取物对豚鼠左心房具有很强的正性肌力作用，并从醋酸乙酯活性部位采用柱色谱分离得到了化合物益智酮甲（对左心房具有剂量相关性的收缩效应）。[2]

【药论选录】

《本草便读》："益智仁味苦辛，性热气香，入心脾肾，补火生土，能摄纳上下诸气，缩泉止唾。唯芳香之气，独喜归脾，故能启脾胃，进饮食，开郁结，散寒邪，而阴虚有火者为不宜耳。”

《玉楸药解》：“益智仁，味辛，气温，入足太阴脾、足阳明胃经。和中调气，燥湿温寒，遗精与淋浊俱疗，吐血与崩漏兼医。”

参考文献：

［1］郭曼萍，赵俊男，施伟丽，等. 益智仁改善认知障碍的研究进展［J］. 中西医结合心脑血管病杂志，2019，17（18）：2778-2783.

［2］陈萍，王培培，焦泽沼，等. 益智仁的化学成分及药理活性研究进展［J］. 现代药物与临床，2013，28（4）：617-623.

冬虫夏草

《本草从新》

【基源】 本品为麦角菌科真菌冬虫夏草菌寄生在蝙蝠蛾科昆虫幼虫上的子座及幼虫尸体的复合体。

【性味】 甘，平。

【归经】 归肺、肾经。

【功效】 补肾益肺，止血化痰。

【主治】 肾虚精亏，阳痿遗精，腰膝酸痛，久咳虚喘，劳嗽咯血。

【用法用量】 水煎服，3~9 g。

【使用注意】 表邪未解者不宜。

【心病应用】

冬虫夏草功于补肾益肺、止血化痰。周超凡认为肾阳亏虚是慢性心功能不全或心力衰竭病因、病机之一。肾气亏虚，水液精微输布受阻，可引起心气不足、心悸怔忡、气急喘促。周超凡常用冬虫夏草温补肾阳，再配合补益心气药如人参等治疗。[1]

【心病相关药理】

冬虫夏草含糖醇、氨基酸、核苷、甾醇、脂肪酸及挥发性成分。[2]

冬虫夏草可降血压、调节心律、抗缺血缺氧、升高血小板计数、降血脂。[3]

对血压的影响：吴秀香等的研究提示冬虫夏草能有效降低肾性高血压大鼠管壁与管腔的比值，改善血管壁的增厚现象。[4] 冬虫夏草菌丝体醇提取液给家兔静脉注射，0.15 g/kg 剂量时即可使心率明显减慢，维持时间达 60 min 以上，血压总趋势下降；0.3 g/kg 给药后 5 min 内降血压作用明显，但迅速恢复至原有水平。麻醉犬静脉注射冬虫夏草菌丝体醇提取液 0.3 g/kg 也出现降血压作用，维持约 30 min。结论：冬虫夏草对心率影响更为敏感，其负性频率作用有助于减少心肌耗氧量。[5]

对缺氧的影响：采用荧光素染色法和 ACAS570 型黏附式细胞仪观察冬虫夏草水提取液对正常心肌细胞内钙离子的作用及对缺氧再给氧时细胞内钙离子的影响。结果：冬虫夏草水提取液能降低正常心肌细胞内钙离子的浓度，减轻缺氧再给氧时细胞内钙离子超载现象，二者均呈良好的量效关系。提示：冬虫夏草水提取液可能有减轻细胞缺氧再给氧损伤的作用。[6]

【药论选录】

《本草从新》："甘平，保肺益肾，止血化痰已劳咳。"

《药性切用》："冬虫夏草，性味甘平，滋肾保肺，功专止血化痰，能已劳嗽。冬在土中，身活如老蚕，有毛至夏则毛出土上，连身俱化为草，若不取，则至冬复化为虫。"

参考文献：

[1] 周超凡，孙彩珍. 周超凡临证用药经验集锦［M］. 北京：人民卫生出版社，2017.

[2] 钱正明，孙敏甜，周妙霞，等. 鲜冬虫夏草化学成分研究［J］. 中药材，2018，41（11）：2586-2591.

[3] 陈晓燕. 冬虫夏草的药理与临床研究进展［J］. 中医药导报，2009，15（2）：91-93.

[4] 吴秀香，王国秋，马克玲，等. 冬虫夏草对肾性高血压大鼠心血管功能的影响［J］. 中西医结合心脑血管病杂志，2005，3（2）：137-138.

[5] 李锋，刘利. 冬虫夏草心血管药理作用研究概况［J］. 中医药研究，2002，18（2）：55-56.

[6] 俞宙，何建新，王方方. 冬虫夏草水提液抗心肌细胞缺氧再给氧损伤的实验研究［J］. 第一军医大学学报，1998，18（2）：108-109.

菟丝子

《神农本草经》

【基源】 本品为旋花科植物菟丝子的干燥成熟种子。

【性味】 甘，温。

【归经】 归肝、肾、脾经。

【功效】 补益肝肾，固精缩尿，安胎，明目，止泻。

【主治】 肝肾不足，腰膝酸软，阳痿遗精，遗尿尿频，肾虚胎漏，胎动不安，目昏耳鸣，脾肾虚泻。

【用法用量】 水煎服，10~20 g。

【心病应用】

菟丝子益肾养肝，使精血上注而能明目。常用于治疗肝肾不足、目失所养导致的目暗昏花、视力减退等，如《太平圣惠方》以菟丝子酒浸曝干，鸡子白和丸，温酒送服；又如《证治准绳》驻景丸，以菟丝子配熟地黄、车前子等，以增强药力。

干祖望论治耳鸣以“泻离填坎”为法，用菟丝子配生地黄、柏子仁、竹叶等，共奏清心养营、补益肾阴之功。[1]

【心病相关药理】

菟丝子含多种化学成分，包括黄酮类、酚酸类、多糖类、木质素类，还含生物碱、蒽醌、香豆素类、皂苷类、鞣质、卵磷脂和脑磷脂等。[2]

不少研究证实菟丝子总黄酮具有调节免疫、刺激内分泌及改善实验性心肌缺血等多种功能。[3]

【药论选录】

《神农本草经》：“菟丝子，味辛平，主续绝伤，补不足，益气力肥健，汁去面皯。久服明目，轻身延年。”

《本草新编》：“菟丝子，味辛、甘，气温，无毒。入心、肝、肾三经之药。益气强阴，补髓添精，止腰膝疼痛，安心定魂，能断梦遗，坚强筋骨，且善明目。可以重用，亦可一味专用，世人未知也，余表而出之。”

参考文献：

[1] 袁媛，陈小宁. 国医大师干祖望“泻离填坎”法论治耳鸣经验探析［J］. 时珍国医国药，2016，27（6）：1500-1502.

[2] 吴春艳，刘峰，张雪玲. 菟丝子的现代研究［J］. 中国实用医药，2009，4（14）：243-244.

[3] 林玉榕，郑丽燕. 中药菟丝子药理研究［J］. 生物技术世界，2014（2）：84.

羊红膻

《陕北草药》

【基源】 本品为伞形科植物缺刻叶茴芹的根或全草。

【性味】 辛、甘，温。

【归经】 归心、肾、肺、脾经。

【功效】 温肾助阳，活血化瘀，养心安神，温肺散寒。

【主治】 气滞血瘀，胸痹心痛，心悸失眠，胸闷气短，阳痿不举，精少精冷，外感风寒，寒饮咳嗽。

【用法用量】 水煎服，10~15 g。

【使用注意】 本品性温，阴虚内热者忌用。

【心病应用】

羊红膻辛散温通，能活血化瘀、通脉止痛。胸痹心痛证属心阳不振、心脉痹阻者，可单用羊红膻煎服，亦可配伍活血化瘀、温经止痛之品，如丹参、檀香、川芎、桃仁、红花、桂枝等。

羊红膻能养心安神、养气血、通心脉，用于治疗心气不足之心悸怔忡、虚烦不眠、气短乏力、胸闷痞塞，可单用或配伍薤白、桂枝、酸枣仁、柏子仁、炙甘草等。

【心病相关药理】

羊红膻含绿原酸类化合物、黄酮类化合物、有机酸等。

对血压的作用：羊红膻降血压作用机制可能与释放组胺及扩张血管有关。[1]

降低冠状动脉血管阻力：羊红膻能降低冠状动脉血管阻力，增加冠状动脉血流量，加强心肌收缩力而又减少心肌耗氧量，减慢心率而又具有降血压作用，降血压时又能增加脑、肾血流量并降低血管阻力，因而对冠心病及高血压患者均有治疗作用。[2]

对血脂的调节：羊红膻能抑制甘油三酯升高和肝脂肪变，对于冠心病患者因脂代谢紊乱所引起的动脉粥样硬化是有益的。[3]

【药论选录】

《陕西医学杂志》：“治心悸，克山病，老慢支，阳痿，早衰等。”

参考文献：

[1] 陈光娟，谢人明，沈雅琴，等. 羊红膻的药理学研究Ⅰ、降压作用与机制的初步分析［J］. 陕西新医药，1982，11（8）：48-49.

[2] 苗爱蓉，陈光娟，沈雅琴，等. 羊红膻的药理学研究Ⅱ、对心血管系统的作用［J］. 陕西新医药，1982，11（10）：48-49.

[3] 苗爱蓉，陈光娟，许青媛，等. 羊红膻的药理学研究Ⅲ、毒性及一般药理学研究［J］. 陕西新医药，1982，11（11）：60-61.

紫石英

《神农本草经》

【基源】本品为氟化物类矿物萤石族萤石，主要含氟化钙（CaF_2）。

【性味】甘，温。

【归经】归心、肾、肺经。

【功效】温肾暖宫，镇心安神，温肺平喘。

【主治】惊悸不安，失眠多梦，肾阳亏虚，宫冷不孕，虚寒咳喘。

【用法用量】水煎服，9~15 g，先煎。

【使用注意】阴虚火旺忌用，肺热不宜。

【心病应用】

紫石英甘温质重，长于温润镇怯。紫石英在心病临床上，用于治疗心悸怔忡、虚烦失眠，常与酸枣仁、柏子仁、当归等养血补心之品同用；用于治疗心经痰热、惊痫抽搐，常与龙骨、寒水石、大黄等重镇清热之品同用。

罗铨教授根据《名医别录》紫石英有“补心气不足，定惊悸，安魂魄”、《本草再新》紫石英有“定心定神”、《本草便读》紫石英有“温营血而润养，可通奇脉”等功效，临床上常用于治疗气阴两虚、阳虚水泛、气血亏虚之心悸。[1]

【心病相关药理】

紫石英主要含氟化钙（CaF_2）。[2] 纯品中钙约占51.2%，氟约占48.8%，常夹杂有微量的氧化铁（Fe_2O_3），并夹有镉、铬、铜、锰、镍、铅、锌、钇、铈，偶杂有铀等元素。

王怡薇等观察紫石英对小鼠的镇静催眠、抗惊厥作用。结果：不同色泽紫石英都能明显延长戊巴比妥钠阈剂量小鼠的睡眠时间，与戊巴比妥钠具有协同作用。表明：紫石英具有一定的镇静安神作用。[3]

【药论选录】

《神农本草经》：“紫石英，味甘温。主心腹咳逆，邪气，补不足，女子风寒在子宫，绝孕，十年无子。久服，温中，轻身延年。”

《名医别录》：“紫石英，味辛，无毒。主治上气心腹痛，寒热、邪气、结气，补心气不足，定惊悸，安魂魄，填下焦，止消渴，除胃中久寒，散痈肿，令人悦泽。”

《药性切用》：“紫石英，甘辛微温，镇坠虚怯，专温血室，治血海虚寒，经久不孕，为温暖子宫专药。醋水飞用。”

参考文献：

[1] 唐剑飞，李晓，李梦．罗铨教授应用紫石英治疗心悸病验案举隅［J］．云南中医中药杂志，2016，37（12）：4-5.

[2] 朱传静，常琳，康琛，等．紫石英研究概况［J］．中国实验方剂学杂志，2011，17（14）：306-311.

[3] 王怡薇，朱传静，王彦礼，等．不同色泽紫石英镇静催眠抗惊厥作用的研究［J］．中国实验方剂学杂志，2011，17（15）：199-201.

第三节 补血药

当归
《神农本草经》

【基源】本品为伞形科植物当归的干燥根。

【性味】甘、辛，温。

【归经】归肝、心、脾经。

【功效】补血活血，调经止痛，润肠通便。

【主治】血虚萎黄，眩晕心悸，月经不调，经闭痛经，虚寒腹痛，风湿痹痛，跌打损伤，痈疽疮疡，肠燥便秘。酒当归活血通经。

【用法用量】水煎服，5~10 g。

【使用注意】湿盛中满、便溏腹泻者忌用。

【心病应用】

当归入心、肝经，辛甘温润，为生血上品。若治血虚面色苍白、唇爪无华、头昏目眩、心悸怔忡等，常与熟地黄、白芍、川芎等补血活血之品配伍，方如四物汤；若治气血两虚，又常与黄芪同用，共奏益气补血之效；若治思虑过度、劳伤心脾、气血两亏引起的心悸疲倦、健忘少寐等，又可与人参、白术、枣仁等同用，方如归脾汤；若治阴虚火旺、盗汗潮热、舌红脉数，常与生地黄、熟地黄、黄柏等配伍，以奏滋阴泻火、固表止汗之功；若治气血两虚盗汗，又常与生地黄、熟地黄、知母、人参、浮小麦等配伍，以益气养血、滋阴敛汗。

【心病相关药理】

实验证实当归对家兔的实验性心肌缺血具有明确的保护作用，对大鼠心肌缺血再灌注造成的心律失常也有一定的保护作用。[1] 当归能增加心脏血供，维持正常的血液循环，降低心肌缺血量，对心肌缺血具有一定的保护作用。当归能降血脂，还具有一定的抗氧化和清除自由基作用，抑制脂质在血管壁的沉积，从而保护血管内膜不受损伤。近来研究发现，当归水煎液能抑制血小板聚集，具有抗动脉粥样硬化作用。当归还能增强血浆纤维蛋白的溶解活性，促进血浆纤维蛋白的溶解过程，延长血栓形成时间，发挥明显的抗血栓作用。[2]

【药论选录】

《医学衷中参西录》：“当归之性虽温，而血虚有热者，亦可用之，因其能生血即能滋阴，能滋阴即能退热也。其表散之力虽微，而颇善祛风，因风着人体恒致血痹，血活痹开，而风自去也。至于女子产后受风发搐，尤宜重用当归，因产后之发搐，半由于受风，半由于血虚（血虚不能荣筋），当归既能活血以祛风，又能生血以补虚，是以愚治此等证，恒重用当归一两，少加散风之品以佐之，即能随手奏效。"

《医经小学》："当归甘辛，头止血，身还养血润于中，梢能破血流而下，全用能调荣气充。"

《本草分经》："当归，辛甘苦温，入心肝脾，治冲脉带脉为病，为血中气药，血滞能通，血虚能补，血枯能润，血乱能抚，使气血各有所归，散内寒补不足，去瘀生新，润燥滑肠。"

《丹溪手镜》："当归甘辛性温属阳，可升可降，在气主气，在血主血，各有所归，故名当归。除客血，补虚劳，滋养诸经。"

参考文献：

[1] 畅艳娜，李应东，王雪梅，等. 当归红芪超滤物抗辐射致心肌细胞损伤的作用及机制［J］. 世界中西医结合杂志，2014，9（5）：487-491.
[2] 曹颜冬. 当归化学成分及药理作用的分析［J］. 世界最新医学信息文摘，2019，19（2）：93，95.

熟地黄

《本草拾遗》

【基源】本品为生地黄的炮制加工品。

【性味】甘，微温。

【归经】归肝、肾经。

【功效】补血滋阴，益精填髓。

【主治】血虚萎黄，心悸怔忡，眩晕，耳鸣，须发早白，月经不调，崩漏下血，肝肾阴虚之腰膝酸软、骨蒸潮热、盗汗遗精，内热消渴。

【用法用量】水煎服，9~15 g。

【使用注意】本品滋腻，有碍消化，脾虚腹胀者应慎用。

【心病应用】

熟地黄甘温滋润，为养血补虚之要药。若治血虚、心血失养、面色萎黄或苍白、眩晕心悸、失眠等，常与补血活血的当归同用；若再加川芎、白芍，即《太平惠民和剂局方》四物汤，则补血调血之力更强，为补血祖方（血虚诸证，每以其加减为用）。若治血虚兼气虚者，宜配人参以气血双补，即《景岳全书》两仪膏；若治气血双亏较甚、心悸怔忡、气短乏力者，加益气养血之品，如人参、白术等，以增强药力，如《正体类要》八珍汤；

若治血虚神气亏虚者，临床常配伍酸枣仁、五味子、柏子仁等以加强养血安神作用。

熟地黄味甘微温，入肝、肾经，能补血滋阴、生精填髓。若治肝肾不足、精血亏虚者，常与枸杞、菊花、山茱萸、山药等同用；若治精血不足、健忘早衰、须发早白者，常配制首乌、怀牛膝、菟丝子、枸杞等以益精血、乌须发。《宣明论方》中地黄饮子为熟地黄配巴戟天、山萸肉、石斛等药，主治瘖痱（表现为舌强不能语、足废不能用、脉沉细而弱），有滋阴补阳、开窍化痰之效，临床可用于高血压中风后遗症属阴阳两虚、痰浊内阻者。

【心病相关药理】

熟地黄主要含地黄素 A、苁蓉素、地黄素 D、地黄呋喃、异毛蕊花糖苷、肉苁蓉苷 F。[1]

熟地黄具有止血、促进造血功能、改善微循环的作用。熟地黄能抑制豚鼠心房功能和心房自律运动，其机制可能与地黄中所含的腺苷有关。有研究报道，熟地黄水提取物对血压具有双向调节作用，熟地黄根茎水煎剂可抑制异丙肾上腺素诱导的缺血大鼠脑钙镁 ATP 酶的活性增加。[2]

【药论选录】

《药性切用》："熟地黄，微甘微温，入足三阴经，滋肾水，封填骨髓，养血液，补益真阴，为补阴壮水之专阴虚无热最宜之。但性能腻膈，痰多气郁之人宜酌用。亦有熟砂仁末拌炒松用者。修制铁器。"

《血证论》："熟地以滋胞宫之阴，使阳明之燥平，冲脉之气息，亢逆之证乃愈矣。"

《珍珠囊补遗药性赋》："熟地黄，味甘苦性温无毒。沉也，阴也。其用有四：活血气，封填骨髓；滋肾水，补益真阴；伤寒后腰骨最痛；新产后脐腹难禁。"

参考文献：

[1] 陈思琦，李佳欣，吴鑫宇，等. 熟地黄的药理学研究进展［J］. 化学工程师，2019（11）：46-50.

[2] Wang F，Zhi J，Zhang Z，et al. Transcriptome Analysis of Salicylic Acid Treatment in *Rehmannia glutinosa* Hairy Roots Using RNA-seq Technique for Identification of Genes Involved in Acteoside Biosynthesis［J］. Frontiers in Plant Science，2017（8）：787.

何首乌

《日华子本草》

【基源】本品为蓼科植物何首乌的干燥块根。

【性味】苦、甘、涩，微温。

【归经】归肝、心、肾经。

【功效】解毒，消痈，截疟，润肠通便。

【主治】疮痈，瘰疬，风疹瘙痒，久疟体虚，肠燥便秘。

【用法用量】水煎服，6~12 g。

【使用注意】脾虚湿盛、便溏者忌用。

【心病应用】

何首乌善补肝肾、益精血。若治肝肾不足、精血亏虚导致的头晕眼花、须发早白、腰膝酸软等早衰诸症，常配枸杞、菟丝子、当归、牛膝等以补肝肾、益精血。

周超凡认为神经衰弱以阴血不足为常见病机，而《本草纲目》认为何首乌能“养血益肝”，配合养血之品如当归、白芍、阿胶，可用于治疗神经衰弱；若表现为失眠，配伍酸枣仁；表现为心悸，配伍远志；以健忘为主，配伍石菖蒲；以头昏为主，配伍天麻；伴精神疲倦，配伍当归以加强养血；伴焦虑不安，配伍枸杞以养阴安神。[1]

【心病相关药理】

何首乌主要活性成分有蒽醌类、二苯乙烯类、磷脂类、黄酮类和酚类等。长期服用何首乌可导致中毒，其毒性成分与蒽醌类物质有关，主要表现为肝毒性，且毒性与剂量呈正相关。[2]

降血脂、改善动脉硬化：何首乌多糖可以降低高脂血症小鼠的总胆固醇、甘油三酯，并提高高密度脂蛋白水平，表明何首乌多糖具有显著的降血脂作用，并可预防动脉粥样硬化。[3]

改善心肌缺血：何首乌提取物能改善因缺血造成的心肌损伤，增强超氧化物歧化酶和丙二醛的活性，并提高心肌缺血大鼠谷胱甘肽过氧化酶水平。[3]

改善血管重塑：用何首乌提取物2，3，5，4′-四羟基二苯乙烯-2-O-β-D-葡糖苷给高血压大鼠灌胃14 d后，发现可以改善大鼠血管重塑，明显抑制主动脉弓下部的内膜中层厚度，增加了血管舒张速率对乙酰胆碱的反应，其机制可能涉及信号传导蛋白Smad3的脱乙酰作用。[3]

【药论选录】

《开宝本草》：“何首乌，气微温，味苦涩，无毒。主瘰疬，消痈肿，疗头风面疮，治五痔，止心痛，益血气，黑髭发，悦颜色，久服长筋骨、益精髓、延年不老，亦治妇人产后及带下诸疾。”

《药笼小品》：“何首乌，益肝补肾，敛阴气，乌发须。”

《玉楸药解》：“何首乌滋肝养血，则魂神畅茂，长生延年，理有必至。但宜加以扶阳之药，不可参以助阴之品。庸工开补阴之门，龟、地之杀人多矣。”

参考文献：

[1] 周超凡，孙彩珍. 周超凡临证用药经验集锦［M］. 北京：人民卫生出版社，2017.

[2] 龚彦胜，张亚囡，黄伟，等. 与功效、毒性相关的何首乌化学成分研究进展［J］. 中国药物警戒，2012，9（8）：472-475.

[3] 任红微，魏静，高秀梅，等. 何首乌及其主要化学成分药理作用及机制研究进展［J］. 药物评价研究，2018，41（7）：1357-1362.

龙眼肉

《开宝本草》

【基源】本品为无患子科龙眼属植物龙眼的假种皮。

【性味】甘，温。

【归经】归心、脾经。

【功效】补益心脾，养血安神。

【主治】气血不足，心悸怔忡，健忘失眠，血虚萎黄。

【用法用量】水煎服，9~15 g。

【使用注意】本品甘缓助湿，痰湿中阻者忌用。

【心病应用】

龙眼肉甘温入脾，补后天之源而益气养血，多用于治疗因气血不足导致倦怠乏力、少气自汗、面色淡白或萎黄，或年老体弱、久病体虚者。龙眼肉又善补益心脾，故常用于治疗思虑过度、劳伤心脾引起的惊悸怔忡、失眠健忘、食少体倦，如《校注妇人良方》的归脾汤，即是用龙眼肉与人参、黄芪、当归、酸枣仁等益气养血安神之品同用，以增强药力。

【心病相关药理】

龙眼肉主要含糖类、脂类、核苷、皂苷、多肽、多酚、氨基酸和微量元素等。[1]

抗焦虑：将龙眼肉甲醇提取物给予小鼠皮下注射，发现小鼠冲突缓解实验饮水次数明显增加，证明龙眼肉具有明显的抗焦虑活性。[2]

改善睡眠：龙眼肉甲醇提取物与戊巴比妥同时使用，低剂量时能够增强睡眠频率和睡眠时间；与毒蝇蕈醇有协调作用，能增强戊巴比妥诱导的睡眠时间。[3]

【药论选录】

《医学衷中参西录》："能滋生心血（凡药之色赤液浓而甘者，皆能生血），兼能保合心气（甘而且香者皆能助气），能滋补脾血（味甘归脾），兼能强健脾胃（气香能醒脾），故能治思虑过度，心脾两伤（脾主思，过思则伤脾），或心虚怔忡、寝不成寐，或脾虚泄泻，或脾虚不能统血，致二便下血。"

《本草便读》："龙眼肉味纯甘，性平，微温，皮黄肉赤，心脾药也。专能补养心脾营血，心脾足则思虑劳伤惊悸健忘等证皆可愈耳，岂特安神益智而已哉？"

《本草新编》："龙眼肉，味甘，气平，无毒。入脾、心二经。解毒去虫，安志定神，养肌肉，美颜色，除健忘，却怔忡。多服强魂聪明，久服轻身不老。"

参考文献：

[1] 郭倩倩，张晓卫，周暄宣，等. 龙眼的化学成分与药理活性研究［J］. 现代生物医

学进展，2011，11（23）：4552-4555.
[2] Okuyama E, Ebihara H, Takeuchi H, et al. Adenosine, the Anxiolytic-Like Principle of the Arillus of *Euphoria longana* [J]. Planta Medica, 1999, 65 (2): 115-119.
[3] Ma Y, Ma H, Eun J S, et al. Methanol extract of Longanae Arillus augments pentobarbital-induced sleep behaviors through the modification of GABAergic systems [J]. Journal of Ethnopharmacology, 2009, 122 (2): 245-250.

第四节　补阴药

麦门冬

《神农本草经》

【基源】本品为百合科植物麦门冬（沿阶草）的干燥块根。

【性味】甘、微苦，微寒。

【归经】归心、肺、胃经。

【功效】养阴润肺，益胃生津，清心除烦。

【主治】肺燥干咳，心烦失眠，阴虚痨咳，喉痹咽痛，津伤口渴，内热消渴，肠燥便秘。

【用法用量】水煎服，6~15 g。

【使用注意】脾胃虚寒、便溏者忌用。

【心病应用】

麦门冬甘寒养阴，入心经，味苦能清心除烦、安神定悸。若治阴虚火旺、心肾不交引起的心烦失眠、惊悸神疲、梦遗健忘，可用麦门冬配生地黄、玄参、柏子仁、远志等滋阴安神、交通心肾药，方如天王补心丹；若治心之气阴两亏引起的肢体倦怠、气短懒言、心悸眠差、汗多口渴、口干思饮、脉结或代、舌淡红少津，可用麦门冬配人参、五味子，方如生脉散；若治心阴不足引起的失眠少寐、心烦易怒、舌中苔少，可用麦门冬配玄参；若治肾虚水火不济、心火独亢引起的白浊遗精、腰脚无力、日渐羸弱，当用麦门冬配天门冬、泽泻、桑螵蛸、海螵蛸、牡蛎、龙骨等，以滋肾清心、涩精止遗，方如《普济方》既济丹。

麦门冬能补益心气，可用于治疗心气衰弱之病，如心力衰竭、肺心病、冠心病。周超凡以麦门冬治疗病毒性心肌炎快速性室性心律失常，在辨证基础上予麦门冬，尤其适用于合并心力衰竭的患者。[1]

【心病相关药理】

麦门冬主要含甾体皂苷类、高异黄酮类、多糖类等成分。

麦门冬活性多糖可拮抗垂体后叶素引起的 ST 段抬高，可使结扎大鼠冠状动脉后升高的 ST 段明显降低，同时降低动物血清中肌酸激酶和乳酸脱氢酶含量，对心肌缺血造成的丙二醛增加有一定的抑制作用。[2]

【药论选录】

《石室秘录》："又麦门冬以滋肺金之化原，使金去生水，而水益足以生火，而火不敢于飞越，况又有牛膝之下走而不上行乎。"

《长沙药解》："麦门冬，味甘平。主心腹，结气伤中伤饱，胃络脉绝，羸瘦短气。久服轻身，不老不饥。"

《本草易读》："润肺清心，泻热除烦，消痰止嗽，利水生津。定肺痿吐脓，解时疾热狂。呕吐痿痹之疾，经枯乳闭之 。"

参考文献：

[1] 周超凡，孙彩珍. 周超凡临证用药经验集锦［M］. 北京：人民卫生出版社，2017.

[2] 徐德生，冯怡，周跃华，等. 麦门冬多糖中抗急性心肌缺血活性部位研究［J］. 中成药，2004，26（10）：832-837.

玉竹

《神农本草经》

【基源】本品为百合科植物玉竹的干燥根茎。

【性味】甘，微寒。

【归经】归肺、胃经。

【功效】养阴润燥，生津止渴。

【主治】肺胃阴伤，燥热咳嗽，咽干口渴，内热消渴。

【用法用量】水煎服，10~15 g。

【心病应用】

玉竹在心病临床应用较少，心病合并肺胃阴伤时可佐用。

【心病相关药理】

玉竹主要含甾体皂苷类、高异黄酮类、多糖类及挥发油类等化合物。现代药理学研究表明其具有降血糖、免疫调节、抗氧化、抗衰老、抗肿瘤等药理作用。

对心肌肌力的影响：玉竹对心肌肌力的研究报道不一致。玉竹煎剂对离体蛙心、离体大鼠心脏有正性肌力作用，玉竹总苷能明显改善大鼠心肌舒缩功能。含 4% 玉竹大鼠血清对乳鼠心肌细胞心率有减慢作用，对改善心肌功能有一定作用。[1] 有研究探讨玉竹乙醇提取物对心肌梗死后心力衰竭大鼠血流动力学的影响并进行量效关系的研究。结论：玉竹具有负性肌力、负性频率作用，并随剂量增大呈现出一定的量效关系，即小剂量时以负性肌力为主，随着剂量增大，负性肌力作用增强，同时出现负性频率作用。[2]

对心肌的保护作用：黄春香等在文献研究与临床研究基础上，观察玉竹水煎液对力竭运动大鼠心肌的保护作用，并研究其作用机制。发现：力竭运动导致血清中心肌肌钙蛋白Ⅰ、肌酸激酶、谷草转氨酶升高，而玉竹可以缓解力竭运动对心肌酶谱的影响，并且剂量越高，效果越好；力竭运动显著降低血清中血清抗氧化指标（谷胱甘肽过氧化酶、超氧化物歧化酶）的含量，升高丙二醛的含量，而玉竹可以增强机体抗氧化酶的含量，减少自由基的产生，从而降低氧化应激引起的心肌损伤，且呈剂量依赖性。[3]

对糖脂代谢的影响：玉竹多糖可以在一定程度上抑制高脂膳食小鼠的体重、摄食量、饮水量，降低其空腹血糖及甘油三酯、低密度脂蛋白、血清总胆固醇等血脂成分水平，说明玉竹多糖对糖脂代谢紊乱有一定的调节作用，可一定程度抑制或减缓肥胖的形成。[4]

【药论选录】

《本草分经》："玉竹，甘平，补气血而润去风湿，润心肺，用代参地，不寒不燥大有殊功。"

《本草便读》："玉竹，补脾润肺可填阴，有金玉威仪之象，散热搜风不碍补，具甘平润泽之功。"

参考文献：

[1] 李瑞奇，苗明三. 玉竹现代研究分析［J］. 中医学报，2014，29（4）：548-550.

[2] 吴美平，熊旭东，董耀荣，等. 玉竹乙醇提取物对心梗后心力衰竭大鼠血流动力学的影响［J］. 中国实验方剂学杂志，2009，15（11）：67-70.

[3] 黄春香，刘秀娟，孙飙，等. 玉竹对力竭大鼠心肌的保护作用研究［J］. 南京体育学院学报：自然科学，2017，16（1）：13-17.

[4] 罗纯清，王兴. 玉竹药理作用研究进展［J］. 亚太传统医药，2018，14（7）：95-97.

黄精

《名医别录》

【基源】 本品为百合科植物滇黄精、黄精或多花黄精的干燥根茎。

【性味】 甘，平。

【归经】 归脾、肺、肾经。

【功效】 补气养阴，健脾，润肺，益肾。

【主治】 精血不足，腰膝酸软，须发早白，脾胃气虚，体倦乏力，胃阴不足，口干食少，肺虚燥咳，劳嗽咳血，内热消渴。

【用法用量】水煎服，9~15 g。

【使用注意】本品滋腻，脾虚湿盛者忌用。

【心病应用】

董建华以黄精为主组成黄精四草汤用于治疗高血压，药物组成为黄精 20 g，夏枯草、益母草、车前草、豨莶草各 15 g。[1]

颜培光认为心肾阴虚、瘀血阻络是冠心病的重要病机。肾为先天之本，五脏濡润与温养均有赖于肾之阴阳，若肾阴亏虚，肾水不能上济于心，则心阴亦损。心肾阴虚，虚火内炽，营阴滞涩，血行不畅，心脉瘀阻，则心失所养，悸动不安，引起胸闷气促、心痛等。临床上，以益精宁心方治疗，而方中黄精补肾、滋阴益精为君药。[2]

【心病相关药理】

黄精主要含多糖、皂苷、黄酮、木脂素、氨基酸、微量元素、挥发油等。[3]

李友元等探讨黄精多糖对高脂血症实验兔血脂及动脉粥样硬化形成的影响及其可能的发病机制。结果：黄精多糖组主动脉内膜泡沫细胞形成的发生率显著低于高脂血症组。提示：黄精多糖具有降血脂和抗实验性动脉粥样硬化形成的作用，其作用机理有待进一步探讨。[4]

龚莉等研究黄精醇提取物对实验性心肌缺血的影响。结果：黄精醇提取物能明显降低皮下注射异丙肾上腺素导致的心肌缺血大鼠心脏组织中肌酸激酶、乳酸脱氢酶的活性，能明显对抗结扎左前降支致大鼠心脏组织中超氧化物歧化酶活性的下降以及丙二醛、心肌总钙含量的增高，并对心肌坏死病理变化有明显的改善，对缺血心肌具有保护作用。提示：黄精醇提取物对实验性心肌缺血具有保护作用，其作用机制可能与减轻缺血动物细胞内各种酶的释放、防止心肌钙超载、减轻脂质过氧化等作用有关。[5]

【药论选录】

《名医别录》：“黄精，味甘，平，无毒。主补中益气，除风湿，安五脏。久服轻身、延年、不饥。”

《本草从新》：“甘平，补中益气，安五脏，益脾胃，润心肺，填精髓，助筋骨，除风湿。”

参考文献：

[1] 董建华. 黄精四草汤 [J]. 中医杂志，1989 (9)：22.

[2] 颜培光. 益精宁心方治疗冠心病心绞痛 60 例临床研究 [J]. 中国医药导报，2009，6 (14)：81-82.

[3] 李亚霖，周芳，曾婷，等. 药用黄精化学成分与活性研究进展 [J]. 中医药导报，2019，25 (5)：86-89.

[4] 李友元，邓洪波，向大雄，等. 黄精多糖的降血脂及抗动脉粥样硬化作用 [J]. 中国动脉硬化杂志，2005，13 (4)：429-431.

[5] 龚莉，向大雄，隋艳华. 黄精醇提物对心肌缺血大鼠心脏组织中 AST、CK、LDH 等活性及心肌坏死病理变化的影响 [J]. 中医药导报，2007，13 (6)：99-101.

百合

《神农本草经》

【基源】本品为百合科植物卷丹、百合或细叶百合的干燥肉质鳞叶。

【性味】甘，寒。

【归经】归心、肺经。

【功效】养阴润肺，清心安神。

【主治】虚烦惊悸，失眠多梦，精神恍惚，阴虚燥咳，劳嗽咳血。

【用法用量】水煎服，6~12 g。

【使用注意】本品甘寒，脾虚便溏者忌用。

【心病应用】

百合能养心阴、益心气、清心热而安心神。热病伤阴、气津不足、心烦口渴、虚烦惊悸、失眠多梦、神志恍惚、沉默寡言者，可用百合配知母、地黄等，如《金匮要略》百合知母汤、百合地黄汤等；百合病误吐之后、虚烦不安者，可用百合配鸡子黄以滋阴益胃、降逆除烦，如《金匮要略》百合鸡子汤。

【心病相关药理】

百合主要含酚酸甘油酯、丙酸酯衍生物、酚酸甘油酯糖苷、甾体糖苷、甾体生物碱、微量元素、淀粉、蛋白质、脂肪等。[1]

改善神经递质：百合皂苷可通过提高5-羟色胺、多巴胺的含量进而对抑郁症模型大鼠脑内单胺类神经递质的紊乱状态有很好的改善作用。[2]

改善实验动物血脂：百合膳食纤维可减缓肥胖大鼠体重增长，剂量依赖性地降低血清中总胆固醇、甘油三酯、高密度脂蛋白含量，升高血清中高密度脂蛋白含量，降低肥胖大鼠动脉硬化指数及体脂率。[3]

【药论选录】

《万病回春》：“百合味甘，安心定胆，止嗽消浮，痈疽可啖。”

《神农本草经》：“百合，味甘平。主邪气腹胀心痛，利大小便，补中益气。”

《本经逢原》：“百合能补土清金，止咳利小便，仲景百合病兼地黄用之，取其能消瘀血也。《本经》主邪气腹胀心痛，亦是散积蓄之邪，今世所昧也。其曰利大小便者，性专降泄耳。其曰补中益气者，邪热去而脾胃安矣。”

参考文献：

[1] 高学敏. 中药学 [M]. 北京：中国中医药出版社，2002.

[2] 裴淑艳，赵晋，郭忠. 百合多糖的药理作用研究进展 [J]. 中国药房，2013，24(35)：3345-3347.

[3] 刘鹏，林志健，张冰. 百合的化学成分及药理作用研究进展［J］. 中国实验方剂学杂志，2017，23（23）：201-211.

枸杞

《神农本草经》

【基源】本品为茄科植物宁夏枸杞的干燥成熟果实。

【性味】甘，平。

【归经】归肝、肾经。

【功效】滋补肝肾，益精明目。

【主治】虚劳精亏，腰膝酸痛，眩晕耳鸣，阳痿遗精，内热消渴，血虚萎黄，目昏不明。

【用法用量】水煎服，6～12 g。

【心病应用】

枸杞能滋肝肾之阴，为平补肾精肝血之品，常用于治疗精血不足导致的视力减退、内障目昏、头晕目眩、腰膝酸软、遗精滑泄、耳聋、牙齿松动、须发早白、失眠多梦以及肝肾阴虚、潮热盗汗、消渴等。枸杞可单用，或与补肝肾、益精补血之品配伍，为治疗虚证的要药。血虚之心神失养者，可用枸杞与党参、黄芪、当归、枣仁配伍以养血；心虚胆怯者，可用枸杞配伍五味子、柏子仁、茯神、枣皮等。周超凡认为肾阴虚常导致神经衰弱，而枸杞既能补肾阴，又能安心神，故常应用枸杞治疗神经衰弱。[1]

【心病相关药理】

枸杞主要含多糖、类胡萝卜素、维生素 C、类黄酮等，具有保护肝脏、降血糖、降血脂、免疫调节及抗疲劳、抗衰老作用。[2]

枸杞尚具有清除自由基、抗氧化、抑制细胞突变和肿瘤生长等药理作用，常用于肿瘤以及高血脂、高血糖、动脉粥样硬化等一些老年疾病的辅助治疗。[3]

【药论选录】

《重庆堂随笔》："枸杞子，气寒，味苦，无毒。主五内邪气，热中消渴，周痹风湿，久服坚筋骨，轻身不老，耐寒暑。"

《本草崇原》："枸杞子，气味甘寒。主坚筋骨，耐老，除风，去虚劳，补精气。"

参考文献：

[1] 周超凡，孙彩珍. 周超凡临证用药经验集锦［M］. 北京：人民卫生出版社，2017.

[2] 滕俊，袁佳，叶莎莎. 枸杞子化学成分及药理作用相关性概述［J］. 海峡药学，2014，26（6）：36-37.

[3] 刘倩，余意，梁琰，等. 枸杞子活性成分及分析方法研究进展［J］. 辽宁中医药大学学报，2018，20（11）：56-59.

墨旱莲

《新修本草》

【基源】 本品为菊科植物鳢肠的干燥地上部分。

【性味】 甘、酸，寒。

【归经】 归肝、肾经。

【功效】 滋补肝肾，凉血止血。

【主治】 肝肾阴虚，牙齿松动，须发早白，阴虚血热吐血、衄血、尿血，血痢，崩漏下血，外伤出血，阴痒，白浊，赤白带下。

【用法用量】 水煎服，6~12 g。

【使用注意】 本品性寒，脾胃虚弱者忌用。

【心病应用】

墨旱莲，别名旱莲草，甘寒，能补益肝肾。常用于治疗肝肾阴虚引起的须发早白、头晕目眩、失眠多梦、腰膝酸软、遗精耳鸣等，可单用，或与滋养肝肾之品配伍，方如二至丸；兼有阴虚内热，可配伍天门冬、麦门冬、知母、地骨皮等以清热养阴。

墨旱莲性寒，入肝经，善凉血止血，为治血热出血之要药，又因其甘酸化阴，故能滋阴，也常用于阴虚血热证。

【心病相关药理】

墨旱莲主要含三萜类、香豆草醚类、黄酮类、甾体类、噻吩类和挥发油等。

降低同型半胱氨酸水平：旱莲草水提取物能够有效降低高同型半胱氨酸大鼠血清同型半胱氨酸水平，具有调节血脂、保护血管内膜的作用。[1]

改善心肌缺血：旱莲草对急性心肌缺血再灌注损伤有保护作用，其作用机制可能与抗氧化、调节一氧化氮和炎症因子释放有关。[2]

【药论选录】

《本草新编》："旱莲草，一名鳢肠。味甘、酸，气平，无毒。入肾。能乌须鬓，止赤痢，治火疮。虽能乌须鬓，然不与补肾之药同施，未见取效之捷。"

《冯氏锦囊秘录》："旱莲草，染白发回乌，止赤痢变粪，须眉稀少，可望速生而繁，火疮发红，能使流血立已，但性冷，阴寒之质，虽善凉血，不益脾胃，若不同姜汁椒红相兼修服者，必腹痛作泻。"

参考文献：

[1] 黄川锋，秦玖刚，王爱梅，等. 旱莲草水提取物对高同型半胱氨酸血症大鼠血脂及血管内膜的影响［J］. 中国临床药理学杂志，2015，31（10）：882-885.

[2] 贾栋. 旱莲草预处理对大鼠心肌缺血再灌注损伤的保护作用［J］. 国医论坛，2014，

29（5）：48-49.

女贞子

《神农本草经》

【基源】本品为木犀科植物女贞的干燥成熟果实。

【性味】甘、苦，凉。

【归经】归肝、肾经。

【功效】滋补肝肾，乌须明目。

【主治】眩晕耳鸣，腰膝酸软，须发早白，目暗不明，内热消渴，骨蒸潮热。

【用法用量】水煎服，10~20 g。

【心病应用】

女贞子甘而能补，性凉而不温燥，药性缓和，能滋补肝肾、促进气血化生，故多用于治疗阴血不足、肝阳上亢之心神不安、头晕目眩、耳鸣健忘、久病虚损、腰酸膝软、精亏早衰、须发早白等。女贞子还能滋补肝肾、益阴培本，从而充足精髓、上养瞳神，多用于治疗视力下降，一般与墨旱莲、珍珠母、菟丝子等同用。

颜正华予女贞子治疗高脂血症，每次口服女贞子蜜丸 1 丸（每丸含生药 5.3 g），1 个月为 1 个疗程，共治 30 例高脂血症患者。结果：降低总胆固醇有效率为 70.6%，降低血清 β 脂蛋白有效率为 91.6%。[1]

彭悦等用女贞子、枸杞、红糖制成降脂冲剂，每次 1 包，每天 2 次，饭后 30 min 冲服，4~6 周为 1 个疗程，治疗高脂血症患者共 515 例。结果：降脂冲剂对各种高脂血症均有显著疗效，其降甘油三酯及 β 脂蛋白之疗效与对氯苯氧异丁酸乙酯（0.5 g，每天 3 次）相似，但降胆固醇的功效优于对氯苯氧异丁酸乙酯。[2]

【心病相关药理】

女贞子主要含齐墩果酸、乙酰齐墩果酸、熊果酸、甘露醇、葡萄糖、棕榈酸、硬脂酸、油酸、亚油酸等。

降血糖、调血脂：女贞子及其提取物具有降血糖、调血脂、抗肥胖作用，其活性成分主要有齐墩果酸、熊果酸、红景天苷、酪醇、女贞子苷等单体化合物。其通过保护 β 细胞和刺激胰岛素表达和分泌，以及对抗胰岛素抵抗产生拟胰岛素样作用，从而刺激各种组织细胞利用葡萄糖和脂质，促进骨、骨骼肌和棕色脂肪生长，平衡体内脂质、葡萄糖和能量的代谢，产生降血糖、调血脂、抗肥胖的药理作用。[3] 彭悦等给家兔灌服含胆固醇的猪油，再给予女贞子及其提取物 45 d 后血脂指标显著降低。提示：女贞子对实验性主动脉脂质斑块的形成及冠状动脉粥样斑块的形成有消减作用。[4]

对心血管系统的作用：蔡立明发现 100% 女贞子水煎醇溶液能使离体兔心冠状动脉流量增加，但同时抑制心肌收缩力，对心率影响不明显；家兔静脉注射女贞叶醋酸乙酯总提取物 50 mg/kg，对垂体后叶素（2 μg/kg）导致的急性心肌缺血具有保护作用，能改善心肌缺血的心电图表现。[5]

【药论选录】

《证类本草》："女贞实，味苦、甘，平，无毒。主补中，安五脏，养精神，除百疾。久服肥健，轻身不老。"

《本草新编》："女贞子，味苦、甘，气平，无毒，入肾经。黑须乌发，壮筋强力，安五脏，补中气，除百病养精神。多服，补血祛风，健身不老。近人多用之，然其力甚微，可入丸以补虚，不便入汤以滋益。"

参考文献：

［1］颜正华. 中药学［M］. 北京：人民卫生出版社，1997.

［2］彭悦，徐学明，岳凤光，等. 降脂冲剂治疗高脂血症的临床报告［J］. 中国中药杂志，1991，16（6）：372-373.

［3］孙雅文，张明发，沈雅琴. 女贞子及其活性成分降血糖、调血脂、抗肥胖作用研究进展［J］. 药物评价研究，2016，39（6）：1086-1091.

［4］彭悦，边学义，赵士林，等. 女贞子防治家兔实验性动脉粥样硬化的实验研究［J］. 中国中药杂志，1983（3）：32-34.

［5］蔡立明. 女贞子药理作用及其临床应用［J］. 时珍国医国药，2000，11（5）：474-475.

龟板

《神农本草经》

【基源】本品为龟科动物乌龟的背甲及腹甲。

【性味】咸、甘，微寒。

【归经】归肝、肾、心经。

【功效】滋阴潜阳，益肾健骨，养血补心，固经止崩。

【主治】阴虚阳亢，阴虚内热，虚风内动，阴血亏虚，惊悸，失眠，健忘，肾虚骨痿，囟门不合。

【用法用量】水煎服，9~24 g，宜先煎。

【化学成分】本品性寒，脾胃虚弱者忌用。

【心病应用】

龟板功于滋养肝肾、培补真阴，因其咸寒沉降，尚有滋阴潜阳之能。阴虚阳亢、肝阳上扰之头晕目眩、面红目赤、急躁易怒等者，常用龟板配白芍、玄参、代赭石等滋补肝肾、平肝潜阳之品，以增强药力，如《医学衷中参西录》镇肝息风汤。肝肾阴虚之视力减退、目暗不明等者，常用龟板配伍杜仲、牛膝、五味子等以补益肝肾。

龟板为血肉有情之品，还可滋阴养血、补心安神，故可用于治疗劳伤阴血、心虚惊悸、失眠健忘等，如《备急千金要方》孔圣枕中丹就用龟板配伍石菖蒲、远志、龙骨等安神定志之品。

【心病相关药理】

龟板主要含动物胶、角蛋白、脂肪、骨胶原、氨基酸及钙、磷、锌、铜等。[1] 药理研究主要集中在龟板对甲状腺、肾上腺功能的影响，增强免疫功能、促进发育、延缓衰老等，心病药理研究较少。

对于用三碘甲状腺原氨酸造成的甲亢型阴虚大鼠，龟板能降低其整体耗氧量，减慢心率，升高血糖，降低血浆皮质醇含量。[2]

对血浆黏度及痛阈的影响：选用 Wistar 大鼠形成甲亢型阴虚模型，其血浆黏度明显高，痛阈明显缩短，与正常组动物比较均有非常显著的差异。给予龟板治疗后，降低了血浆黏度，加速了血液流动，痛阈也明显延长，这可能是龟板祛瘀止痛的药理基础之一。

【药论选录】

《本草经集注》：“龟甲，味咸、甘，平，有毒。主治漏下赤白，破症瘕，截疟，五痔，阴蚀，湿痹，四肢重弱，小儿囟不合。”

《丹溪治法心要》：“龟板补阴，乃阴中之至阴。”

参考文献：

［1］李阳春. 龟甲有效成分及药理研究进展［J］. 科技视界，2017（6）：291，300.

［2］李长泉. 龟甲药理作用及临床应用的现代研究［J］. 长春中医学院学报，2003，19（4）：55-56.

黑芝麻

《神农本草经》

【基源】本品为脂麻科（胡麻科）植物脂麻的干燥成熟种子。

【性味】甘，平。

【归经】归肺、肾、大肠经。

【功效】补肝肾，润肠燥。

【主治】精血亏虚，头晕眼花，须发早白，肠燥便秘。

【用法用量】水煎服，9~15 g。

【使用注意】便溏滑脱者忌用。

【心病应用】

黑芝麻，别名胡麻、黑脂麻，性平和，甘香质润，为益精养血药，而发为血之余，故列入本书中讨论。古方多用于治疗精亏血虚、肝肾不足引起的头晕眼花、须发早白、四肢无力等，如《寿世保元》扶桑至宝丹（又名桑麻丸），即以黑芝麻配伍桑叶为丸；也常配伍巴戟天、熟地黄等补肾益精养血之品，以延年益寿。

【心病相关药理】

黑芝麻主要含木脂素类（如芝麻素、芝麻素酚等）、脂类（如油酸、亚油酸、棕榈酸等）、维生素（如维生素 E、叶酸等）、微量元素、黑芝麻色素、胡麻苷、芝麻糖、寡糖等。[1]

心脏保护作用：黑芝麻含大量维生素 E，而维生素 E 能改善脂质代谢、预防冠心病和动脉粥样硬化、抑制去甲肾上腺素诱导的心肌细胞凋亡和肥大。芝麻油富含不饱和脂肪酸，故能降血脂，能够预防和减轻动脉粥样硬化的发生和发展。芝麻素通过恢复一氧化氮水平，降低 c-fos 蛋白表达，逆转肾性高血压伴高血脂大鼠心肌肥厚，并可抑制代谢综合征大鼠心肌损伤，抑制心肌重构，具有保护心脏作用。芝麻素还可降低动脉粥样硬化兔血清中总胆固醇和低密度脂蛋白水平，延缓和缩小其主动脉粥样斑块的形成，抑制或下调主动脉壁血管细胞黏附分子-1 表达，从而预防和减轻动脉粥样硬化的发生和发展。[1]

抗动脉粥样硬化：有研究观察黑芝麻油对动脉粥样硬化兔模型的血脂和主动脉形态学的影响，探讨黑芝麻油抗动脉硬化的机制。方法：将 30 只大白耳兔随机分成基础饲料组、高脂饲料组、黑芝麻油组，每组 10 只，各组饲喂不同饲料 20 周后，取静脉血测定总胆固醇、低密度脂蛋白、高密度脂蛋白和甘油三酯，并观察主动脉内膜形态学变化。结果：比较 3 个组的总胆固醇值和低密度脂蛋白值，高脂饲料组与基础饲料组相比显著增高，黑芝麻油组与高脂饲料组相比显著下降，黑芝麻油组主动脉内膜形态学改变较高脂饲料组明显轻。结论：黑芝麻油通过富含的不饱和脂肪酸降血脂和其有效成分的抗氧化作用，能够预防和减轻动脉粥样硬化的发生和发展。[2]

【药论选录】

《千金食治》："胡麻，味甘、平、无毒。主伤中虚羸，补五内，益气力，长肌肉，填髓脑，坚筋骨；疗金疮、止痛；及伤寒温疟，大吐下后虚热困乏。久服轻身不老，明耳目，耐寒暑，延年。"

《神农本草经读》载："黑脂麻，气味甘、平，无毒。主伤中虚羸，补中五内，益气力，生长肌肉，填髓脑。久服轻身不老。色黑者良。"

参考文献：

[1] 陈平，邓承颖. 中药黑芝麻的研究概况及其应用［J］. 现代医药卫生，2014，30（4）：541-543.

[2] 关立克，张锦玉，邢程. 黑芝麻油对动脉粥样硬化兔血脂和主动脉形态学的影响［J］. 时珍国医国药，2007，18（2）：350-351.

第二十一章　收涩药

五味子

《神农本草经》

【基源】本品为木兰科植物五味子或华中五味子的干燥成熟果实。

【性味】酸、甘，温。

【归经】归肺、心、肾经。

【功效】敛肺滋肾，生津敛汗，涩精止泻，宁心安神。

【主治】心悸失眠，久嗽虚喘，梦遗滑精，遗尿尿频，久泻不止，自汗盗汗，津伤口渴，内热消渴。

【用法用量】水煎服，2~6 g。

【使用注意】本品酸而能收敛，外有表邪、内有实热均为禁忌。

【心病应用】

五味子补益心肾，宁心安神。阴血亏损、心神失养，或心肾不交之虚烦心悸、失眠多梦，常用五味子配麦门冬、丹参、生地黄、酸枣仁等。

五味子味酸敛汗之力强，配伍党参、黄芪、白术、牡蛎等，用于治疗气虚自汗；与玄参、麦门冬、山茱萸、生牡蛎等配伍，用于治疗阴虚盗汗。

【心病相关药理】

研究表明，五味子主要含挥发油、有机酸、维生素、木脂素、三萜类、倍半萜类及多糖等。[1]

对心肌细胞动作电位的影响：从电生理学角度观察五味子对在体蟾蜍心脏单相动作电位及离体蛙心心肌收缩力的影响，发现五味子和盐酸普萘洛尔均可使单相动作电位的动作频率减慢、平台期下移、平台期缩短。表明：适当剂量的五味子对窦性心动过速、房颤、房性或室性期前收缩，可能有减慢心率的作用；能使心肌收缩力减弱，心室舒张完全，减少心肌耗能和耗氧量，可用于心绞痛和高血压等疾病的治疗。[2]

改善睡眠：林蔚等研究发现五味子及其乙醇提取物可明显延长小鼠戊巴比妥钠诱导的睡眠时间、缩短戊巴比妥钠诱导的小鼠睡眠潜伏期。[3]

改善心肌细胞代谢：五味子有增加心肌细胞内核糖核酸的作用，能提高心肌细胞、心脏小动脉和肾脏小动脉的三磷酸腺苷酶、5-核苷酸酶、碱性磷酸酶及心肌细胞线粒体内琥珀酸脱氢酶、葡萄糖-6-磷酸酶的活性。动物心血管组织酶的生化研究表明，五味子有加强与调节心肌细胞、心脏和肾小动脉的能量代谢，改善心肌营养和功能等作用。[4]

【药论选录】

《理虚元鉴》："况五味不但以收敛为功，兼能坚固心肾，为虚劳必用之药。乃在用之不当者，反咎五味酸能引痰致嗽，畏而弃之。殊不知病至于伏火乘金，金气耗越之际，除却此味，更用何药以收之耶？"

《丹溪治法心要》："黄昏嗽多者，火气浮于肺，不宜用凉药，宜用五味子敛而降之。"

参考文献：

[1] 刘继永，王英平，刘洪章. 五味子化学成分及药理研究进展［J］. 特产研究，2005（3）：49-53.

[2] 高思海，潘铁成，李华，等. 五味子酚对大鼠心脏移植供心的保护作用研究［J］. 中华实用中西医杂志，2004，4（17）：1-3.

[3] 林蔚，黄宗锈，陈冠敏，等. 中药五味子改善小鼠睡眠作用的研究［J］. 海峡预防医学杂志，2009，15（4）：51-52.

[4] 曾祥国，许志奇，彭国瑞，等. 五味子对家兔心血管酶组化的药理作用研究［J］. 四川中医，1990（4）：10-12.

浮小麦

《本草汇言》

【基源】本品为禾本科小麦属植物小麦的干燥轻浮瘪瘦的果实。

【性味】甘，凉。

【归经】归心经。

【功效】固表止汗，益气，除热。

【主治】骨蒸劳热，自汗，盗汗。

【用法用量】水煎服，15~30 g。

【使用注意】本品甘凉，心病心阳不振、阴寒凝盛者不宜。

【心病应用】

浮小麦甘凉入心，能益心气、敛心液，能实腠理、固皮毛。凡自汗、盗汗者，均可应用，可单用炒焦研末，米汤调服；若气虚自汗，可与黄芪、煅牡蛎、麻黄根等同用；若阴虚盗汗，可与五味子、麦门冬、地骨皮等同用。

【心病相关药理】

浮小麦主要含5-二十一烷基间苯二酚、亚油酸、蔗糖、麦芽糖、葡萄糖、果糖等。[1]麦和麸皮均含丰富的膳食纤维，能阻碍中性脂肪和胆固醇的吸收，增加粪便中类固醇的排出。实验证明，膳食纤维能降血脂，预防动脉粥样硬化的形成。[2]

【药论选录】

《要药分剂》："浮麦，味咸，性寒。主益气，除烦，除盗汗、自汗，骨蒸虚热，妇人劳热。"

《本草害利》："浮小麦涩敛、凉心、止虚汗盗汗，治骨蒸劳热。麸皮与浮麦同性，止汗之功稍逊。"

参考文献：

［1］高明菊，毕丹，孟霜，等．HPLC法同时测定浮小麦中5-二十一烷基间苯二酚和亚油酸的含量［J］．中国药房，2013，24（3）：244-246.

［2］窦国祥，窦勇．麦之药用［J］．中医杂志，2004，45（1）：75-76.

糯稻根

《本草再新》

【基源】本品为禾本科植物稻（糯稻）的根茎及根。

【性味】甘，凉。

【归经】归心、肝、肺经。

【功效】止虚汗，退虚热。

【主治】自汗，盗汗，肝炎，乳糜尿。

【用法用量】水煎服，15~30 g。

【使用注意】本品无毒，无明显禁忌。

【心病应用】

糯稻根甘凉，入肺经能补肺气、益卫气；入心经能养心阴、敛心液，故有较好的固表止汗之功。表虚卫阳不固之自汗者，可单用糯稻根水煎服，亦可与益气固表止汗之黄芪等同用；阴虚热扰、迫津外泄之盗汗者，可用糯稻根配生地黄、地骨皮、浮小麦等；病后自汗食少者，如《全国中草药汇编》中以糯稻根配伍莲子肉水煎服。

糯稻根既能益胃生津以补阴津之不足，又可入肺经固表实卫以止汗，入心经敛汗退虚热，且其味甘，甘则能补能和，可补渐衰之气，性平而效宏，是治疗更年期综合征的良药。故罗颂平教授在治疗更年期疾病时，常选用糯稻根20~30 g，气虚者配伍玉屏风散益气养阴；汗多者配伍浮小麦、麻黄根；阴虚阳亢失眠者配伍龙骨、牡蛎、珍珠母以潜阳镇静安神；心脾两虚者配伍酸枣仁、远志。[1]

【心病相关药理】

唐爱莲等从糯稻根中分离得到糖类、黄酮类及多种氨基酸等。[2]

糯稻根长于止汗，但相关研究较少。

【药论选录】

《全国中草药汇编》："养阴，止汗，健胃。用于自汗，盗汗，肝炎。"

参考文献：

[1] 杨利林，罗颂平．罗颂平教授应用岭南草药经验总结［J］．新中医，2014，46（10）：28-30.

[2] 唐爱莲，唐桂兴，罗朝晖，等．糯稻根化学成分的初步研究［J］．时珍国医国药，2008，19（7）：1630-1631.

麻黄根

《本草经集注》

【基源】本品为麻黄科植物草麻黄或中麻黄的干燥根及根茎。

【性味】甘、涩，平。

【归经】归心、肺经。

【功效】固表止汗。

【主治】自汗，盗汗。

【用法用量】水煎服，3~9 g。

【使用注意】本品善收敛，有表邪者忌用。

【心病应用】

麻黄根能敛肺、固表、止汗。气虚自汗者，常用麻黄根配黄芪、牡蛎；阴虚盗汗者，常用麻黄根配生地黄、黄连；汗多者，常用麻黄根配浮小麦、五味子、糯稻根以加强收敛止汗之功。

【心病相关药理】

麻黄根中的生物碱和黄酮类成分等均有降血压作用，其中大环精胺类生物碱为降血压的主要有效成分。麻黄根中分离得到的酪氨酸甜菜碱，药理实验显示其对大鼠有升高血压作用，且其对大鼠血压升高的作用与麻黄碱相似。有人研究了静脉注射麻黄根碱 A、麻黄根碱 B、麻黄根碱 C、麻黄根碱 D 对大鼠心率的影响。结果：静脉注射这 4 种生物碱均能使大鼠的心率下降，其中麻黄根碱 B 降低心率作用最强。[1]

【药论选录】

《本草求真》："当归六黄汤加麻黄根，治盗汗尤捷，盖其性能行周身肌表。故能引诸药外至卫分而固腠理也。"

《神农本草经读》："根节古云止汗，是引止汗之药，以达于表而速效，非麻黄根节自能止汗，旧解多误。"

参考文献：

[1] 岳乐乐，王隶书，程东岩，等. 中药麻黄根的研究概述 [J]. 中国药师，2015，18 (8)：1383-1386，1393.

莲子

《神农本草经》

【基源】 本品为睡莲科植物莲的干燥成熟种子。

【性味】 甘、涩，平。

【归经】 归脾、肾、心经。

【功效】 补脾止泻，止带，益肾涩精，养心安神。

【主治】 心悸失眠，脾虚泄泻，带下，遗精。

【用法用量】 水煎服，10~15 g。

【使用注意】 本品善收涩，大便秘结者不宜。

【心病应用】

莲子甘平，养心血、益肾气，可交通心肾而有安神之功。心肾不交之虚烦、心悸、失眠者，常用莲子配酸枣仁、茯神、远志等。

【心病相关药理】

莲子主要含生物碱、黄酮、糖苷、萜类、类固醇、脂肪酸、蛋白质、矿物质和维生素等。[1]

抗血小板聚集：甲基莲心碱能够明显抑制多种诱聚剂诱导的高脂血症患者和健康成人血小板聚集，且作用强于阿司匹林，这对高脂血症患者并发血栓性疾病有一定的防治作用。[2]

对血压的影响：甲基莲心碱对正常血压、醋酸去氧皮质酮盐型高血压和肾性高血压大鼠都有降血压作用，在较小剂量（2 mg/kg）时，也能明显降低大鼠血压。[3]

【药论选录】

《本草经解》："莲子，气平涩，味甘，无毒。主补中，养神，益气力，除百疾。久服轻身耐老，不饥延年。"

《药性切用》："古名藕实。甘平性涩，清心醒脾，涩精浓肠，为交媾水火之专药。"

《本草备要》："莲子，补脾，涩肠，固精。"

参考文献：

［1］黄秀琼，卿志星，曾建国．莲不同部位化学成分及药理作用研究进展［J］．中草药，2019，50（24）：6162-6180.

［2］史霄燕，胡文淑．甲基莲心碱对高脂血症患者及健康成人血小板聚集的影响［J］．中国药理学通报，1998，14（3）：237-239.

［3］胡文淑，郭莲军，冯秀玲，等．甲基莲心碱对正常及高血压大鼠血流动力学的影响［J］．中国药理学与毒理学杂志，1989，3（1）：43-48.

山茱萸

《神农本草经》

【基源】本品为山茱萸科植物山茱萸的干燥成熟果肉。

【性味】酸、涩，微温。

【归经】归肝、肾经。

【功效】补益肝肾，收涩固涩。

【主治】眩晕耳鸣，腰膝酸痛，阳痿遗精，遗尿尿频，崩漏带下，大汗虚脱，内热消渴。

【用法用量】水煎服，5~10 g，急救固脱 20~30 g。

【使用注意】本品性温收敛，内有湿热、命门火热者不宜。

【心病应用】

山茱萸温涩质润，气薄味厚，功擅补益肝肾、益精助阳。久病虚脱或大汗、误汗导致大汗淋漓、肢冷、脉微欲绝者，常用山茱萸配人参、附子、龙骨等以敛汗护阴，汗液得敛则心阴得养。

【心病相关药理】

山茱萸主要药效成分为环烯醚萜及其苷、三萜、黄酮、鞣质、有机酸、多糖等。目前针对山茱萸化学成分的研究多集中在环烯醚萜及其苷、三萜、多糖。

保护心肌细胞：山茱萸多糖有保护心肌缺血再灌注损伤的作用，其机制与减轻氧化应激刺激、减轻细胞内钙超载有关。[1]

调节血脂水平：山茱萸配伍组分可调节血脂，恢复血管收缩与舒张的动态平衡，改善血液流变学，减轻心脏及胸主动脉病变。[2]

强心作用：山茱萸水煎液能明显增强大鼠离体乳头肌收缩强度，改善盐酸普萘洛尔导致的家兔左心室功能不全，具有明确的强心作用。山茱萸水煎液能明显延长乌头碱诱发大鼠心律失常的潜伏期，降低氯化钙致大鼠室颤的发生率和死亡率。山茱萸含有较多的钾离子，使得向细胞内转运增多，这可能是山茱萸抗心律失常的作用机制之一。[3]

【药论选录】

《医学衷中参西录》："山萸肉，味酸性温。大能收敛元气，振作精神，固涩滑脱。因得木气最浓，收涩之中兼具条畅之性，故又通利九窍，流通血脉，治肝虚自汗，肝虚胁疼腰疼，肝虚内风萌动，且敛正气而不敛邪气，与他酸敛之药不同，是以《神农本草经》谓其逐寒湿痹也。其核与肉之性相反，用时务须将核去净，近阅医报有言核味涩，性亦主收敛，服之恒使小便不利，椎破尝之，果有有涩味者，其说或可信。"

《神农本草经》："山茱萸，味酸平。主心下邪气，寒热，温中，逐寒湿痹，去三虫。久服轻身。"

《本草思辨录》："今人用山茱萸，唯取其强阴益精，原非不是。但其木高丈余，二月开花，一交冬令，即便结实，是全禀厥阴木气。而实酸温，足以温肝祛风宣窍，故又治鼻塞耳聋目黄面 。至主心下邪气寒热与出汗之文，或疑其无是能矣。不知其色紫赤，兼入心包，且秉风木疏荡之姿，汗为心液，焉得不溱溱以出汗。汗出则寒热之邪亦去。凡此又当于补益之外详究其义者。然则肾气丸用之，盖不第强阴益精之谓已。"

参考文献：

［1］周迎春，张廉洁，张燕丽．山茱萸化学成分及药理作用研究新进展［J］．中医药信息，2020，37（1）：114-120.

［2］吴佳蕾，许惠琴，沈存思，等．山茱萸配伍组分对糖尿病大鼠心血管病变的保护作用［J］．中国药理学通报，2013，29（3）：382-386.

［3］李雅梅，李华，李春荣．山茱萸化学成分及其药理作用研究进展［J］．武警医学院学报，2010，19（6）：500-502.

第二十二章　其他

蟾酥

《药性本草》

【基源】 本品为蟾蜍科动物中华大蟾蜍或黑眶蟾蜍的干燥分泌物。

【性味】 辛，温；有毒。

【归经】 归心经。

【功效】 解毒，止痛，开窍醒神。

【主治】 痈疽疔疮，咽喉肿痛，中暑神昏，痧胀腹痛吐泻。

【用法用量】 0.015~0.03 g，多入丸、散用。外用适量。

【使用注意】

蟾酥对心脏有毒性，类似于洋地黄对心脏的毒性作用，且毒性作用更强。蟾酥中毒表现为中毒性心肌炎、快速型心律失常、窦性静止、交界性逸搏心律；阻断 L 型电压依赖性钙通道；通过阻碍自由脂肪酸再酰化或激活 PKC 通路，导致磷脂合成减少或水解增加，产生大量花生四烯酸，进而导致心脏损伤。[1]

临床切勿过量服用含蟾酥的中药制剂。临床上蟾酥类制剂主要以丹剂和丸剂为主，包括救心丸、六神丸、华蟾素、六灵解毒丸、生力雄丸、麝香保心丸、蟾酥注射液、肖金丹和梅花点舌丹等。目前蟾酥类制剂在临床上主治疮疡肿毒、乳痈、瘰疬、顽癣、鹅掌风、牙痛、风湿痹痛，且治疗窗狭窄，治疗剂量与中毒剂量接近。[2]

“蟾酥性有毒，若欲内服，勿过三厘，慎毋单使。”中医临床通过配伍以减毒。蟾酥，辛温，有毒，归心经；牛黄，甘凉，清心火。两者配伍，药性不同以制其毒，符合中医方剂配伍减毒理论。近代很多医家临床运用蟾酥时，均配伍牛黄，获增效减毒之功。[3]

【心病应用】

蟾酥归心经，具有强心、增加冠状动脉血流量及心肌供氧、保护缺血性心肌的作用；蟾酥类制剂救心丸具有益气活血、强心止痛的功效，用于气虚血瘀型冠心病心绞痛、陈旧型心肌梗死、心功能不全等引起的心痛、胸闷、心悸、眩晕等；另外，蟾酥对高原缺氧症、剧烈运动和短暂脑供血不足等引起的晕厥也有疗效。[2]

【心病相关药理】

蟾酥主要含蟾酥毒素类（如蟾毒、蟾毒配基脂肪酸酯等）、蟾毒配基类、蟾毒色胺类，以及多糖类、有机酸、氨基酸、肽类、肾上腺素等。[4]

强心作用：禹永春等观察蟾酥对离体蟾蜍心脏收缩运动的影响及各种受体阻断剂、钾通道阻断剂对这种效应的影响；将离体蟾蜍心脏收缩运动用张力换能器转换成电信号，通过 Doctor-95 SuperLab 软件系统在电脑上连续记录心率和收缩力的变化，并打印成曲线。结果：取自蟾蜍同体耳后腺的蟾酥对离体蟾蜍心脏收缩运动有增强作用。M 受体阻断剂阿托品和 β 受体阻断剂盐酸普萘洛尔不能阻断蟾酥对离体蟾蜍心脏收缩运动的增强作用，而 α 受体阻断剂酚妥拉明、非选择性钾通道阻断剂四乙基胺则明显抑制蟾酥对离体蟾蜍心脏收缩运动的增强作用。结论：蟾酥是通过 α 受体作用于钾离子通道而增强离体蟾蜍心脏的收缩运动。[5]

抗凝作用：蟾酥可使纤维蛋白原的凝集时间延长，其抗凝作用与尿激酶类似，可使纤维蛋白溶酶活性化，从而增加冠状动脉灌流量。蟾酥能增加心肌营养性血流量，改善微循环，增加心肌供氧，对因血栓形成导致的冠状动脉血管狭窄而引起的心肌梗死等缺血性心脏疾病有一定的疗效。[6]

对血压的影响：蟾酥升高动脉血压作用与肾上腺素相似，其升压作用主要来自周围血管的收缩，部分来自心动作用，该作用可被 α 受体阻断剂阻断。蟾毒配基类对失血性休克大鼠有明显升血压作用，其强度随剂量增大而增强。脂蟾毒配基、华蟾毒灵及蟾毒精等均具有显著的呼吸兴奋和升血压等中枢性兴奋作用。其中脂蟾毒配基的呼吸兴奋作用较洛贝林和尼可刹米要强，并能对抗吗啡和巴比妥类的呼吸抑制作用。[6]

蟾酥配伍减毒的研究：杨爱文等利用基因芯片技术研究了蟾酥对大鼠心脏的急性毒性及其组方麝香保心丸的配伍减毒机制。通过表达谱芯片检测药物作用后的基因表达差异，对差异表达基因进行生物信息学研究并结合实时荧光定量聚合酶链反应进行分析。结果：低剂量蟾酥可以通过干扰离子稳态和肌动蛋白构建来影响心脏的收缩，同时还会导致心脏细胞的抗凋亡和脂类代谢等应激反应；高剂量蟾酥除进一步干扰离子稳态和肌动蛋白构建外，还会引发铁离子蓄积，最终可能导致细胞凋亡；蟾酥对心脏的影响具有剂量依赖性。当蟾酥组方成麝香保心丸后，上述影响均不明显，主要影响血压调节和心肌修复等作用，体现了中药配伍的减毒作用。[7]

【药论选录】

《本草便读》："蟾酥即癞虾蟆眉间白汁，以法取之，阴干用。味辛，性温有毒，善开窍辟恶搜邪，唯诸闭证，救急诸药方中用之，以开其闭。然服食总宜谨慎。"

《玉楸药解》："蟾酥，味辛，微温，入手太阴肺、足少阴肾经。涩精助阳，败毒消肿。"

参考文献：

[1] 王林艳，谭喜莹，钱娜，等. 心内科常用中药饮片对心血管、神经系统不良反应分析［J］. 中成药，2020，42（6）：1676-1680.

[2] 袁佳妮，李瑶，杨倩，等. 蟾酥类制剂的研究进展［J］. 陕西中医，2018，39（9）：

1316-1318.
[3] 周婧，何溶溶，蒋洁君，等. 中药配伍减毒研究思路与方法——以蟾酥、牛黄为例 [J]. 南京中医药大学学报，2018，34 (4)：330-333.
[4] 高艳荣，张莉，张磊，等. 蟾酥及其有效成分的药理作用及机制研究进展 [J]. 武警医学院学报，2003，2 (5)：406-408.
[5] 禹永春，陆书广，王雷，等. 四乙基胺抑制蟾酥的强心效应 [J]. 延边大学医学学报，2001，24 (3)：164-168.
[6] 苏永华，牛欣. 蟾酥制剂的药效作用研究评述 [J]. 北京中医药大学学报，2001，24 (2)：51-54.
[7] 杨爱文，范雪梅，李雪，等. 基因芯片研究蟾酥急性毒性及配伍减毒机制 [J]. 高等学校化学学报，2011，32 (5)：1058-106.